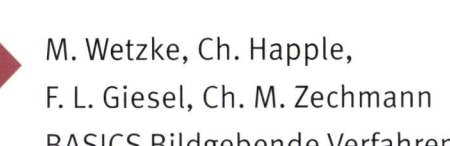

M. Wetzke, Ch. Happle,
F. L. Giesel, Ch. M. Zechmann
BASICS Bildgebende Verfahren

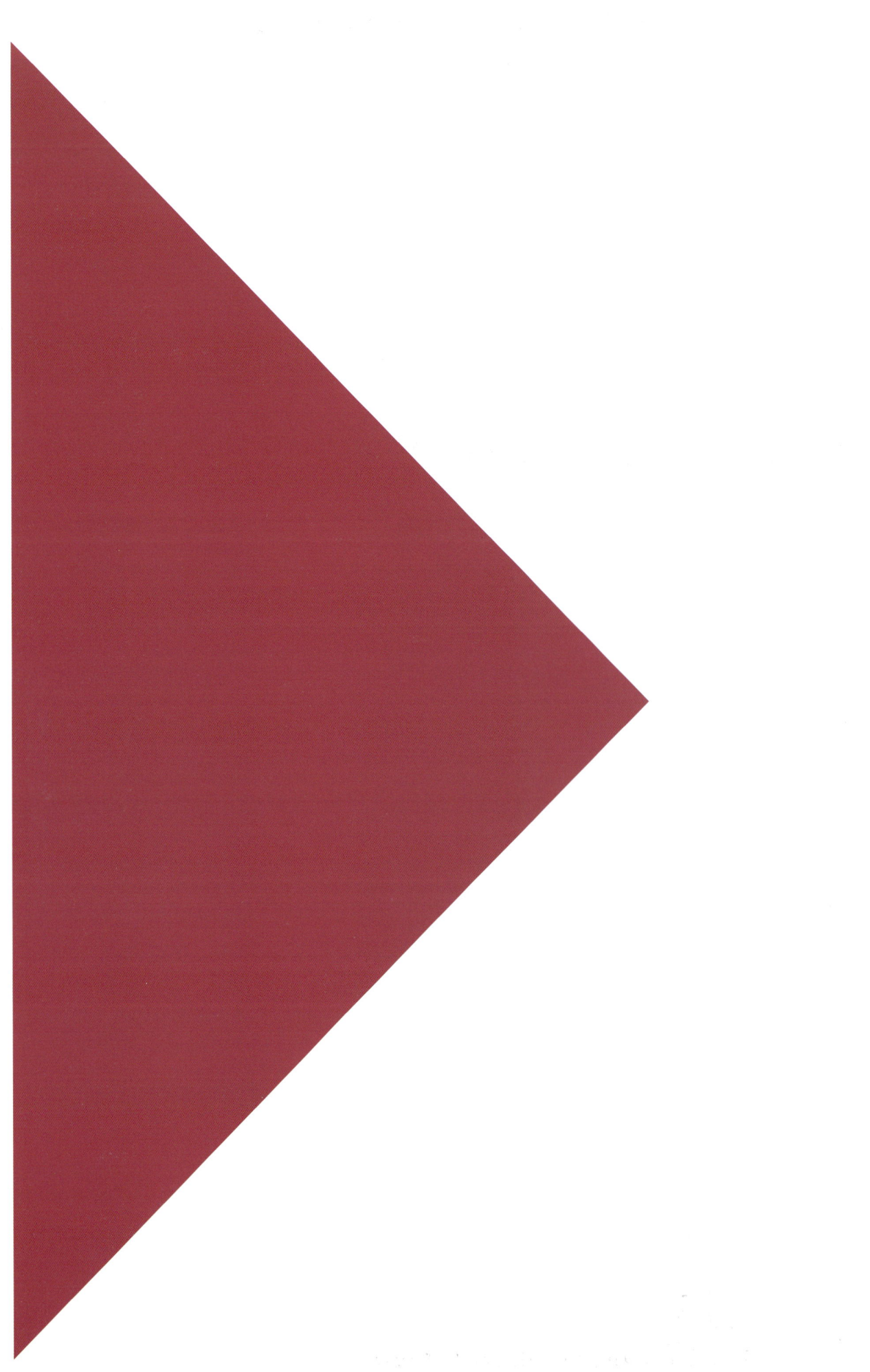

Martin Wetzke, Christine Happle,
Frederik L. Giesel, Christian M. Zechmann

BASICS
Bildgebende Verfahren

4. Auflage

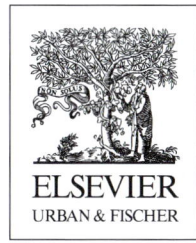

ELSEVIER
URBAN & FISCHER

URBAN & FISCHER München

Zuschriften an:
Elsevier GmbH, Urban & Fischer Verlag, Hackerbrücke 6, 80335 München

Wichtiger Hinweis für den Benutzer
Die Erkenntnisse in der Medizin unterliegen laufendem Wandel durch Forschung und klinische Erfahrungen. Der Autor dieses Werkes hat große Sorgfalt darauf verwendet, dass die in diesem Werk gemachten therapeutischen Angaben (insbesondere hinsichtlich Indikation, Dosierung und unerwünschter Wirkungen) dem derzeitigen Wissensstand entsprechen. Das entbindet den Nutzer dieses Werkes aber nicht von der Verpflichtung, anhand weiterer schriftlicher Informationsquellen zu überprüfen, ob die dort gemachten Angaben von denen in diesem Werk abweichen und seine Verordnung in eigener Verantwortung zu treffen.

Für die Vollständigkeit und Auswahl der aufgeführten Medikamente übernimmt der Verlag keine Gewähr.
Geschützte Warennamen (Warenzeichen) werden in der Regel besonders kenntlich gemacht (®). Aus dem Fehlen eines solchen Hinweises kann jedoch nicht automatisch geschlossen werden, dass es sich um einen freien Warennamen handelt.

Bibliografische Information der Deutschen Nationalbibliothek
Die Deutsche Nationalbibliothek verzeichnet diese Publikation in der Deutschen Nationalbibliografie; detaillierte bibliografische Daten sind im Internet über http://www.d-nb.de/ abrufbar.

16 17 18 19   6 5 4 3

Um den Textfluss nicht zu stören, wurde bei Patienten und Berufsbezeichnungen die grammatikalisch maskuline Form gewählt. Selbstverständlich sind in diesen Fällen immer Frauen und Männer gemeint.

Planung: Julia Lux
Lektorat und Herstellung: Elisabeth Märtz; Andrea Mogwitz, München
Redaktion: Dr. Nikola Schmidt, Berlin
Gestaltungskonzept: Rainald Schwarz, Andrea Mogwitz, München
Satz: abavo GmbH, Buchloe/Deutschland; TnQ, Chennai/Indien
Druck und Bindung: Printer Trento, Trient, Italien
Umschlaggestaltung: SpieszDesign, Neu-Ulm
Titelfotografie: Mariano Ruiz, Fotolia.com (Spritze); by-studio, Fotolia.com (Pillen); tom, Fotolia.com (Stethoskop)

ISBN Print   978-3-437-42289-8
ISBN E-Book 978-3-437-18719-3

Aktuelle Informationen finden Sie im Internet unter **www.elsevier.de** und **www.elsevier.com**

► VORWORT ZUR 4. AUFLAGE

Vorwort zur 1. Auflage

Auch die 4. Auflage hat einige Veränderungen erfahren, da die bildgebenden Verfahren in ihrer Entwicklung nicht stehen bleiben. Zu diesen Fortschritten zählt in erster Linie die molekulare Bildgebung – in ihrem ursprünglichen Sinne –, wie sie durch die Nuklearmedizin seit etlichen Jahren praktiziert wird. Besonders in den vergangenen zwei Jahren haben besonders zwei neue PET-Tracer Einzug in die Klinik gehalten, die nun fast nicht mehr aus der Routine wegzudenken sind: FET als PET-Tracer in der Hirntumor- und Rezidivdiagnostik hat besonders in Zusammenarbeit mit der Strahlentherapie einen sehr hohen diagnostischen Stellenwert eingenommen. Als weiterer und sicherlich noch bedeutender Tracer ist der PSMA-PET-Tracer zu nennen. PSMA (prostataspezifisches Membran-Antigen) ist hoch spezifisch zur Diagnostik von Prostatakrebs. Diese molekulardiagnostische Substanz nimmt gerade in der Rezidiv-Diagnostik bei steigendem unklaren PSA-Wert im Serum eine einzigartige und für die Patientenstratefizierung große Bedeutung ein. Wir hielten es somit für entscheidend, dem Leser der 4. Auflage diese neuen und wichtigen Entwicklungen nicht vorzuenthalten.

Herrn Professor Lauenstein gilt unser Dank für die Durchsicht des Kapitels Dünn- und Dickdarm.

Trotz der Komplexität dieses Fachgebietes haben wir uns weiterhin bemüht, den kurzen und prägnanten Stil der BASIC-Reihe beizubehalten.

Heidelberg und München, im Sommer 2014
Frederik L. Giesel und Christian M. Zechmann

Vorwort zur 2. Auflage

Mit der Entdeckung der „X-Strahlen" durch Wilhelm Conrad Röntgen im Jahr 1895 wurde ein neues Kapitel der medizinischen Diagnostik aufgeschlagen. Schon rasch etablierte sich die „neue", Materie durchdringende Strahlung zur Darstellung anatomischer Strukturen. Damit stieß der zu dieser Zeit in Würzburg lehrende Physiker eine bis heute anhaltende, rasante Entwicklung an, die mit Einführung von CT, MRT und Sonografie neue Höhepunkte erfahren und zu einer tief greifenden Veränderung der Diagnostik geführt hat. Mittlerweile gibt es kein klinisches Fach mehr, in dem die Bildgebung nicht eine fundamentale diagnostische Rolle spielt.

Dies möchte „BASICS – Bildgebende Verfahren" auch in dieser neuen Auflage aufgreifen. Wie schon die erste Auflage, ist nun auch die zweite in einen allgemeinen und einen speziellen Teil unterteilt. Zunächst sollen Strahlenphysik und Strahlenbiologie sowie die technischen Grundlagen der verschiedenen bildgebenden Methoden vorgestellt werden. Nach Organsystemen sortiert, haben die einzelnen Diagnosen mit ihren charakteristischen radiologischen Befunden in den weiteren Kapiteln einen Platz gefunden. Bei den dargestellten diagnostischen Vorgehensweisen sind weitgehend die Empfehlungen der deutschen medizinischen Fachgesellschaften eingeflossen. Speziell bilden neben der konventionellen Radiologie die modernen Schnittbildverfahren sowie die Sonografie, die in vielen Bereichen das klassische Röntgen verdrängen, einen Schwerpunkt.

Die Buchreihe „BASICS" hat sich auf die Fahne geschrieben, wesentliche Inhalte in leicht verständlicher Form so darzustellen, dass schnell ein fächerübergreifendes Wissen vermittelt werden kann.

Studierenden sollen sie bei der Prüfungsvorbereitung einen guten Überblick verschaffen und in Famulaturen sowie im praktischen Jahr als Nachschlagewerk dienen. Es handelt sich also um ein Lehrbuch – nicht um ein Fachbuch. Auf eine alles umfassende Abhandlung wurde zugunsten einer gestrafften Form und prägnanten Diktion verzichtet. Neben den Texten finden sich zusammenfassende „Merkekästen", eine Vielzahl von Tabellen und schematischen Zeichnungen und ein abschließender klinischer Fallteil. Herzstück der „Bildgebenden Verfahren" sind allerdings – Wie könnte es anders sein? – die zahlreichen Abbildungen. Unsere Bemühungen gingen dahin, eine Auswahl möglichst signifikanter Bilder zusammenzustellen, die mit ausführlichen Befundinterpretationen versehen sind. Der Leser soll nicht raten müssen, sondern sehen können und so an die charakteristischen Merkmale pathologischer Veränderungen herangeführt werden.

An dieser Stelle möchte wir uns bei den Mitarbeitern des Verlags Elsevier GmbH, Urban & Fischer für die ausgezeichnete Zusammenarbeit bedanken. Speziell geht dieser Dank an Inga Dopatka. Sie hat die Fertigstellung der zweiten Auflage geduldig und kompetent begleitet. Herzlich bedanken wir uns auch bei Lars Behrens, der uns als unverzichtbarer Fachassistent und Korrektor ausdauernd hilfreich zur Seite stand und mit seiner zur Verfügung gestellten Erfahrung erneut den Texten den rechten klinischen „Spin" gegeben hat.

Hannover, im Sommer 2009
Martin Wetzke und Christine Happle

ABKÜRZUNGSVERZEICHNIS

®	Handelsname (bei Arznei- und Pflegemitteln)		Gy	Gray
a	Jahr		h	Stunde
A.	Arteria		HCC	hepatozelluläres Karzinom
A	Ampere		HE	Hounsfield-Einheiten
Abb.	Abbildung		HPT	Hyperparathyreoidismus
Abk.	Abkürzung		HR-CT	High-Resolution-CT
anat.	anatomisch		HWS	Halswirbelsäule
Anw.	Anwendung		HWZ	Halbwertszeit
a.-p.	anterior posterior		Hz	Hertz
Art.	Articulatio		i. d. R.	in der Regel
ASD	Vorhofseptumdefekt		i. e. S.	im engeren Sinn
Ätiol.	Ätiologie		i. m.	intramuskulär
BC	Bronchialkarzinom		Ind.	Indikation
bds.	beidseitig		inf.	inferior
Bez.	Bezeichnung		Innerv.	Innervation (bei anat. Begriffen)
biogr.	für Biografie, biografisch		i. v.	intravenös
BPH	Benigne Prostatahyperplasie		i. w. S.	im weiteren Sinn
Bq	Becquerel		J	Joule
BTM	Betäubungsmittel		KeV	Kiloelektronenvolt
BWS	Brustwirbelsäule		KHK	koronare Herzkrankheit
bzw.	beziehungsweise		Klassifik.	Klassifikation
C	Coulomb		KM	Kontrastmittel
ca.	zirka (ungefähr)		K^+	Kalium
Ca	Karzinom		KG	Körpergewicht
Ca^{2+}	Kalzium		km	Kilometer
CCT	kranielle Computertomografie		KM	Kontrastmittel
Cl^-	Chlorid		Kompl.	Komplikationen
CED	chronisch entzündliche Erkrankungen		Kontraind.	Kontraindikation(en)
cm	Zentimeter		Krea	Kreatinin
CU	Colitis ulcerosa		latein.	lateinisch
CT	Computertomografie		l	Liter
CT-Quotient	Herz-Thorax-Quotient		LA	linker Vorhof
D.	Ductus		Lig.	Ligamentum
d. h.	das heißt		Li-re-Shunt	Links-rechts-Shunt
DD	Differenzialdiagnose		LV	linker Ventrikel
desc.	descendens		LWK	Lendenwirbelkörper
Diagn.	Diagnostik, Diagnose		LWS	Lendenwirbelsäule
d.-p.	dorsal-palmar		M.	Morbus, Musculus
DSA	digitale Subtraktionsangiografie		mA	Milliampere
DSCT	Dual-Source-CT		MC	Morbus Crohn
Durchf.	Durchführung		MeV	Megaelektronenvolt
DXA	Dual-Energy-X-Ray-Absorptiometry		MDP	Magen-Darm-Passage
EDV	elektronische Datenverarbeitung		min.	mindestens
EEG	Elektroenzephalogramm		MRCP	MR-Cholangiopankreatikografie
EKG	Elektrokardiogramm		Min.	Minuten
EMG	Elektromyogramm		Mio.	Millionen
engl.	englisch		mgl.	möglich
ERCP	endoskopisch retrograde Cholangiopankreatikografie		MRT	Magnetresonanztomografie, Magnetresonanz-tomogramm
Erkr.	Erkrankung			
etc.	et cetera		ms	Millisekunde
eV	Elektronenvolt		MSCT	Multi-Slice-CT
evtl.	eventuell		mV	Millivolt
FDG	18-Fluordesoxyglukose		N.	Nervus
FKDS	farbkodierte Duplexsonografie		Na^+	Natrium
FLAIR	Fluid Attenuated Inversion Recovery		neg.	negativ
FNH	fokal noduläre Hyperplasie		NSF	nephrogene systemische Fibrose
franz.	französisch		NW	Nebenwirkung(en)
Gd	Gadolinium		PA	Pulmonalarterie
Ggs.	Gegensatz		p.-a.	posterior-anterior
griech.	griechisch		p. i.	post injectionem

Pat.	Patient		**s.o.**	siehe oben
Pathol.	Pathologie		**SPECT**	Single Photon Emission Computed Tomography
Pathogen.	Pathogenese		**s. Tab.**	siehe Tabelle
PET	Positronen-Emissions-Tomografie		**Std.**	Stunde(n)
PML	progressive multifokale Leukenzephalopathie		**s.u.**	siehe unten
p.o.	per os		**Sv**	Sievert
pos.	positiv		**Tab.**	Tabelle
Progn.	Prognose		**Tbc**	Tuberkulose
Prophyl.	Prophylaxe		**Ther.**	Therapie
PTC	perkutane transhepatische Cholangiografie		**TOF**	Time of Flight
PV	Pulmonalvene		**TSH**	Thyreoidea-stimulierendes Hormon
QCT	quantitative Computertomografie		**u.a.**	unter anderem
RA	rheumatoide Arthritis		**usw.**	und so weiter
RA	rechter Vorhof		**u.U.**	unter Umständen
Re-li-Shunt	Rechts-links-Shunt		**V.**	Vena
RF	Raumforderung		**V**	Volt
R(r)öntg.	Röntgen (röntgenologisch)		**V.a.**	Verdacht auf
RV	rechter Ventrikel		**v.a.**	vor allem
s	Sekunden		**VSD**	Ventrikelseptumdefekt
s.a.	siehe auch		**VUR**	vesiko-ureteraler Reflux
SAB	Subarachnoidalblutung		**WS**	Wirbelsäule
s.c.	subkutan		**z.B.**	zum Beispiel
SD	Standardabweichung		**ZNS**	Zentralnervensystem
Sek.	Sekunde(n)		**Z.n.**	Zustand nach
SHT	Schädel-Hirn-Trauma		**z.T.**	zum Teil

▶ INHALTSVERZEICHNIS

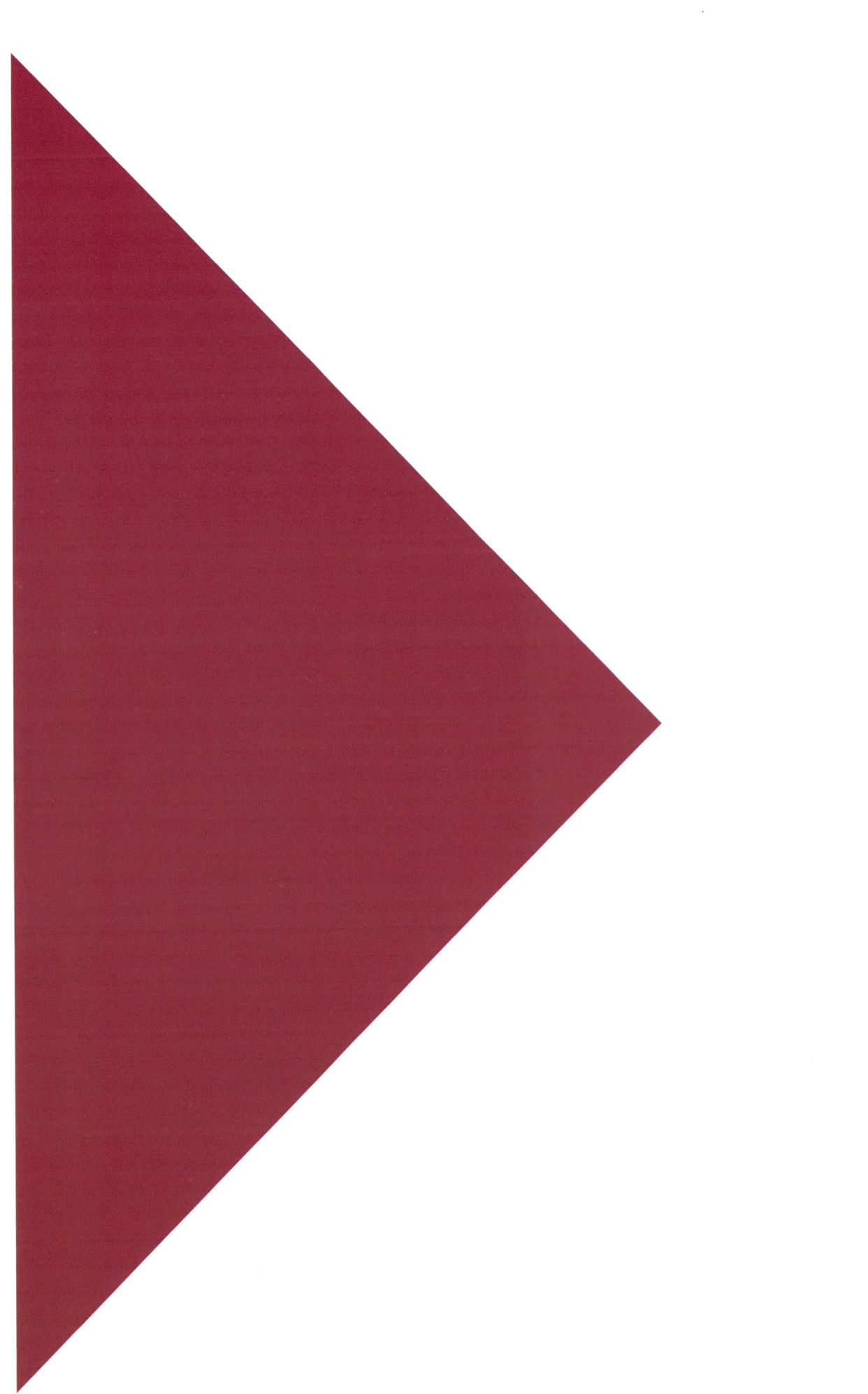

Allgemeiner Teil

Grundlagen der bildgebenden Diagnostik

1 GRUNDLAGEN DER STRAHLENPHYSIK

Strahlungsarten

Die freie Ausbreitung von Energie im Raum wird als **Strahlung** bezeichnet. Dabei unterscheidet man:

▶ **Teilchenstrahlung (Korpuskularstrahlung):** Diese besteht aus geladenen oder ungeladenen Korpuskeln mit einer Masse, die sich langsamer als Licht ausbreiten. Ihre Energie setzt sich aus der Ruheenergie und der Bewegungsenergie zusammen, die beide masseabhängig sind. ▶ Tabelle 1.1 zeigt die wichtigsten Korpuskeln und deren Eigenschaften.

▶ **Elektromagnetische Strahlung (Wellenstrahlung):** Elektromagnetische Wellen bestehen aus einem sich periodisch verändernden elektrischen und magnetischen Feld. Da dieser massefreien Wellenstrahlung Teilcheneigenschaften zugeschrieben werden, spricht man auch von **Photonenstrahlung.** Zu ihr zählen neben der in der Medizin verwendeten Röntgenstrahlung auch das sichtbare Licht und die Wärmestrahlung (▶ Abb. 1.1). Elektromagnetische Wellen sind durch Wellenlänge, Frequenz und Amplitude charakterisiert. Ihre Ausbreitungsgeschwindigkeit im Vakuum beträgt ca. 300.000 km/s (= Lichtgeschwindigkeit).

Die in der medizinischen Radiologie verwendete Strahlung besitzt im Gegensatz zu anderen Strahlenarten wie dem sichtbaren Licht die Eigenschaft zur **Ionisation.** Bei Wechselwirkung von Strahlung mit Materie wird dabei so viel Energie übertragen, dass es zu einem Übergang eines Elektrons auf eine Schale höherer Energie kommt. Dabei kann nur Korpuskularstrahlung direkt ionisieren. Photonenstrahlung erzeugt bei der Wechselwirkung mit Atomen ein geladenes Teilchen, das wiederum seine Energie weitergeben kann.

> Die Energie von Strahlung wird in Elektronenvolt (eV) angegeben. Ein Elektronenvolt entspricht der Energie, die ein Elektron beim Durchlaufen einer Beschleunigungsspannung von einem Volt erhält: $1{,}6 \times 10^{-19}$ V.

Entstehung von ionisierender Strahlung

Ionisierende Strahlen können in technischen Anlagen wie einem Röntgengerät erzeugt werden (▶ Kap. 3) oder beim Zerfall von instabilen Isotopen (**Radionukliden**) entstehen.

Bei diesem **radioaktiven Zerfall** wandelt sich der Atomkern eines chemischen Elements spontan und unter Aussendung von Strahlung in den Kern eines anderen Elements um. Diese Eigenschaft wird als **Radioaktivität,** die entstandene Strahlung als **radioaktive Strahlung** bezeichnet.

Anhand der emittierten Strahlung können verschiedene radioaktive Zerfallsarten unterschieden werden:

▶ **α-Zerfall:** Unter Aussendung eines Heliumkerns (α-Teilchen) verringert sich die Massenzahl des emittierenden Atoms um 4, die Ordnungszahl um 2. Das α-Teilchen hat eine kinetische Energie von mehreren MeV und wird durch Materie schnell abgebremst. So beträgt seine Reichweite in Luft nur wenige Zentimeter.

▶ **β-Zerfall:** Hierbei wird β-Strahlung in Form eines β$^+$-Teilchens (Positrons) oder β$^-$-Teilchens (Elektrons) emittiert. Die Reichweite der β-Strahlung beträgt in Wasser ca. 0,5 cm/MeV.

– Beim β$^+$-**Zerfall** wandelt sich ein Proton unter Aussendung eines Positrons und eines Neutrinos in ein Neutron um. Das Positron vereinigt sich mit einem Hüllenelektron. Dabei entsteht sog. elektromagnetische Vernichtungsstrahlung. Die Massenzahl des emittierenden Atoms bleibt gleich, die Ordnungszahl nimmt um 1 ab.

– Beim β$^-$-**Zerfall** wandelt sich ein Neutron unter Aussendung eines Elektrons und eines Antineutrinos in ein Proton um. Die Massen-

zahl des emittierenden Atoms bleibt gleich, die Ordnungszahl nimmt um 1 zu.

▶ **γ-Zerfall:** Beim Übergang eines angeregten Kerns, der z. B. nach einem α- oder β-Zerfall entstehen kann, auf ein geringeres Energieniveau wird elektromagnetische Strahlung (γ-Strahlung) emittiert. Es verändert sich weder Massen- noch Ordnungszahl. Nuklide, die erst nach Minuten oder Stunden ihr angeregtes Niveau verlassen, werden **metastabil** genannt. Dazu zählt auch das häufig in der Nuklearmedizin eingesetzte Technetium (^{99m}Tc).

Der radioaktive Zerfall unterliegt bestimmten Gesetzmäßigkeiten:

▶ **Aktivitätsabnahme:** Die Aktivität eines Strahlers nimmt nach einem exponentiellen Zerfallsgesetz mit einer für das Radionuklid charakteristischen Zerfallskonstante ab.

▶ **Halbwertszeit (HWZ):** Die Halbwertszeit ($T_{1/2}$) beschreibt die Zeitspanne, nach der die Hälfte der ursprünglichen Kerne zerfallen ist. Dabei hat jedes Radionuklid eine charakteristische HWZ. Bei ^{99m}Tc beträgt sie 6 h.

▶ **Aktivität:** Die Maßeinheit der Aktivität, also die Zahl der Kernumwandlungen pro Zeiteinheit, ist das Becquerel (Bq). Dabei gilt: 1 Bq = 1 Zerfall/Sekunde.

Wechselwirkung von Photonenstrahlung mit Materie

Trifft indirekt ionisierende Strahlung wie Photonenstrahlung auf Materie, wird sie durch Absorption oder Streuung geschwächt. Dabei werden z. T. energiereiche Elektronen gebildet, die wiederum in Wechselwirkungen mit anderen Atomen treten können. Die

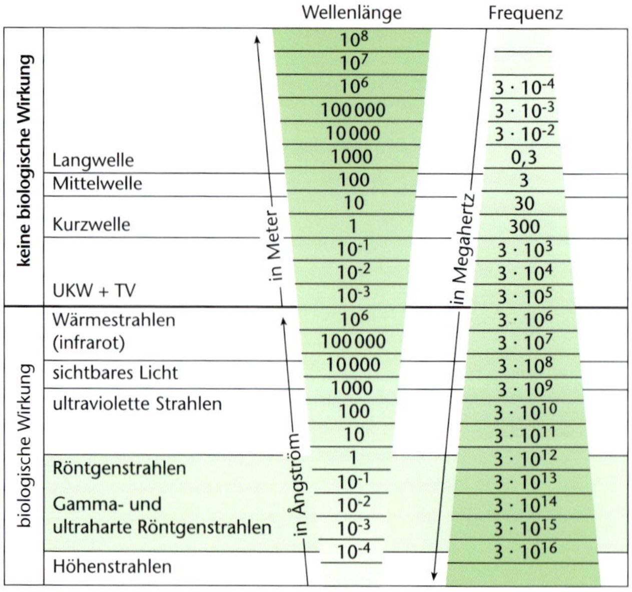

Abb. 1.1: Spektrum elektromagnetischer Strahlung. [L217]

Tab. 1.1: Wichtige Teilchen und ihre Eigenschaften.

Teilchen	Ladung	Masse (relativ zu Elektron)	Charakteristika
Elektron (β$^-$)	−1	1	Direkt ionisierend
Positron (β$^+$)	+1	1	Direkt ionisierend
Neutron	0	1.839	Indirekt ionisierend
Proton	+1	1.836	Direkt ionisierend
α-Teilchen	+2	7.294	Direkt ionisierend

Schwächung der Photonenstrahlung erfolgt nach einer exponentiellen Gesetzmäßigkeit. Damit hat sie eine theoretisch unendliche Reichweite. Das Maß der Schwächung ist von Körperdichte, Ordnungszahl der im Körper enthaltenen Atome und Körperschichtdicke abhängig. Die **Halbwertsschicht** gibt die Schichtdicke an, welche die Strahlungsintensität halbiert. Verantwortlich sind folgende Wechselwirkungsprozesse (▶ Abb. 1.2):

▸ **Photo-Effekt:** Hier wird beim Auftreffen des Photons auf ein Atom ein Teil der Energie des Photons zur Loslösung eines Elektrons (Photoelektron) verwandt. Der übrige Teil der Energie wird diesem Elektron als kinetische Energie mitgegeben. Der Photo-Effekt ist v. a. in Niedrigenergiebereichen (bis 100 keV), wie sie bei Weichstrahlaufnahmen verwendet werden, ausschlaggebend (▶ Abb. 1.3). Je höher die Ordnungszahl des Materials, desto stärker der Photo-Effekt. So erscheinen Materialien mit hoher Ordnungszahl wie Knochen oder Kontrastmittel auf dem Röntgenbild stark absorbierend.

▸ **Compton-Effekt:** Das Photon gibt einen Teil seiner Energie an ein Hüllenelektron ab, das sich aus der Atomhülle löst. So wird es in seiner Bahn abgelenkt, also gestreut, und breitet sich mit niedriger Energie und größerer Wellenlänge weiter aus. Der Compton-Effekt ist der dominierende Wechselwirkungsprozess bei Strahlungsenergien zwischen 100 keV und 20 MeV (Hartstrahlung). Die Schwächung ist von der Dichte des durchstrahlten Materials abhängig.

> Bei den in der Röntgendiagnostik verwendeten Strahlungsenergien spielen v. a. Photo- und Compton-Effekt eine Rolle. Während der Photo-Effekt für die Bildentstehung erwünscht ist, werden durch die Streustrahlung des Compton-Effekts Kontrast und Bildgüte gemindert.

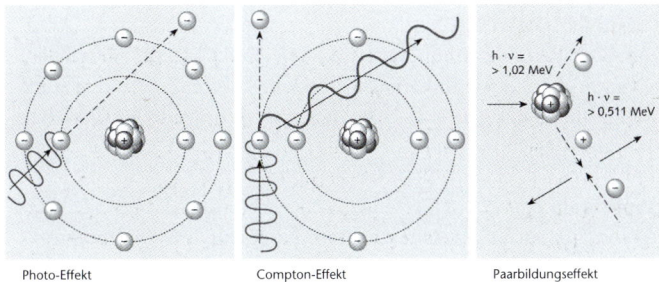

Photo-Effekt   Compton-Effekt   Paarbildungseffekt

Abb. 1.2: Wechselwirkung von Photonenstrahlung mit Materie. [L217]

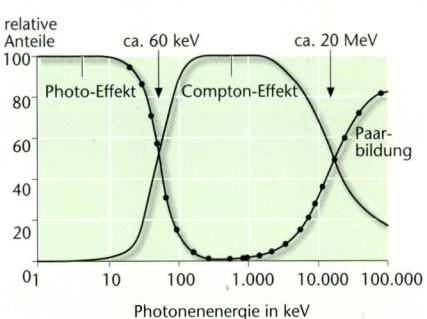

Abb. 1.3: Relativer Beitrag der Schwächung von Photonenstrahlen in Abhängigkeit von ihrer Strahlungsenergie. [L143]

▸ **Paarbildung:** Liegt die Energie des einfallenden Photons über 1,022 MeV, kann es komplett absorbiert werden. Dabei wird ein Positronen-Elektronen-Paar gebildet. Beide können weitere Atome anregen bzw. ionisieren. Die Paarbildung ist in Hochenergiebereichen, wie sie in der Strahlentherapie verwendet werden, relevant.

▸ **Klassische Streuung:** Hier wird das Photon an einem Hüllenelektron ohne Energieverlust gestreut.

> ▸ Man unterscheidet Teilchenstrahlung und elektromagnetische Strahlung. Strahlenarten, die zur Anregung von Atomen (Ionisation) befähigt sind, werden als „ionisierende Strahlung" bezeichnet.
> ▸ Beim α-Zerfall wird ein He-Kern emittiert, bei β-Zerfall entstehen Ionen. Elektromagnetische Strahlung wird beim γ-Zerfall emittiert.
> ▸ Bei der Anwendung von Strahlen zur radiologischen Diagnostik spielen v. a. der Photo- und der Compton-Effekt eine Rolle.

ZUSAMMENFASSUNG
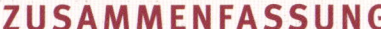

2 GRUNDLAGEN DES STRAHLENSCHUTZES

Dosisdefinitionen

Dosisbegriffe in der Radiologie sind teils direkt Messgrößen, teils Rechengrößen. In sie fließen verschiedene Faktoren ein, welche die biologische Wirkung der ionisierenden Strahlung auf das Gewebe charakterisieren.

Ionendosis

Die Ionendosis wird zur messtechnischen Erfassung von ionisierender Strahlung verwendet. Sie beschreibt die durch Strahlung freigesetzte Ladungsmenge in einem Luftvolumen bestimmter Masse und wird in **Coulomb pro Kilogramm (C/kg)** angegeben.

Energiedosis

Die Energiedosis ist die zentrale Größe der Dosimetrie. Sie setzt die in einem Material absorbierte Energie (J) und die Masse des durchstrahlten Materials (kg) in Beziehung.

> Die Energiedosis ist ein Maß der im Gewebe deponierten Energie. Sie wird in Gray (1 Gy = 1 J/kg) angegeben.

Äquivalentdosis und effektive Äquivalentdosis

Die **Äquivalentdosis** berücksichtigt die unterschiedliche biologische Wirksamkeit der verschiedenen Strahlenarten bei gleicher Energiedosis. Dabei wird die Energiedosis mit dem Strahlungswichtungsfaktor q multipliziert, welcher der relativen biologischen Wirksamkeit der jeweiligen Strahlungsart Rechnung trägt. Für Röntgen- und β-Strahlung gilt der Faktor 1, für Neutronen- 10 und α-Strahlung 20.

> Die Einheit der Äquivalentdosis ist Sievert (1 Sv = 1 J/kg).

Als **Personendosis** wird die Äquivalentdosis bezeichnet, die an einer repräsentativen Stelle der Körperoberfläche, z. B. am Brustkorb unter einer Bleischürze, mit einem Dosimeter gemessen wird.
Die **Teilkörperdosis** entspricht dem Mittelwert der Äquivalentdosis in dem Volumen des bestrahlten Teilkörpers.
Die **effektive Äquivalentdosis (effektive Dosis)** ist eine von der Äquivalentdosis abgeleitete Größe, die um einen Gewebewichtungsfaktor korrigiert wird (▶ Tab. 2.1). Sie berücksichtigt, dass nicht alle Gewebe hinsichtlich strahleninduzierter Schäden gleich empfindlich sind. Der Wichtungsfaktor korreliert mit dem Risiko einer radiogenen Karzinogenese in den unterschiedlichen Geweben. Die effektive Äquivalentdosis wird auch in **Sv** angegeben.

Biologische Wirkung ionisierender Strahlung

Schädigungsmechanismen

Die Strahlenwirkung auf den Organismus beruht auf Veränderungen von Makromolekülen in der Zelle. Direkte Effekte der Strah-

lung auf ein Molekül werden von indirekten Effekten, die durch die Bildung von schädigenden Radikalen verursacht werden, unterschieden.

> Vor allem die DNA ist Angriffspunkt für ionisierende Strahlung. Deshalb sind die häufigsten Strahlenfolgen beim Menschen DNA-Schäden (▶ Abb. 2.1).

Strahlenschäden

Die Strahlensensibilität der einzelnen Organe und Gewebe ist unterschiedlich. Da während der Mitose die höchste Strahlenempfindlichkeit der einzelnen Zelle besteht, sind besonders Gewebe mit hohem Zellumsatz und hoher Proliferationsrate für Strahlenschäden anfällig. Generell birgt jede Strahlenexposition das Risiko von Strahlenschäden.

▶ **Stochastische Strahlenschäden** treten in Abhängigkeit von der Dosis zufällig auf. Es existiert keine Schwellendosis, unterhalb derer eine Schädigung ausgeschlossen werden kann. Beispiele sind DNA-Schäden und die Induktion von Tumoren.
▶ **Deterministische Strahlenschäden** entstehen beim Überschreiten einer organabhängigen Schwellendosis. Mit zunehmender Dosis steigt die Ausprägung des Schadens (▶ Tab. 2.2).

Der Weg vom physikalischen Primärereignis zum biologischen Effekt kann unmittelbar und kurz sein. Bei hohen Strahlendosen summieren sich die einzelnen Molekülschäden, die Zelle verliert ihre Funktionsfähigkeit. Zu diesen **Frühschäden** zählen Erytheme, Ulzerationen und die Strahlenkrankheit als Folge einer Ganzkörperbestrahlung. Abhängig von Art und Dosis der ionisierenden Strahlung führt sie u. a. zu Übelkeit, Erbrechen, Fieber und Infektionen (Knochenmarkdepression) sowie schweren Schleimhautdefekten. Ab einer Ganzkörperbelastung von ca. 6 Sv besteht bei natürlichem Verlauf eine Letalität von 100 %.
Meist machen sich Strahlenschäden erst über Jahre verzögert bemerkbar. So können **Spätfolgen** wie maligne Tumoren erst nach

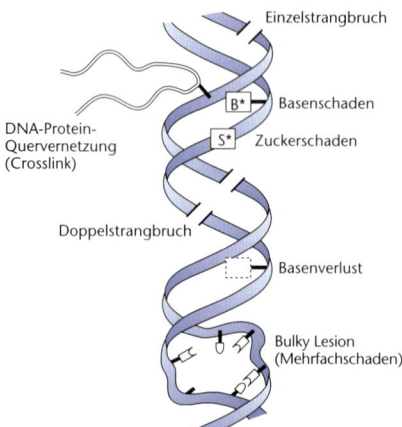

Abb. 2.1: Schäden an der DNA durch ionisierende Strahlung. [L106]

Tab. 2.1: Gewebewichtungsfaktoren zur Berechnung der effektiven Dosis.

Organ/Gewebe	Faktor
Gonaden	0,20
Knochenmark, Dickdarm, Lunge, Magen	0,12
Blase, Brust, Ösophagus, Leber, Schilddrüse	0,05
Haut, Knochenoberfläche	0,01

Tab. 2.2: Schwellenwerte für deterministische Strahlenschäden.

Art des Strahlenschadens	Schwellendosis in Gy
Knochenmark, reversible Depression	0,5
Hoden, reversible Sterilität	0,15
Hoden, irreversible Sterilität	3,5–6,0
Ovarien, Sterilität	2,5–6,0
Augenlinse, Katarakt	5,0

Jahrzehnten auftreten. Weitere strahleninduzierte Spätschäden sind Strahlenkatarakt, Gefäßschäden und Gewebefibrosierung. Falls genetische Schäden vorliegen, können sich diese auch erst in der Folgegeneration manifestieren.

Teratogene Strahlenfolgen
Die Strahlenwirkung auf das ungeborene Kind wird im Wesentlichen vom Stadium der Schwangerschaft zum Zeitpunkt der Schädigung bestimmt:
▶ **Blastogenese (0.–10. Tag):** Hier gilt die „Entweder-oder-Gesetzmäßigkeit". Ab einer Schwellendosis von 0,05 Sv muss mit einem Absterben des Embryos gerechnet werden, andernfalls entwickelt er sich normal weiter.
▶ **Organogenese (10.–60. Tag):** Strahlendosen unter 0,05 Sv gelten als unbedenklich, bei höheren Dosen besteht die Gefahr von Organfehlbildungen. Eine Dosis von 0,2 Sv verdoppelt die Rate an Fehlbildungen.
▶ **Fetogenese (> 60. Tag):** Nach dem 60. Tag der Schwangerschaft nimmt die Strahlengefährdung des Fetus ab. Eine Ausnahme bildet dabei die Hirnentwicklung.

Strahlenschutz

Die rechtlichen Grundlagen des Strahlenschutzes sind in Deutschland in der **Röntgenverordnung (RöV)** sowie der **Strahlenschutzverordnung (StrlSchV)** festgelegt. Sie regeln den Umgang mit ionisierenden Strahlen zum Schutz der Bevölkerung, beruflich strahlenexponierter Personen und der Patienten.
Durch natürliche Strahlenquellen und kosmische Strahlung besteht eine natürliche Strahlenexposition. Je nach Lebensumständen wie geologischem Umfeld, Essgewohnheiten und Höhenlage schwankt diese zwischen 1 und 10 mSv pro Jahr und beträgt in Deutschland im Mittel 2,1 mSv/a. Für volljährige, beruflich strahlenexponierte Personen (Ausnahme: schwangere Frauen) gilt ein Grenzwert von 20 mSv bzw. im Einzelfall 50 mSv pro Jahr.
Die Strahlenbelastung durch eine Röntgenuntersuchung hängt von Untersuchungsart (nativ, kontrastverstärkt) und -region ab (▶ Tab. 2.3).

> Jede Anwendung von ionisierenden Strahlen am Patienten bedarf einer individuellen Indikation und ist nur zulässig, wenn ein medizinischer Nutzen zu erwarten ist. Frauen im gebärfähigen Alter müssen nach einer möglichen Schwangerschaft befragt werden. Hier ist die Indikation besonders streng zu stellen.

Tab. 2.3: Strahlenexposition durch radiologische Untersuchungen.

Untersuchung	Effektive Dosis [mSv]	Vergleichsfaktor zu einer Thoraxaufnahme
Extremitäten und Gelenke	0,01	0,5
Röntgen Thorax p.-a.	0,02	1
Abdomenübersichtsaufnahme	1,0	50
Mammografie bds.	0,5	25
CT Thorax	ca. 4–8	200–400
CT Abdomen	ca. 10–25	500–1.250

Um die Strahlenexposition möglichst gering zu halten, gelten folgende Grundregeln:
▶ **Abstand:** Da die Strahlungsintensität in der Luft mit dem Quadrat des Abstands ($1/r^2$) abnimmt (Abstandsquadratgesetz), ist Abstand zur Strahlenquelle der wirksamste Schutz vor Strahlung.
▶ **Aufenthaltszeit:** Die Strahlenexpositionszeit ist möglichst kurz zu halten.
▶ **Abschirmung:** Die Abschirmung der Strahlenquelle erfolgt durch Einbringen einer absorbierenden Materie zwischen Strahlenquelle und Person. Bei α-Strahlung eignet sich Luft, β-Strahlen können durch Plexiglas oder Aluminium abgeschirmt werden. Zur Absorption von Photonenstrahlen werden Materialien hoher Ordnungszahl oder Dichte, wie z. B. in Bleischürzen, eingesetzt.
▶ **Aufnahme:** Die Ingestion von Strahlenquellen ist durch das Tragen von Schutzkleidung und ein strenges Ess- und Trinkverbot beim Umgang mit radioaktiven Stoffen zu vermeiden.

Die Strahlenbelastung durch eine radiologische Untersuchung sollte bei ausreichender Bildqualität möglichst gesenkt werden. Folgende Faktoren sind dabei zu berücksichtigen:
▶ **Qualität der Strahlung:** hohe Röhrenspannung zur Erzeugung harter Strahlung; Filter zur Absorption niederenergetischer Strahlenanteile.
▶ **Feldgröße** und **Fokus-Objekt-Abstand:** genaues Einblenden des Strahlenkegels auf die Objektgröße, größtmöglicher Abstand der Strahlenquelle zum Patienten.
▶ Einsatz von **Film-Folien-Kombinationen** (▶ Kap. 3).

> ▶ Die effektive Dosis berücksichtigt die biologische Wirkung von ionisierenden Strahlen abhängig von der bestrahlten Gewebeart und wird in Sievert (Sv) angegeben.
> ▶ Man unterscheidet stochastische Strahlenschäden, die zufällig ohne eine Schwellendosis auftreten, und deterministische Strahlenschäden, die bei Überschreiten einer organabhängigen Dosis entstehen.
> ▶ Die Indikation von strahlenbelastenden Untersuchungen ist genau abzuwägen.

ZUSAMMENFASSUNG ◀

3 RÖNTGENDIAGNOSTIK

Erzeugung von Röntgenstrahlung

Die in der radiologischen Diagnostik verwendete Strahlung wird meist mittels einer Röntgenröhre generiert.

Aufbau einer Röntgenröhre

In einem Glaszylinder mit Vakuum befinden sich zwei Elektroden: ein Wolframdraht, der erhitzt werden kann und als **Kathode** fungiert, sowie eine **Anode.** Wird die Kathode zum Glühen gebracht, können sich Elektronen aus dem Material lösen, die durch Anlegen einer Hochspannung zur Anode hin beschleunigt werden (▶ Abb. 3.1).

Der Ort, wo die Kathodenelektronen auf die Anode treffen, wird als **Brennfleck** bezeichnet. Beim Abbremsen der Elektronen auf der Anode wird nur rund 1 % der Energie in **Röntgenstrahlung** umgesetzt, der Rest geht in Form von Wärme verloren. Daher muss die Anode aus einem Material gefertigt sein, das der hohen thermischen Belastung standhält, meist ist dies Wolfram. Eine Ausnahme stellt die Mammografie dar, bei der mit Molybdän gearbeitet wird. Durch die Verwendung rotierender Anoden (Drehanoden) und einer Kühlung wird die thermische Belastung reduziert.

Röntgenstrahlung

Die an der Anode emittierte Röntgenstrahlung besteht aus zwei Komponenten:

▶ **Bremsstrahlung:** Durch das Abbremsen der Elektronen entstehen Photonen mit einem kontinuierlichen Energiespektrum bis maximal zur angelegten Röhrenspannung. Der niederenergetische Anteil der Bremsstrahlung wird im Patienten stark absorbiert. So verursacht er lediglich eine Strahlenbelastung, trägt aber nicht zur Bildinformation bei. Durch Aluminium- oder Kupferfilter vor dem Strahlenaustrittsfenster können die niederenergetischen Strahlenanteile absorbiert werden. Man spricht dabei von einer **Aufhärtung der Strahlung.**

▶ **Charakteristische Strahlung:** Die angeregten Atome der Anode gehen in ihren Grundzustand über. Die dabei emittierte Strahlung zeigt ein Linienspektrum, welches das kontinuierliche Energiespektrum der Bremsstrahlung überlagert.

> Das kontinuierliche Bremsstrahlspektrum ist von der angelegten Röhrenspannung, das Linienspektrum der charakteristischen Strahlung vom Anodenmaterial abhängig.

Die Qualität der Röntgenstrahlung hängt also von Röhrenspannung und Anodenmaterial ab:

▶ **Weiche Strahlung (< 100 keV):** Wird eine niedrige Spannung angelegt, erhält man eine sog. Weichstrahlaufnahme.

> Die relativ kontrastreichen Bilder einer Weichstrahlaufnahme eignen sich zur differenzierten Darstellung von Geweben ähnlicher Dichte wie bei der Mammografie. Allerdings führt Weichstrahlung zu einer hohen Dosisbelastung.

▶ **Harte Strahlung (100 keV – 1 MeV):** Bei Anlegen einer hohen Spannung erhält man kontrastärmere Bilder, sog. Hartstrahlaufnahmen.

> Hartstrahlaufnahmen eignen sich zur Darstellung von Strukturen stark unterschiedlicher Dichte (z. B. Weichteil-Luft-Kontrast der Lunge). Durch geringere Strahlenabsorption im Gewebe und kürzere Belichtungszeiten ist die Strahlenbelastung verringert.

Aus Erhöhungen des Kathodenstroms resultiert eine höhere **Dosisleistung.**

Bildentstehung

Die Belichtungsparameter für das Röntgenbild bestehen aus der **Röhrenspannung** in kV (Strahlenqualität) sowie **Röhrenstrom** (mA) und **Belichtungszeit** (s), deren Produkt die Strahlenmenge (mAs) bestimmt. Meist wird eine Belichtungsautomatik eingesetzt: An repräsentativen Stellen messen Ionisationskammern vor dem Röntgenfilm die Dosisleistung. Bei Erreichen der für die Filmschwärzung erforderlichen Strahlenmenge wird die Röntgenstrahlung automatisch unterbrochen.

Film-Folien-Kombinationen

Zur Sichtbarmachung der Röntgenstrahlung werden **Film-Folien-Kombinationen** verwendet. Der eigentliche Röntgenfilm ist mit lichtempfindlichen Silberbromidkristallen beschichtet. Die Verstärkerfolien sind in Vorder- und Rückseite der Röntgenkassette eingeklebt und bestehen aus Leuchtstoffen (Gadolinium- oder Lanthanverbindungen). Bei Bestrahlung emittieren sie ein Fluoreszenzlicht. Dieses macht 95 % der Filmschwärzung aus, nur 5 % sind durch den direkten Einfall der Röntgenstrahlung bedingt.

Film-Folien-Kombinationen sind in verschiedenen Empfindlichkeitsklassen verfügbar. Eine hohe Empfindlichkeit bedeutet zwar eine Dosisreduktion (Kinder!), geht aber mit einem Verlust an Ortsauflösung (Unschärfe) durch Körnung einher.

Digitale Röntgenbildsysteme

Alternativ werden heute zunehmend digitale Röntgenbildsysteme eingesetzt. Bei der **digitalen Lumineszenzradiografie** absorbieren Speicherfolien, die aus speziellen Phosphorkristallen aufgebaut sind, Teile der Strahlungsenergie. Das latente Bild wird mittels eines Lasers freigesetzt (Lumineszenz) und in einem Photomultiplier elektronisch ausgelesen. Ebenso können **Festkörperdetektoren,** die mit Chips aus amorphem Silizium ähnlich wie bei Digitalkameras bestückt sind, Röntgenstrahlen detektieren und in ein elektronisches Bild umwandeln.

Vorteil der digitalen Technik sind ein großer Belichtungsspielraum, die rasche Bildverarbeitung und eine flexible, ortsunabhängige Verfügbarkeit der Bilder durch Speicherung auf zentralen Servern.

Das Röntgenbild

Die Röntgenstrahlung breitet sich vom Brennpunkt divergent aus, tritt durch das Gewebe und trifft auf den Röntgenfilm. Die Schwächung der Röntgenstrahlung im Gewebe ist abhängig von Dicke,

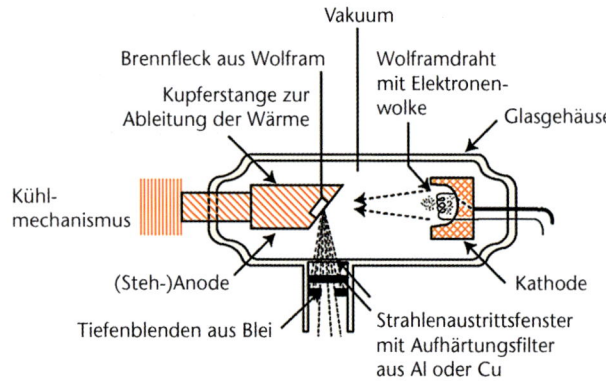

Abb. 3.1: Aufbau einer Röntgenröhre. [E634]

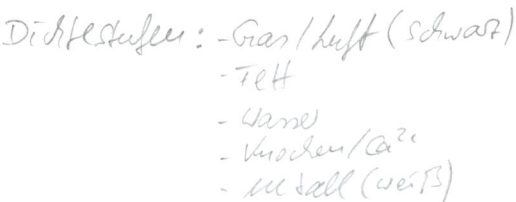

Dichtestufen: -Gas/Luft (schwarz)
-Fett
-Wasser
-Knochen/Ca²⁺
-Metall (weiß)

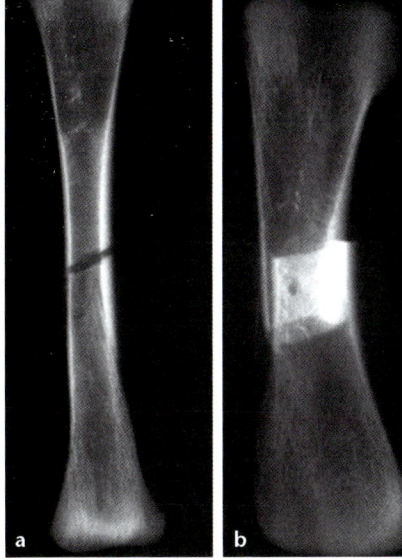

Abb. 3.2: Native Röntgenaufnahmen zweier Frakturformen. [E599] a) Querbruch des Röhrenknochens. Der Bruchspalt zeigt sich als transparente (also dunklere) Linie, die Fragmente sind distrahiert. b) Fraktur mit Längsverschiebung. Die sich überlagernden Fragmente absorbieren mehr Röntgenstrahlen und stellen sich als Verschattung (also weißeren Bereich) dar.

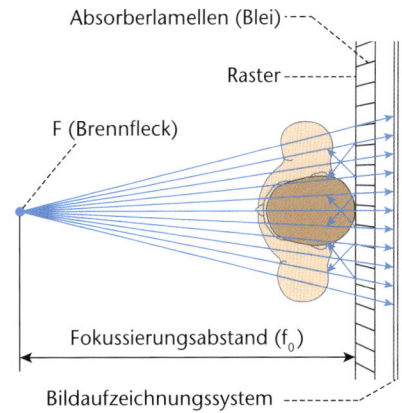

Abb. 3.3: Schematische Darstellung eines Streustrahlenrasters. [L231]

Dichte und Ordnungszahl des durchstrahlten Gewebes sowie von der Strahlenqualität. Je weniger die Röntgenstrahlung durch die Körperstrukturen geschwächt wird, desto stärker ist die Schwärzung. Es entsteht ein Negativbild (► Abb. 3.2).

> Stark belichtete Regionen auf dem Röntgenfilm erscheinen dunkel, werden aber als „Aufhellung" bezeichnet. Helle Regionen auf dem Röntgenfilm sind durch stärkere Schwächung des Röntgenstrahls im Gewebe weniger stark belichtet. Sie werden als „Verschattung" beschrieben.

In der Nativdiagnostik erscheint Luft also auf dem Röntgenbild am dunkelsten (= „Aufhellung"). Fett, Wasser, Weichteilgewebe und Knochen sind in aufsteigender Reihenfolge zunehmend heller (= „Verschattung").

Bildqualität

Wichtige Kriterien für die Erkennbarkeit von Details auf dem Bild sind:

► **Kontrast:** Der Kontrast gibt die Differenz von kleinster und größter Schwärzung auf dem Röntgenfilm an. Er hängt von der Absorption der Röntgenstrahlung im Objekt und der Strahlenqualität ab. Beeinträchtigend wirkt v. a. **Streustrahlung.**

► **Unschärfe:** Unschärfe hat verschiedene Quellen. **Bewegungsunschärfe** entsteht durch Bewegung während der Strahlenexposition (auch unwillkürlicher Art wie die Pulsation von Gefäßen). Sie lässt sich durch eine kurze Belichtungszeit sowie optimale Lagerung und Belehrung des Patienten minimieren. Durch **geometrische Unschärfe** entstehen am Objektrand Halbschatten und geometrische Verzerrungen (z. B. Vergrößerungen). Sie lassen sich durch einen kleinen Brennfleck und Objekt-Film-Abstand sowie einen großen Fokus-Objekt-Abstand reduzieren. Die **Film-Folien-Unschärfe** ist von der Empfindlichkeit des Systems abhängig (s. o.).

Streustrahlung

Durch die Vermeidung von Streustrahlung kann die Bildqualität verbessert werden. Sie entsteht beim Durchtritt der Strahlung durch das Gewebe und nimmt mit Objektdicke und bestrahlter Feldgröße zu.

Wirkungsvollstes Mittel zur Reduktion der Streustrahlung ist der Einsatz von **Streustrahlenrastern,** die zwischen Patient und Film angebracht werden (► Abb. 3.3). Sie bestehen aus dünnen, parallel zum Strahlenbündel verlaufenden Bleilamellen. So können nur Strahlen passieren, die direkt von der Röntgenröhre kommen. Gestreute Strahlung fällt dagegen in einem anderen Winkel als die Primärstrahlung ein und wird von den Bleilamellen absorbiert. Während der Belichtung wird das Streustrahlenraster senkrecht zur Strahlenrichtung in Schwingung versetzt und so nicht abgebildet.

> Streustrahlenraster erhöhen den Bildkontrast, absorbieren aber auch einen Teil der Nutzstrahlung. Die deshalb erforderliche längere Belichtungszeit führt wiederum zu einer erhöhten Strahlenexposition.

Weitere einfache Maßnahmen zur Verringerung der Streustrahlung sind ein Einblenden des Strahlenkegels auf die Objektgröße mittels Blenden sowie die Kompression des Objekts zur Reduktion der Objektdicke.

Röntgennativdiagnostik

Die konventionelle native Röntgendiagnostik ist eine Basisuntersuchung in der Traumatologie und bei Erkrankungen der Atemwege bzw. des Herz-Kreislauf-Systems. Weitere wichtige Einsatzgebiete sind die Abdomenübersichtsaufnahme beim akuten Abdomen sowie die Mammografie. Da Pathologien in einer Einzelaufnahme mitunter nicht nachweisbar sein können, werden häufig routinemäßig zwei zueinander senkrecht stehende Standardaufnahmen angefertigt.

Zur genauen Beurteilung von Weichteilen oder komplexen Lagebeziehungen sind CT und MRT überlegen.

„Silhouettenphänomen" entsteht wenn 2 Strukturen gleiche röntgenologische Dichte sich berühren und dadurch n. st mehr voneinander abgrenzbar sind

- Röntgenröhre produziert 99% Wärme und 1% Röntgenstrahlung

- „Aufhärtung" = Herausfiltern eines Teiles der Bremsstrahlung um Strahlenbelastung herabzusetzen (bei Kindern)

- Röntgenparameter: Röhrenspannung [KV], Röhrenstrom [mA], Belichtungszeit [s]

Röntgenuntersuchungen mit Kontrastmittel

Im konventionellen Röntgenbild haben Gewebe mit ähnlicher Dichte nur einen geringen Kontrast. Durch den Einsatz eines Kontrastmittels (KM), das sich in dem darzustellenden Organ anreichert, wird der Dichteunterschied erhöht und damit eine deutlichere Abbildung ermöglicht.

Da der Einsatz von Kontrastmitteln unerwünschte Wirkungen hervorrufen kann, ist der Patient vor Durchführung der Untersuchung über die Risiken aufzuklären und eine schriftliche Einwilligung einzuholen.

Röntgenpositive Kontrastmittel

Röntgenpositive Kontrastmittel sind Verbindungen mit hohen Ordnungszahlen. So werden Röntgenstrahlen stärker als im umliegenden Gewebe absorbiert, der Kontrast wird erhöht.

Bariumsulfat

Bariumsulfathaltige Suspensionen werden vorwiegend zur Magen-Darm-Trakt-Darstellung eingesetzt (▶ Kap. 19). Da Bariumsulfat wasserunlöslich und damit nicht resorbier- oder verstoffwechselbar ist, gilt:

> Bei Verdacht auf eine Perforation im Magen-Darm-Trakt oder bei Aspirationsgefahr ist die Anwendung von Bariumsulfat streng kontraindiziert. Es besteht die Gefahr einer Peritonitis bzw. Aspirationspneumonie.

Alternativ können dann wasserlösliche, jodhaltige KM verwendet werden.

Jodverbindungen

Jodhaltige Kontrastmittel sind wasserlösliche Salze der Trijodbenzoesäure. Ihre Jodkonzentration bestimmt die Absorption der Röntgenstrahlung. Nach parenteraler Applikation werden sie v. a. renal eliminiert.

Ionische Kontrastmittel sind hyperosmolar. Daher können sie bei intravasaler Applikation Endothelschäden verursachen und haben insgesamt eine höhere Rate an unerwünschten Wirkungen. **Nichtionische Kontrastmittel** weisen eine geringere Osmolarität auf, sind dadurch besser verträglich, aber in der Herstellung teurer.

Unerwünschte Wirkungen

Bei der intravasalen Applikation jodhaltiger KM treten unerwünschte Wirkungen selten bis sehr selten auf. Deswegen ist eine genaue anamnestische Erhebung möglicher Risikofaktoren notwendig.

▶ **Unverträglichkeitsreaktion:** Es handelt sich um eine anaphylaktoide Reaktion, deren Schwere in vier Stadien eingeteilt wird (▶ Tab. 3.1). 90 % der KM-Zwischenfälle werden in den ersten 15 min nach Applikation symptomatisch. Leichte allergische Reaktionen treten in 1–5 % auf, bedrohliche Reaktionen in 0,05–0,1 %. Die Häufigkeit letaler Komplikationen liegt für nichtionische KM bei 1 : 1 Mio. Ein erhöhtes Risiko haben Patienten mit einer allergischen Prädisposition oder einer KM-Überempfindlichkeitsreaktion in der Vorgeschichte. Bei Auftreten eines KM-Zwischenfalls muss die Injektion des KM unterbrochen werden, die weitere Behandlung erfolgt entsprechend der Symptomatik.

▶ **Beeinträchtigung der Nierenfunktion:** Nierengängige KM wirken insbesondere bei vorgeschädigten Nieren tubulotoxisch. Risikofaktoren für ein akutes Nierenversagen sind u. a. eine präexistente Niereninsuffizienz mit einem Serumkreatinin > 1,5 mg/dl, diabetische Nephropathien und ein hohes Lebensalter. Aus Gründen der Prophylaxe sollte bei gefährdeten Patienten möglichst die KM-Dosis reduziert und die Diurese angeregt oder auf ein bildgebendes Verfahren ohne KM-Gabe ausgewichen werden.

▶ **Beeinflussung der Schilddrüsenfunktion:** Bei Vorliegen einer (latenten) Hyperthyreose oder einem autonomen Adenom kann jodhaltiges KM eine jodinduzierte Hyperthyreose bis hin zur thyreotoxischen Krise (letaler Verlauf in 20–30 %) induzieren. Daher sollten Patienten immer nach Schilddrüsenerkrankungen befragt und der TSH-Wert sollte bestimmt werden. Des Weiteren ist zu beachten, dass eine Funktionsdiagnostik mittels Szintigrafie oder eine Radiojodtherapie nach Gabe eines jodhaltigen KM auf Monate unmöglich ist.

> Vor jeder parenteralen Verabreichung von jodhaltigen Kontrastmitteln sollten Serumkreatinin (Nierenfunktion) und Schilddrüsenhormonparameter (TSH basal) bestimmt werden.

Röntgennegative Kontrastmittel

Als röntgennegative KM werden Substanzen eingesetzt, die Röntgenstrahlen weniger stark absorbieren als das umliegende Gewebe. Dazu eignen sich CO_2 und Luft. Sie werden zusammen mit Barium zur Doppelkontrastdarstellung der Schleimhaut im Magen-Darm-Trakt eingesetzt (▶ Abb. 3.4). Bei einer KM-Allergie kann CO_2 auch zur Gefäßdarstellung bzw. Angiografie eingesetzt werden.

Anwendung von Kontrastmitteln

Kontrastmittel werden zur radiologischen Darstellung des Gastrointestinaltrakts sowie der Galle und Gallenwege (▶ Kap. 24), in der Myelografie (▶ Kap. 37) und Bronchografie (▶ Kap. 12) verwendet. Ein weiteres wichtiges Anwendungsgebiet ist die Darstellung von Gefäßen.

Angiografie

In der Angiografie werden nichtselektive und selektive Verfahren unterschieden:

▶ **Übersichtsangiografie:** KM wird in die Aorta injiziert, es lassen sich die großen Gefäße und ihre Abgänge darstellen.

▶ **Selektive Angiografie:** In Seldinger-Technik wird das darzustellende Gefäß mit einem Katheter sondiert und darüber KM appliziert. Hierbei werden eine Arterie und das dazugehörige Organsystem kontrastiert. Bei Darstellung arterieller Äste zweiter oder höherer Ordnung spricht man von einer **superselektiven Angiografie**.

Digitale Subtraktionsangiografie (DSA)

Zur Bildverarbeitung wird häufig die DSA verwendet. Dabei wird vor der KM-Gabe ein „Maskenbild" erstellt, das nach Gefäßkontrastierung von einem „Füllungsbild" digital subtrahiert wird. So werden alle nicht kontrastierten Strukturen eliminiert und man erhält ein reines Gefäßbild – das Angiogramm (▶ Abb. 3.5).

Komplikationen bei der Angiografie

Neben KM-bedingten unerwünschten Wirkungen kann es zu Komplikationen an der Punktionsstelle mit Thrombosen, Hämatomen und Blutungen, Dissektionen, Pseudoaneurysmabildung, AV-

Tab. 3.1: Schweregrade der KM-Unverträglichkeitsreaktion.

	Symptomatik
Stadium I	Hautreaktion (Exanthem), leichte Allgemeinbeschwerden
Stadium II	Urtikaria, Exanthem, Lid- und Lippenödem, gastrointestinale Symptome
Stadium III	Ausgeprägter anaphylaktischer Schock mit Dyspnoe und Bronchospasmus, generalisiertem Exanthem, Schüttelfrost und Schock
Stadium IV	Herz-Kreislauf-Stillstand

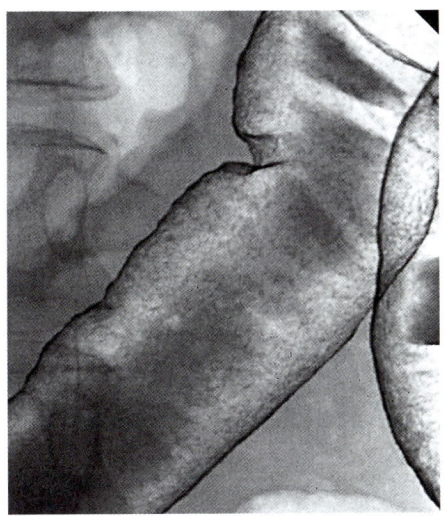

Abb. 3.4: Ausschnittvergrößerung einer abdominellen Doppelkontrastaufnahme mit Barium und CO_2. Der dargestellte Kolonabschnitt eines Patienten mit Colitis ulcerosa zeigt den Verlust der physiologischen Haustrierung und eine feingranuläre Zeichnung („Fahrradschlauch"). Diese Tüpfelung verursachen oberflächliche, KM-ansammelnde Ulzerationen. [E393]

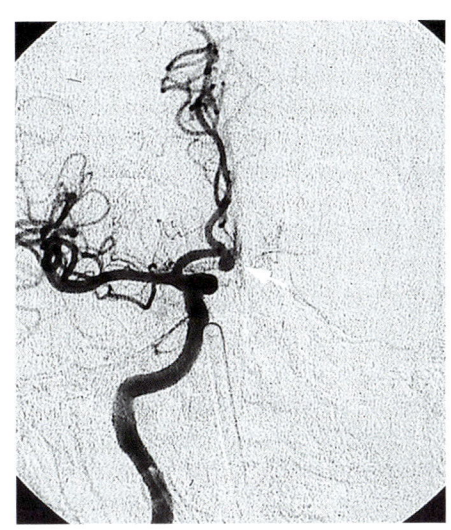

Abb. 3.5: Digitale Subtraktionsangiografie (DSA). Sackförmiges Aneurysma der A. communicans anterior (weißer →). [M443]

Fisteln und Infektionen kommen. Je nach Punktionstechnik liegt die Komplikationsrate bei 1–4 %.

Indikationen zur Angiografie

Hauptindikation zur Angiografie sind arterielle Verschlusskrankheiten für die Darstellung von Stenosen, Verschlüssen sowie Kollateralkreisläufen. In gleicher Sitzung können auch Interventionen, wie Stent-Einlage oder Dilatation erfolgen. Die rein diagnostische Katheterangiografie wird zunehmend von der MR- und CT-Angiografie abgelöst.

- ▸ Treffen in einem Hochspannungsfeld beschleunigte Elektronen auf ein Material hoher Dichte, entsteht Photonenstrahlung. Dieser Mechanismus wird in Röntgenröhren zur Erzeugung von Röntgenstrahlung genutzt.
- ▸ Weiche Strahlung sorgt für einen hohen Weichteilkontrast. Harte Strahlung verringert die im Patienten deponierte Strahlendosis und eignet sich zur Darstellung von Strukturen mit großen Dichteunterschieden.
- ▸ Röntgenbilder sind Negativbilder: Regionen geringer Filmschwärzung erscheinen hell und werden als „Verschattung" bezeichnet. Regionen hoher Filmschwärzung erscheinen dunkel und werden „Aufhellung" genannt.
- ▸ Meist werden Aufnahmen in zwei zueinander senkrecht stehenden Strahlengängen angefertigt.
- ▸ Röntgenkontrastmittel werden zur Differenzierung von Strukturen ähnlicher Dichte verwendet.
- ▸ Als röntgenpositives Kontrastmittel kommen das wasserunlösliche Bariumsulfat sowie jodhaltige Lösungen zum Einsatz. Einen röntgennegativen Kontrasteffekt haben CO_2 und Luft.
- ▸ Kontrastmittel werden u. a. bei der Angiografie verwendet. Die Darstellung von Arterien und Venen eignet sich zur Diagnostik von Gefäßverschlüssen.

ZUSAMMENFASSUNG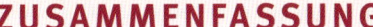

Die Computertomografie ist ein Röntgenverfahren zur Anfertigung transversaler Bildschnitte von Gewebe und Organen, die sich so überlagerungsfrei zwei- und dreidimensional rekonstruieren lassen. Das in den 1960er-Jahren von A. Cormack und G. Hounsfield (Medizinnobelpreis 1979) entwickelte Verfahren hat sich zu einem wichtigen Grundpfeiler der radiologischen Diagnostik entwickelt. So ist die CT Teil der Basisdiagnostik bei Schlaganfällen und Schädel-Hirn-Traumen. Außerdem eignet sie sich zur Darstellung von Thorax und Abdomen. Auch knöcherne Strukturen lassen sich sehr gut beurteilen.

Prinzip der Computertomografie

Um den Körper in transversalen Schnitten darstellen zu können, rotiert bei den heute verwendeten Geräten der dritten und vierten Generation eine Röntgenröhre um den Patienten. Sie sendet einen schmalen, fächerförmigen Röntgenstrahl aus, der von einem Blendensystem, dem Kollimator, moduliert wird. Ein Detektorsystem erfasst den Röntgenstrahl, dessen Intensität sich nach Durchdringen des Gewebes verändert hat, und wandelt ihn in ein elektrisches Signal um. Aus diesen Daten werden Bilder rekonstruiert, welche die Strukturen überlagerungsfrei darstellen.

Der Patient liegt während der Untersuchung auf einem Tisch, der durch die Untersuchungseinheit (Gantry) gefahren wird. Dabei konnten bei älteren CT-Scannern jeweils nur Einzelschnitte angefertigt werden, der Tisch wurde nach jedem Schnitt verschoben. Die **Spiral-CT** dagegen ermöglicht eine kontinuierliche Rotation der Röntgenröhre bei gleichzeitiger Tischbewegung. Sind in der Gantry mehrere Detektorreihen installiert, können damit bis zurzeit 320 Schichten („Zeilen") simultan erstellt werden (**MSCT** für Multi-Slice-CT), üblich sind heute in der klinischen Routine bis zu 64 Zeilen. Die neueste Entwicklung ist das **Dual-Source-CT** (DSCT) mit zwei um 90° versetzten 64-Zeilen-Systemen. Diese Verfahren ermöglichen extrem kurze Scanzeiten mit einer Reduktion von Bewegungsartefakten und eine hohe Auflösung. Die **HRCT** (High-Resolution-CT) ist ein spezieller Algorithmus mit besonders hoher Ortsauflösung und dünner Schichtführung (bis 0,75 mm), die insbesondere zur Darstellung von Lungengerüsterkrankungen eingesetzt wird.

Das CT-Bild

Die in den einzelnen Projektionen registrierten Schwächungswerte des Röntgenstrahls werden gemäß ihrer örtlichen Verteilung zu Bildern zusammengesetzt. Dabei repräsentiert jeder dargestellte Bildpunkt (**Pixel**) in der planen Ebene ein Volumenelement (**Voxel**), das in seiner dritten Dimension der gefahrenen Schichtdicke (Kollimation) entspricht (▶ Abb. 4.1).

> Voxel = Pixel × Schichtdicke

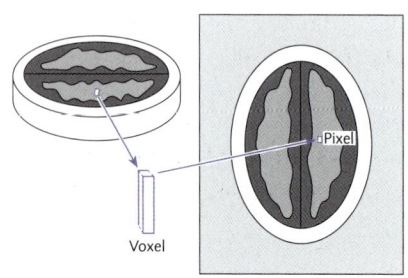

Abb. 4.1: Beziehung zwischen Voxel und Pixel. [L231]

Die Absorption oder Schwächung des Röntgenstrahls durch das Gewebe wird auf der **Hounsfield-Skala** als ein Maß der Dichte angegeben.

> Die Hounsfield-Einheit (HE) ist ein relativer Schwächungskoeffizient, der sich auf Wasser (0 HE) und Luft (−1.000 HE) als Referenzgrößen bezieht.

▶ Tabelle 4.1 zeigt typische Dichtewerte verschiedener Gewebe und Medien.

Da das menschliche Auge nur rund 20 Graustufen differenzieren kann, wird nicht die gesamte Skala an Dichtewerten in Graustufen dargestellt. Man bedient sich dabei einer **Fenstertechnik**: Der Untersucher muss einen Intensitätsbereich bestimmter Größe (Fensterbreite) um einen mittleren Dichtewert (Fensterlage) einstellen, der die relevante Organstruktur in den verfügbaren Graustufen darstellt. Dichtewerte ober- und unterhalb dieses Fensters sind einheitlich in einer hellen oder dunklen Graustufe dargestellt (▶ Abb. 4.2).

Tab. 4.1: Typische Dichtewerte in der CT in Hounsfield-Einheiten.

Gewebe bzw. Befund	Hounsfield-Einheiten (HE)
Knochen/Kompakta	› 1.000 HE
Knochen/Spongiosa	100–300 HE
Frische Blutung	80 ± 10 HE
Leber nativ	50 ± 10 HE
Wasser	0 HE
Fettgewebe	−65 ± 5 HE
Lungengewebe	−500 HE
Luft	−1.000 HE

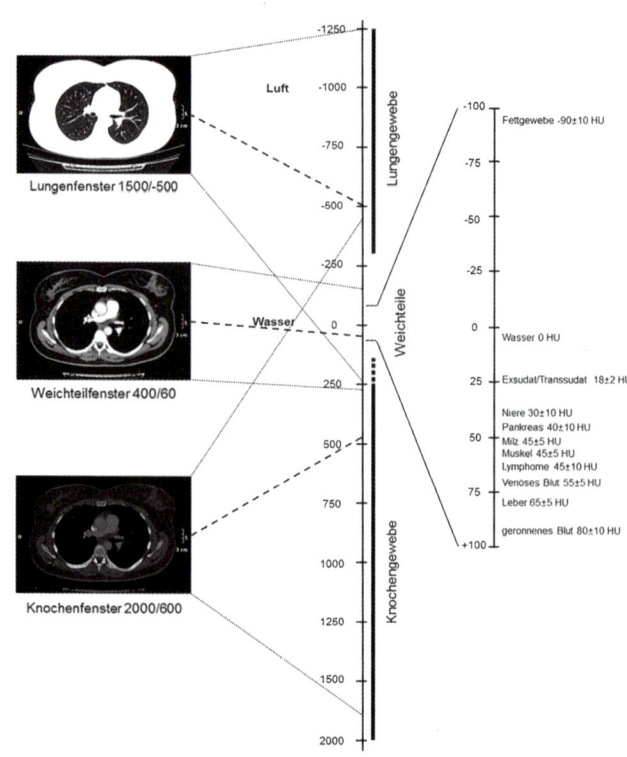

Abb. 4.2: Fenstertechnik zur optimierten Darstellung relevanter Strukturen, z. B. Weichteilfenster 400/60, die erste Zahl entspricht der Fensterbreite, die zweite der Fensterlage. [M406]

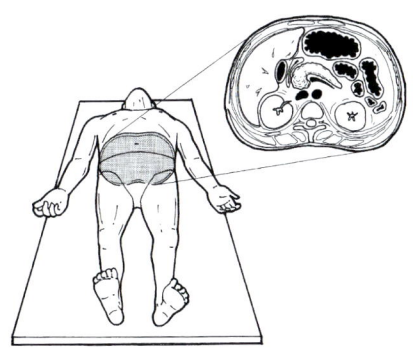

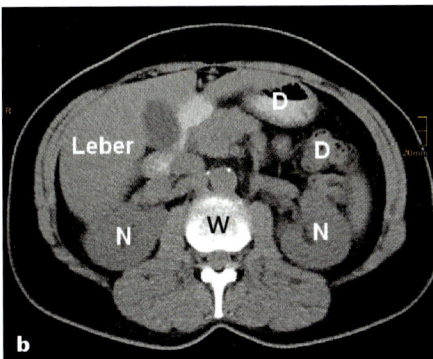

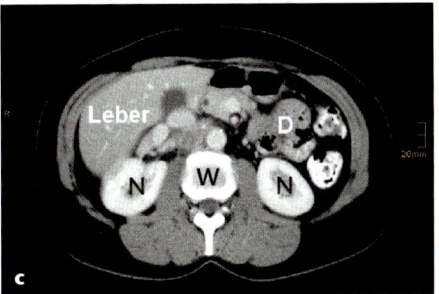

Abb. 4.3: CT des Abdomens. [a: E283; b, c: M906]

a) Die CT erstellt axiale Bilder. Zur richtigen Orientierung stellt man sich vor, man stünde am Fußende des Patienten und betrachte den Querschnitt von kaudal nach kranial.

b) CT ohne i. v. Kontrastmittel. Der Gastrointestinaltrakt (D) ist teilweise mit bariumhaltigem Kontrastmittel gefüllt.

c) Gleicher Schnitt nach i. v. KM-Gabe. Die Gefäße und Nieren (N) reichern stark an (W = Wirbelsäule). Das bariumhaltige Kontrastmittel hat sich zwischenzeitlich besser verteilt.

> Strukturen, die in ihrer Dichte mit einer Bezugsgröße (umgebendes Gewebe, Wasser etc.) annähernd übereinstimmen, werden als „isodens" bezeichnet. Strukturen mit niedrigeren bzw. höheren Dichtewerten werden „hypodens" bzw. „hyperdens" genannt.

Die Schichtbilder werden so dargestellt, als ob der Patient von den Füßen aus betrachtet würde (▶ Abb. 4.3). Für spezielle Fragestellungen können die Daten zu einem dreidimensionalen Bild rekonstruiert werden.

In Notfällen : CT > MRT
(weils viel schnelle geht)

Spiral-CT : Kopf } ohne KM (man will ja keine
HWS } Blutung sehen)
Thorax }
Abdomen } mit KM

Kontrastmittel in der CT

Die Kontrastierung bestimmter Strukturen kann eine entscheidende diagnostische Hilfe in der Beurteilung von CT-Sequenzen gegenüber nativen Bildern sein. Dabei wird meist i. v. appliziertes jodhaltiges Kontrastmittel verwendet, das im Bolus oder langsam als Infusion verabreicht werden kann. Die Organe reichern das KM entsprechend ihrer Durchblutung an: Zunächst kontrastieren sich Gefäße und parenchymatöse Organe. Später ist das Kontrastmittel im Nierenbeckenkelchsystem und in den ableitenden Harnwegen nachzuweisen, wo es ausgeschieden wird.

> Reichert eine Struktur Kontrastmittel an, spricht man von „Enhancement".

Vorteil der KM-verstärkten CT ist eine bessere Beurteilung der Röntgenmorphologie – wie z. B. die Differenzierung von Gefäßen und umgebenden Weichteilen im Mediastinum. Des Weiteren haben gesundes und pathologisch verändertes Gewebe häufig ein unterschiedliches Kontrastmittelverhalten, sodass z. B. Metastasen vom gesunden Parenchym abgegrenzt werden können.
Eine KM-verstärkte CT zur Beurteilung von Gefäßen wird auch **CT-Angiografie** genannt. Sie hat in den letzten Jahren einen Großteil der diagnostischen Katheter-Angiografien abgelöst.
In der Abdomendiagnostik können oral oder rektal applizierte bariumhaltige Kontrastmittel zur Kontrastierung des Magen-Darm-Trakts verwendet werden.

Strahlenbelastung

Verglichen mit einer konventionellen p.-a.-Thoraxübersichtsaufnahme ist die effektive Dosis einer Thorax-CT um den Faktor 200–400 höher (abhängig von Dosismodulation und KM-Verwendung). Die Strahlenbelastung des Patienten ist also nicht unerheblich. Daher ist die Indikation zur CT kritisch zu stellen und der Untersuchungsalgorithmus entsprechend der Fragestellung zu wählen. Mehrphasige CT-Untersuchungen (z. B. Abdomen triphasisch mit arterieller, portalvenöser und urografischer Ausscheidungsphase) gehen natürlich mit einer mehrfachen Strahlendosis einher. Andere Fragestellungen dagegen rechtfertigen eine Reduzierung der Dosis. Die verminderte Bildqualität der Niedrigdosis-CT ist beispielsweise zur Harnsteindiagnostik oder Thoraxaufnahmen ausreichend.

▶ Die Computertomografie ist ein röntgenologisches Verfahren, das eine überlagerungsfreie, zwei- und auch dreidimensionale Darstellung von Gewebe und Organen ermöglicht. Nachteilig ist die erhebliche Strahlenbelastung.

▶ Dichtewerte der einzelnen Strukturen werden als Hounsfield-Einheiten auf einer Dichteskala angegeben. Fixpunkte dieser Skalierung sind Wasser (0 HE) und Luft (–1.000 HE).

▶ Strukturen mit gleicher Dichte nennt man isodens. Strukturen mit im Vergleich zu einer Bezugsgröße höherer bzw. niedrigerer Dichte bezeichnet man als hyperdens bzw. hypodens.

ZUSAMMENFASSUNG

5 MAGNETRESONANZTOMOGRAFIE (MRT)

Die MRT ist ein bildgebendes Verfahren, das eine Anfertigung von Schnittbildern in frei wählbaren Raumebenen ermöglicht. Dabei kommen keine ionisierende Strahlung, sondern ein starkes Magnetfeld und Hochfrequenzimpulse zur Anwendung. Mit Ausnahme der Lunge und stark kalkhaltiger Strukturen wie der Kortikalis werden routinemäßig alle Körperregionen mittels MRT untersucht. Haupteinsatzgebiete sind v. a. die Neuroradiologie und die Weichteildiagnostik (Tumoren, Bandapparat).

Physikalische Grundlagen der MRT

In der MRT ist das Wasserstoffproton (H^+) von Bedeutung, da es in gebundener Form sehr häufig im Körper vorkommt. Atome mit einer ungeraden Nukleonenzahl haben einen kreiselähnlichen Eigendrehimpuls um eine eigene Achse, den sog. **Kernspin.** Die so bewegten elektrischen Ladungen induzieren ein schwaches Magnetfeld, das mit einem Stabmagneten verglichen werden kann. In einem starken externen Magnetfeld richten sich die Kernspins entlang den Feldlinien dieses Magnetfelds in paralleler oder antiparalleler Richtung aus. Dabei weisen die Protonen wie ein torkelnder Kreisel eine Rotation um die Achse des Hauptmagnetfeldes auf, die **Präzession** (▶ Abb. 5.1). Die Frequenz dieser Bewegung wird **Präzessions-** oder **Larmor-Frequenz** genannt und verhält sich proportional zur Stärke des Magnetfeldes. Durch das Einstrahlen von **elektrischen Hochfrequenzwellen** der gleichen Frequenz ist eine Energieübertragung auf die Protonen **(Anregung)** möglich, welche die Präzessionsbewegungen synchronisiert. Nach Abschalten des Impulses kehren die Protonen in ihren Grundzustand zurück **(Relaxation).** Die zuvor aufgenommene Energie wird in Form eines magnetischen Impulses wieder abgegeben. Dieser kann gemessen und dargestellt werden. Dabei wird die Längsrelaxation mit einer Zeitkonstante T_1 (Spin-Gitter-Relaxationszeit) von der Querrelaxation mit einer Zeitkonstante T_2 (Spin-Spin-Relaxationszeit) unterschieden. Man spricht von T_1- oder T_2-**gewichteten Bildern.**

in T2 = Flüssigkeit hell! Liquor ist hell, Aorta + v. cava können aber dunkel sein!

Bilderzeugung

Zur Erzeugung eines ausreichend großen und homogenen Magnetfelds wird ein supraleitender Magnet verwendet, der röhrenförmig aufgebaut ist und so den ganzen Patienten aufnehmen kann. Die Magnetfeldstärke der meisten in der medizinischen Diagnostik verwendeten Geräte liegt bei 1,5 Tesla. Zunehmend kommen aber auch Geräte mit 3 Tesla zum Einsatz, die dann bis zum Faktor 10^5 stärker als das Erdmagnetfeld sind. Zur Ortslokalisation sind **Gradienten-Spulen** im Inneren des Hauptmagneten angebracht, die das Magnetfeld in drei Ebenen modulieren (▶ Abb. 5.2).

Zur Signalerzeugung werden mobile **Hochfrequenz-Spulen** dicht an der zu untersuchenden Region (z. B. Kopf-Spule oder Knie-Spule) angebracht. Sie senden definierte hochfrequente Impulse in bestimmten **Sequenzen** aus. Dabei gibt es verschiedene Arten der Pulsfrequenz, z. B. Spin-Echo-Sequenzen, Turbospin-Echo-Sequenzen und Gradienten-Echo(GE)-Sequenzen. Die Zeit zwischen zwei Anregungen definiert die **Repetitionszeit (TR).** Die Zeit zwischen Impuls und Echosignal, das von derselben Spule registriert wird, heißt **Echozeit (TE).** Je nach Gewebe werden charakteristische Echosignale verschiedener Signalintensität detektiert. Die Daten können zu einem Bild in beliebiger Schichtführung (transversal, koronar, sagittal oder individuell gewählt schräg) zwei- und dreidimensional rekonstruiert werden.

▶ Signalreiche Gewebe erscheinen im MRT-Bild hell und werden „hyperintens" genannt. Signalarme Gewebe erscheinen dunkel und heißen „hypointens".

Die Signalintensität und damit auch den Bildkontrast bestimmen Sequenz, Sequenzparameter (TR und TE) und Gewebeparameter (Protonendichte, T_1, T_2).

▶ T_1-gewichtete Bilder sind durch kurze TR und TE charakterisiert. Fett erscheint hell, Wasser dunkel.
T_2-gewichtete Bilder sind durch längere TR und TE charakterisiert. Wasser erscheint hell, Fett weniger hell (▶ Abb. 5.3).

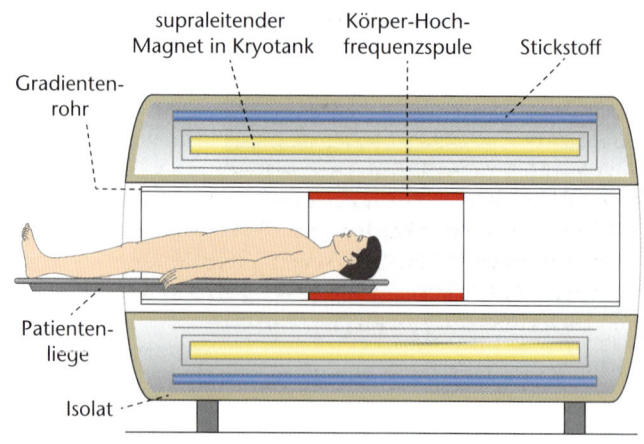

Abb. 5.2: Schematische Darstellung eines MR-Geräts [L231].

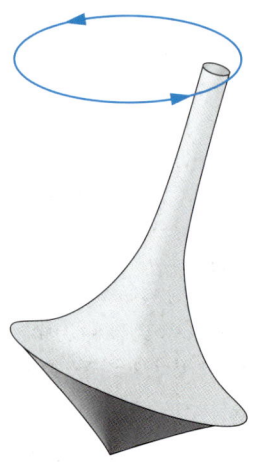

Abb. 5.1: Präzession. Ein rotierender Kreisel beginnt zu taumeln, wenn er angestoßen wird. Dieselbe Art von Bewegung führen Protonen in einem starken Magnetfeld aus (Präzession). [L231]

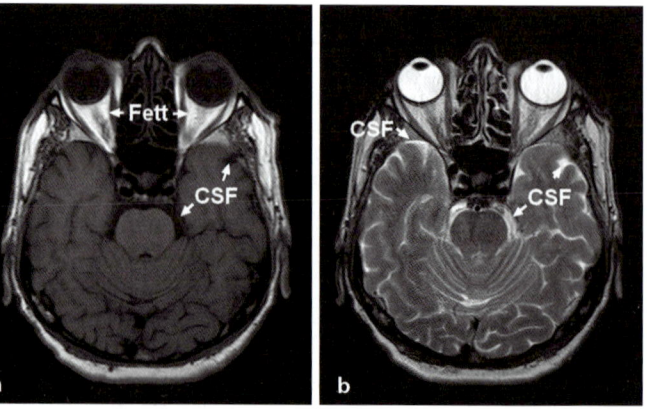

Abb. 5.3: MRT des Gehirns. [M906]
a) Das T_1-gewichtete Bild zeigt Fett signalreich, Wasser (CSF = Liquor) signalarm. In fast allen MRT-Sequenzen gibt Knochen kein Signal.
b) T_2-gewichtetes Bild: Fett ist signalarm, Wasser signalstark.

Tab. 5.1: Signalintensitäten verschiedener Strukturen im MRT-Bild.

Gewebe bzw. Befund	T_1-Wichtung	T_2-Wichtung
Liquor	Hypointens	Hyperintens
Weiße Hirnsubstanz	Hyperintens	Leicht hypointens
Graue Hirnsubstanz	Leicht hypointens	Leicht hyperintens
Leber	Hyperintens (zur Milz)	Hypointens (zur Milz)
Milz	Hypointens (zur Leber)	Hyperintens (zur Leber)
Niere	Hypointens	Hyperintens
Sehnen/Bänder	Hypointens	Hypointens
Frische Blutung	Isointens	Hyperintens
Ödem	Hypointens	Hyperintens
Kontrastmittel	Hyperintens	–

▶ Tabelle 5.1 fasst die Signalintensitäten weiterer Strukturen zusammen.

Kontrastmittel in der MRT

Zur Verbesserung der Diagnostik wird in der MRT **Gadolinium (Gd)** als Kontrastmittel eingesetzt. Dabei handelt es sich um eine paramagnetische Substanz, welche die T_1-Zeit der umliegenden Protonen konzentrationsabhängig verkürzt. Damit erscheinen Gadolinium-kontrastierte Regionen in der T_1-gewichteten Aufnahme signalreich. Da Gadolinium als Ion toxisch ist, wird es an ein Chelatmolekül gebunden appliziert. So führt es nur selten zu signifikanten Nebenwirkungen (v. a. allergischen Reaktionen) und wird renal ausgeschieden.

Die **Gadolinium-induzierte nephrogene systemische Fibrose (NSF)** ist eine seltene, aber schwerwiegende Komplikation der MRT-Kontrastmittel mit hoher Mortalität (10–20 %). Wird bei Niereninsuffizienz Gd verzögert ausgeschieden, kann es zu einer systemischen Fibrose sowohl der Haut als auch der inneren Organe führen. Daher sind die Gd-haltigen Kontrastmittel bei höhergradiger Niereninsuffizienz nicht mehr zugelassen.

Spezielle Sequenzen ermöglichen es, zusätzlich zur Anatomie auch Informationen über Flussverhalten oder Funktion zu gewinnen. So können mittels MR-Angiografie Gefäße auch ohne den Einsatz von Kontrastmittel (▶ Abb. 5.4) dargestellt werden.

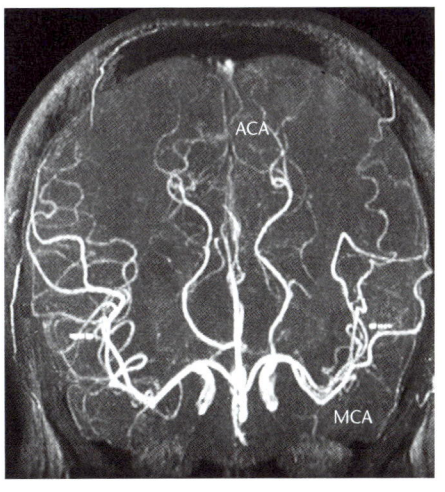

Abb. 5.4: MR-Angiografie. Dieser koronare Schnitt zeigt die Hirngefäße in einer speziellen Flusssequenz (ACA = A. cerebri anterior, MCA = A. cerebri media). In der Routine werden Hirngefäße meist ohne KM dargestellt. [E283]

Schwierigkeiten und Kontraindikationen

Nachteil der MRT ist die im Vergleich zur CT **lange Aufnahmezeit**. So dauert eine zerebrale MRT je nach gewünschter Auflösung zwischen 10 und 15 min. Dabei kann es leicht zum Auftreten von Bewegungsartefakten kommen – bei der Darstellung von Abdomen und Thorax (Atembewegung, Gefäßpulsation) ist dies mitunter problematisch. Außerdem ist für manche Patienten die enge Röhre der MR-Geräte und das laute Betriebsgeräusch nur schwer oder gar nicht erträglich.

Während eine schädigende Nebenwirkung durch die Hochfrequenz- und Magnetfelder derzeit nicht bekannt ist, geht eine **Verletzungsgefahr** von magnetisierbaren Gegenständen im Untersuchungsraum aus. Durch das statische Magnetfeld können sie mobilisiert oder erhitzt werden und damit den Patienten gefährden. Gleiches gilt für magnetisierbare Objekte im Patienten: dislozierbare Metallteile (Innenohrimplantate, ältere Herzklappenprothesen, Granatsplitter etc.) gelten als Kontraindikation für die MRT. Bei Herzschrittmachern besteht die zusätzliche Gefahr einer potenziell lebensgefährdenden Fehlfunktion durch das Magnetfeld.

(handschriftliche Notizen:)

T_1 = Flüssigkeit schwarz

T_2 = Flüssigkeit hell, Fett hell

T_2 flair = Flüssigkeit schwarz

• Schrittmacher (Cochlea, Herz) → KI für MRT

• Prothesen (Ortho, Stents) → keine KI für MRT

KI für iodhaltiges KM

• Nierenerkrankung
• multiples Myelom
• Hyperthyreose
• Kontrastmittelallergie
• Metformin-Einnahme

• Knochen ist im MRT schwarz

▶ Die Magnetresonanztomografie als Schnittbildverfahren beruht auf der Darstellung von Wasserstoffmolekülen: In einem starken Magnetfeld werden induzierte Signale erfasst und entsprechend ihrer Lokalisation zu zweidimensionalen Bildern rekonstruiert.

▶ Die MRT eignet sich wegen ihres hohen Weichteilkontrasts besonders zur Darstellung von Weichgewebe.

▶ Vorteile der MRT gegenüber der CT sind der Verzicht auf ionisierende Strahlung und eine bei bestimmten Fragestellungen bessere Aussagekraft. Die MRT ist aber nicht grundsätzlich der CT überlegen, es kommt auf die zu untersuchende Körperregion und Fragestellung an.

▶ Absolute Kontraindikationen sind Herzschrittmacher und Cochleaimplantate.

ZUSAMMENFASSUNG

▶ 6 SONOGRAFIE

Die Ultraschalldiagnostik dient als Schnittbildverfahren der Darstellung von Größe, Form, Lage und Struktur von Körperorganen. Das kostengünstige und weitverbreitete Verfahren wird zur Diagnostik und Verlaufskontrolle verschiedenster Erkrankungen v. a. der Schilddrüse, des Abdomens und des Retroperitonealraums sowie in der Schwangerschaft eingesetzt.

Prinzip der Sonografie

Die Sonografie beruht auf der Aussendung von Ultraschallwellen in ein Gewebe und der Bestimmung von Stärke und Rückkehrzeit des Echos. Ultraschall sind hochfrequente Schallwellen oberhalb der menschlichen Wahrnehmungsgrenze (> 20 kHz), in der medizinischen Diagnostik wird ein Frequenzspektrum zwischen 1 und 15 MHz verwendet.

Die Schallwellen werden bei der Ausbreitung im Gewebe durch verschiedene physikalische Phänomene moduliert. Wesentlich für die Entstehung des Bildes im Ultraschall sind:

▶ **Reflexion und Brechung:** Fällt die Schallwelle auf eine Grenzfläche zweier Materialien mit unterschiedlichen schallleitenden Eigenschaften, wird sie teilweise reflektiert und als Echo zurückgeworfen (Reflexion) und/oder ändert ihre Ausbreitungsrichtung (Brechung). Das Ausmaß von Reflexion und Brechung ist vom Sprung der Schallleitungsfähigkeit **(Impedanzsprung)** zwischen den Geweben abhängig. Je höher der Impedanzsprung, desto mehr wird reflektiert, desto größer das Echo. Wird der Schall an einer Grenzfläche vollständig reflektiert, resultiert eine dorsale Schallauslöschung. Besonders große Impedanzunterschiede finden sich zwischen Luft bzw. Knochen und den meisten anderen Geweben. Daher ist eine Untersuchung von Abdomenanteilen, die hinter luftgefüllten Darmabschnitten liegen, praktisch unmöglich.

▶ **Absorption:** Schallwellen werden im Gewebe absorbiert. Dabei hängt das Ausmaß der Dämpfung von der Frequenz der Schallwelle sowie der Beschaffenheit des Materials ab. Die Absorption ist im Wasser geringer als im Weichteilgewebe, im Knochen am höchsten. Hohe Schallfrequenzen werden stärker gedämpft als niedrigere und haben deshalb eine geringere Eindringtiefe.

Bilderzeugung

Zentrale Einheit des Ultraschallgeräts ist der Schallkopf (▶ Abb 6.1). Er enthält **Piezokristalle,** die sich in einem Wechselspannungsfeld periodisch verformen und Schallwellen in das Gewebe aussenden, die sich dort ausbreiten. Die vom Gewebe reflektierten Schallwellen wiederum können den Kristall verformen, dies ist in Spannungsänderung messbar. So dient der Piezokristall in einer zeitlichen Rhythmik zunächst als Sender von mechanischen Schwingungen, anschließend als Empfänger des reflektierten Echos

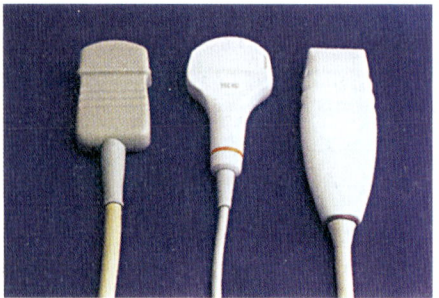

Abb. 6.1: Schallköpfe. Je nach Ausbreitungsrichtung der Schallwellen werden Konvexscanner mit einem gefächerten Abtastungsradius (links und Mitte) von Linearscannern (rechts) unterschieden. Letztere erzeugen ein rechteckiges Schallfeld und eignen sich besonders für oberflächennahe Strukturen. [E531]

(Puls-Echo-Methode). Die schallkopfregistrierten Echos werden elektronisch verarbeitet als Bild auf einem Monitor dargestellt.

Bildverarbeitung

Die Verarbeitung der Signale ist auf verschiedene Weise möglich:

▶ **A-Mode** (A = Amplitude): Eindimensionale Darstellung des Echos als Amplitude auf einer Zeitachse. Die Amplitudenhöhe entspricht der Echointensität, die Breite der Kurve der Tiefe des Entstehungsorts. Das Verfahren wird nur noch selten zur Echoenzephalografie und in der Sinusitisdiagnostik angewandt.

▶ **B-Mode** (B = Brightness): Hier wird das reflektierte Echo je nach Intensität als Punkt auf einer Graustufenskala zwischen weiß (hohes Echo) und schwarz (kein Echo) abgebildet. Auf dem Bildschirm ergeben die entsprechend ihrer Laufzeit im Gewebe verteilten Punkte ein zweidimensionales Bild, das in einer Frequenz von 25–30/s wie ein Film wiedergegeben wird. So kann ein bewegtes Bild entstehen (Real-Time-Sonografie). B-Mode-Bilder sind heute das Standardverfahren.

▶ **M-Mode** (M = Motion): Das Echo einer einzelnen Bildzeile des B-Modes (konstanter Ort) wird auf einer Zeitachse aufgetragen. So lassen sich dynamische Prozesse wie Herzklappenbewegungen darstellen.

▶ **Doppler-Sonografie:** Bei diesem speziellen Verfahren werden Frequenzverschiebungen an bewegten Reflektoren (z. B. Erythrozyten) registriert. So können farblich kodiert Strömungsgeschwindigkeiten und -richtungen wie der Blutfluss in einem Gefäß dargestellt werden. Die **farbkodierte Duplexsonografie (FKDS)** ist ein kombiniertes Verfahren von bewegtem B-Bild und Doppler-Sonografie (▶ Abb. 6.2).

Untersuchung und Befund

Bei der Wahl der Frequenz muss der Untersucher einen Kompromiss zwischen erforderlicher Eindringtiefe und ausreichender Ortsauflösung finden.

> ▶ Je niedriger die Frequenz, desto größer die Eindringtiefe. Je höher die Frequenz, desto höher die Auflösung.

Ein typischer Schallkopf für die Abdomensonografie zur Beurteilung der tief liegenden Organe hat eine Frequenz von 3,5 MHz. Dagegen wird zur Bildgebung von oberflächlichen Strukturen wie der Schilddrüse eine höhere Frequenz, meist 7,5 MHz, gewählt.

Die Grenzfläche Haut/Luft entspricht einem hohen Impedanzsprung.

Damit es nicht schon an dieser Grenzfläche zu einer vollständigen Reflexion kommt, ist ein Ultraschallkontaktgel notwendig. Die zu untersuchende Struktur kann dann in verschiedenen Ebenen, also transversal, sagittal oder schräg, durchmustert werden.

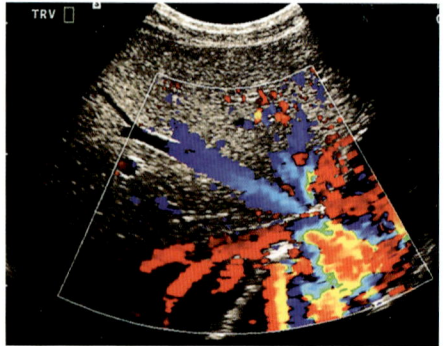

Abb. 6.2: Duplexsonografische Darstellung der Lebervenen. Die rechten Lebervenen mit einer Blutflussrichtung zum Schallkopf sind rot dargestellt. Die linken und mittleren Lebervenen sind blau kodiert – sie führen Blut mit einer Flussrichtung vom Schallkopf weg. [E531]

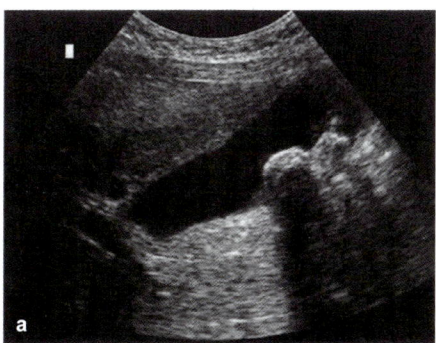

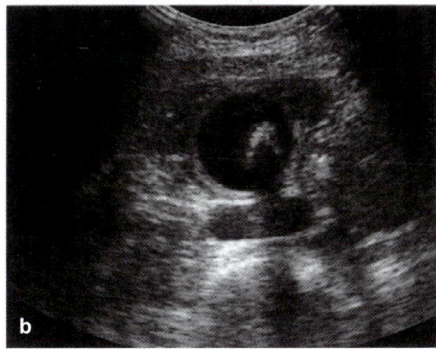

Abb. 6.3: Echoreiches Konkrement in der Gallenblase mit dorsaler *schwarz* Schallauslöschung im longitudinalen (a) und transversalen Schnitt (b). [E531]

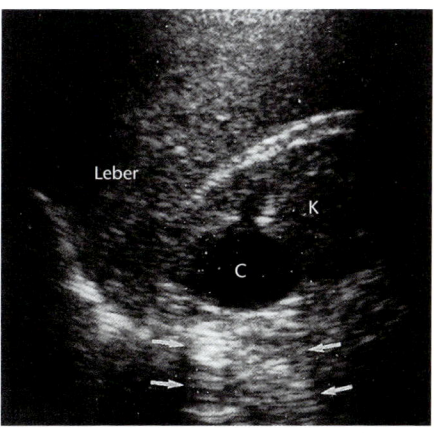

Abb. 6.4: Nierenzyste. Der longitudinale Schnitt durch Leber und Niere (K) zeigt ein normales Parenchym der beiden Organe. Man beachte die dorsal am Nierenoberpol liegende echofreie Zyste mit dorsaler *weiß* Schallverstärkung (→). [E283]

Gewebe mit einer Vielzahl von Grenzflächen in ihrer Struktur erscheinen im Bild echoreich, also hell. Organe mit weniger Impedanzsprüngen erscheinen dagegen echoarm, also dunkler. Man spricht auch von hoher bzw. geringer Echogenität. Beim Fehlen von Grenzflächen wie bei homogenen Flüssigkeiten stellt sich die Struktur in der Sonografie schwarz, also echofrei, dar (▶ Tab. 6.1).

Tab. 6.1: Typische Echomuster in der Sonografie.

Befund	Echomuster
Zyste	Echofreie Struktur mit glatter Kontur, dorsale Schallverstärkung
Konkrement (Galle, Niere)	Echoreich mit dorsalem Schallschatten
Luft	Echoreicher Kuppenreflex mit dorsalem Schallschatten
Aszites	Echofrei
Frischer Abszess	Echofrei
Älterer Abszess	Reflexreiches, inhomogenes Binnenecho
Frisches Blut	Echoreich, inhomogen

Des Weiteren wird zwischen homogener und inhomogener Reflexverteilung (z. B. diffus oder herdförmig) unterschieden. Bei einer nahezu totalen Absorption oder Reflexion der Ultraschallwellen in einer Struktur (z. B. Steine) kommt es „hinter" der Struktur zu einer Schallauslöschung. Man spricht von einem dorsalen **Schallschatten** (▶ Abb. 6.3). Absorbiert eine Struktur weniger Schall als das benachbarte Gewebe (z. B. Flüssigkeit in einer Zyste), resultiert hinter der Struktur eine (relative) dorsale **Schallverstärkung** (▶ Abb. 6.4).

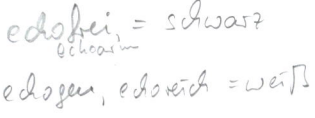

echofrei, = schwarz
echoarm
echogen, echoreich = weiß

• Ultraschallfrequenz ↑ = Ortsauflösung ↑, Eindringtiefe ↓

▶ Sonografische Bilder entstehen durch Ultraschallwellen, die von einem Schallkopf in das Gewebe ausgesandt und dort in einer charakteristischen Weise reflektiert werden.
▶ Häufigstes Verfahren ist der B-Mode, der zweidimensionale, bewegte Bilder liefert. In Kombination mit einer Doppler-Sonografie können zusätzlich Flussrichtungen und -geschwindigkeiten von bewegten Reflektoren wie z. B. Blut bestimmt werden.
▶ Je nach Reflexmuster erscheinen echoreiche Strukturen hell, echoarme Strukturen dunkel und echofreie Strukturen schwarz.

ZUSAMMENFASSUNG ◀

7 NUKLEARMEDIZINISCHE BILDGEBUNG

Die Nuklearmedizin verwendet radioaktive Substanzen und kernphysikalische Verfahren zur Funktions- und Lokalisationsdiagnostik sowie offene Radionuklide in der Therapie.

Grundprinzip

Die nuklearmedizinische Diagnostik bedient sich des **Tracerprinzips**: Werden stabile Atome in organischen Verbindungen durch entsprechende radioaktive Isotope (Radionuklide) ersetzt, bleiben die biochemischen Eigenschaften des Moleküls unverändert. Bei der In-vivo-Diagnostik werden Radionuklide in sehr geringen Mengen (piko- bis mikromolar) in den Körper des Patienten oral oder intravenös eingebracht. Die Verteilung und Teilnahme dieser markierten Moleküle an Stoffwechselprozessen können so außerhalb des Körpers gemessen werden.

> Die bildgebenden Verfahren der Nuklearmedizin bilden nach dem Tracerprinzip in ersten Linie funktionelle Vorgänge eines Organ(-system)s ab und nicht dessen genaue anatomische Morphologie.

Radiopharmazie

Radiopharmaka sind Radionuklide oder Radionuklide in organischen Verbindungen. Ideal eignen sich reine γ-Strahler, die über eine genügende Reichweite verfügen. Die Strahlenbelastung ist so geringer als durch Gemischtstrahler (γ- und β-Emission) oder reine β-Strahler (▶ Tab. 7.1). Das am häufigsten eingesetzte Radionuklid ist ^{99m}Tc. Es emittiert γ-Strahlung einer Energie von 140 keV und hat eine Halbwertszeit von 6 h.

Liegt ein Radiopharmakon als reines Radionuklid vor, kann es wie das ^{123}J trägerfrei eingesetzt werden. Andernfalls muss es – um Stoffwechselvorgänge abbilden zu können – an ein Trägermolekül

Tab. 7.1: Auswahl von in der nuklearmedizinischen Bildgebung genutzten Radioisotopen.

Radionuklid	Strahlung	Physikalische HWZ	Herstellung
^{99m}Technetium (Tc)	γ	6 h	Generator
^{18}Flour (F)	β	109 min	Zyklotron
^{123}Jod (J)	γ	13,3 h	Zyklotron
^{131}Jod	β + γ	8,05 d	Reaktor
^{111}Indium (In)	γ	2,8 d	Zyklotron
^{133}Xenon (Xe)	γ	5,3 d	Reaktor

Tab. 7.2: Auswahl von Radiopharmaka und ihre Anwendung.

Tracer	Applikationsform	Anwendung
^{123}J	i.v.	Schilddrüsenfunktion
^{131}J	i.v./oral	Schilddrüsen-Ca-Diagnostik
^{133}Xe	inhalativ	Lungenventilation
^{99m}Tc-Albumin (MAA)	i.v.	Lungenperfusion
^{99m}Tc-MIBI	i.v.	Myokardperfusion
^{99m}Tc-DTPA	i.v.	Nierenfunktion
^{99m}Tc-Pertechnetat	i.v.	Schilddrüsenfunktion
^{111}In-markierte Leukozyten (autolog)	i.v.	Entzündungslokalisation
^{57}Co-Cobalamine	oral	Vitamin-B$_{12}$-Resorptionstest
^{18}F-Fluro-Deoxy-Glukose (FDG)	i.v.	Glukosemetabolismus in Onkologie, Neurologie, Kardiologie

gekoppelt werden. Will man beispielsweise die intestinale Aufnahme von Vitamin B$_{12}$ messen, wird das Radionuklid ^{57}Co an Vitamin B$_{12}$ gekoppelt (▶ Tab. 7.2).

Herstellung von Radionukliden

▶ **Kernreaktor:** Durch Beschuss stabiler Kerne mit Neutronen werden diese in radioaktive Nuklide umgewandelt.
▶ **Nuklidgenerator:** Das Funktionsprinzip eines Nuklidgenerators ist die Trennung metastabiler Tochternuklide von stabilen Mutternukliden durch Elution. Dabei entstehen kurzlebige γ-Strahler. Im **Molybdän-Technetium-Generator** geht das aus einem Kernreaktor gewonnene Mutternuklid ^{99}Mo durch β-Zerfall in das metastabile ^{99m}Tc über, das mithilfe eines Ionenaustauschers ausgewaschen werden kann.
▶ **Zyklotron:** In dem Teilchenbeschleuniger werden durch den Beschuss von stabilen Kernen mit Korpuskeln (α-Teilchen, Protonen) v. a. β-Strahler erzeugt.

Sicherheit

Da die eingesetzten Trägerkonzentrationen gering sind, haben Radiopharmaka in der Regel keine pharmakologischen Effekte. Die **effektive Halbwertszeit** (HWZ) ergibt sich aus der biologischen Eliminationszeit aus dem Organismus und der physikalischen HWZ. Diese definiert zusammen mit Art und Energie der emittierten Strahlung das Maß der Radiotoxizität, also der Strahlenbelastung für den Organismus (ca. 1 mSv bei der ^{99m}Tc-Schilddrüsen- und 4,5 mSv bei der Skelettszintigrafie, 7 mSv bei der PET). In der Bildgebung werden Radionuklide weit unter der toxischen Grenzdosis verabreicht. Dennoch können in sehr seltenen Fällen pharmakologische oder Strahleneffekte und Allergien auftreten.

Geräte- und Messtechnik

Gammakamera

Ein Szintillationskristall misst die aus dem Körper austretende γ-Strahlung, die mittels Photomultiplier verstärkt wird. Das so generierte elektrische Signal kann in hoher zeitlicher Auflösung aufgezeichnet werden. Dies ermöglicht eine dynamische Untersuchung (**Sequenzszintigrafie**). Bei Anwendung von Kollimatoren, die nach dem Prinzip eines Streustrahlenrasters wirken (▶ Kap. 3), kann zusätzlich die räumliche Aktivitätsverteilung dargestellt werden.

> Die statische Szintigrafie erlaubt die Unterscheidung von funktionell aktivem und inaktivem Gewebe (▶ Abb. 7.1).

SPECT

Bei der **Single Photon Emission Computed Tomography** (SPECT) rotieren eine oder mehrere Gammakameras um den Patienten. Die γ-Strahlung wird in unterschiedlichen Projektionen gemessen, aus den Daten werden Schnittbilder in drei Ebenen rekonstruiert (▶ Abb. 9.4).

PET und PET/CT

Die **Positronenemissionstomografie** (PET) nutzt die beim β$^+$-Zerfall entstehende **Vernichtungsstrahlung**. Dies sind zwei Photonen mit der Energie von 0,511 MeV, die sich in Lichtgeschwindigkeit in diametral entgegengesetzter Richtung bewegen. Registriert ein Detektorring annähernd zeitgleich (innerhalb 10 ns) das Auftreffen von zwei Photonen auf einer 180°-Ebene, lässt dies auf den Entste-

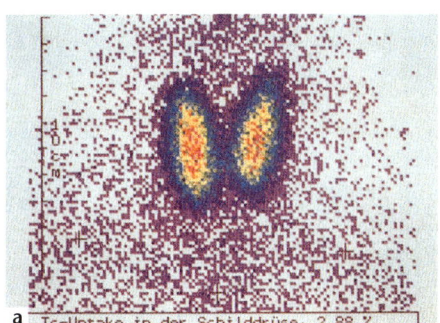
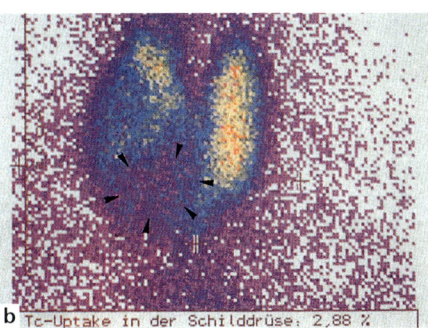

a Tc-Uptake in der Schilddrüse: 2,88 %
b Tc-Uptake in der Schilddrüse: 2,88 %

Abb. 7.1: ^{99m}Tc-Szintigrafie der Schilddrüse. [M511]
a) Mit Normalbefund: homogene, seitengleiche Aufnahme. Die Areale mit der höchsten Tc-Aufnahme (hier bedingt durch die maximale Organdicke) sind rot, Areale mit geringer Aufnahme sind blau gekennzeichnet.
b) „Kalter Knoten" im rechten kaudalen Lappen mit fehlender Aktivität aufgrund einer Zyste. „Heiße Knoten" sind Zonen vermehrter Aktivität (z. B. infolge von Entzündung, Adenomen).

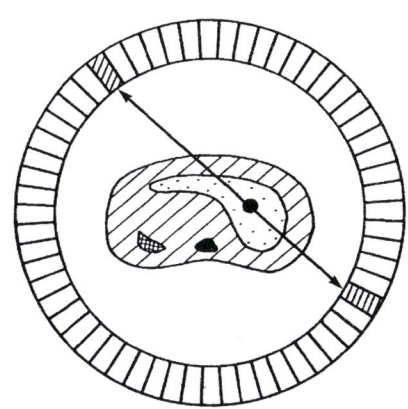

Abb. 7.2: Schematischer Aufbau des Detektorrings eines PET-Scanners. [E393]

hungsort der Vernichtungsstrahlung schließen (▶ Abb. 7.2). So kann das Aktivitätsmuster in drei Dimensionen rekonstruiert werden. Die Auflösungskapazität liegt deutlich über dem des SPECT. Häufig eingesetzter β-Strahler ist ^{18}F in Form von Fluordesoxyglukose (FDG).

In der **PET/CT** werden die Einzelverfahren PET und CT gemeinsam angewandt. Dabei werden die Stoffwechselinformationen der PET mit der hohen anatomischen Ortsauflösung der CT kombiniert (▶ Abb. 7.3). PET/CT-Geräte verdrängen zunehmend reine PET-Scanner in der klinischen Anwendung. Hybridgeräte aus MRT und PET sind in klinischer Erprobung.

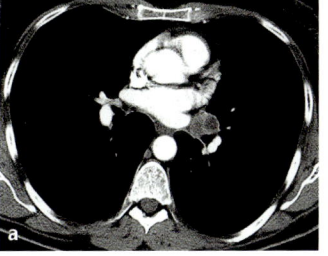
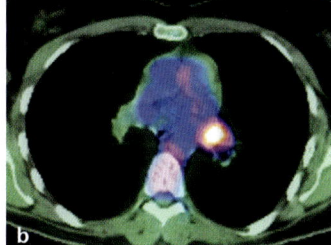

Abb. 7.3: a) In der CT zeigt sich bei einem Patienten mit Lungenkarzinom im Weichteilfenster linkshilär ein vergrößerter Lymphknoten. b) Im Fusionsbild von PET und CT lässt sich ein pathologisch erhöhter FDG-Uptake für den betroffenen Lymphknoten nachweisen. Dies spricht für eine lymphogene Metastasierung des Primärtumors. [E393]

Handschriftliche Notizen:

→ Zyklotron benötigt   → immer ID
→ bessere räumliche Auflösung   → Stoffwechsel von Tumoren mittels FDG
→ Goldstandard   physiolog. ausgeschieden in Niere, Blase, Gehirn, Herz!
→ für Demenzdiagnostik

Diomarker: FDG
→ radioaktive Zucker
→ bei Alzheimer Hypometabolismus

Amyloid-Trace
→ bindet nur an Amyloid
→ bei Alzheimer
→ Amyloid neg. = für längere Zeit Entwarnung

Parkinson
– Dopamin-Mangel, Untergang der Substantia nigra
– FP-CIT-Trace (Kokain-Analogon)
  → vermindertes Signal in Basalganglien

α } β⁻ } Therapie   β⁺ } γ } Diagnostik

PSMA-PET
→ bei Prostata-Ca
→ Prostata-Ca hat PSMA auf Oberfläche
→ physiologisch ausgeschieden in Niere, Blase, Milz, Leber, Dünndarm

Aminosäure-PET bei Hirntumor
→ FET-PET

ZUSAMMENFASSUNG

▶ Die Nuklearmedizin verwendet radioaktive Substanzen zur Bildgebung. Dabei dient sie in erster Linie der Funktionsdiagnostik und der Suche nach Metastasen.
▶ Als Radiopharmaka werden vorwiegend γ- und β-Strahler verwendet, die z. T. an Trägermoleküle gebunden sind.
▶ Die PET/CT verbindet die Detektion von pathologischen Stoffwechselvorgängen der PET mit der hohen morphologischen Auflösung der CT für eine exakte anatomische Zuordnung.

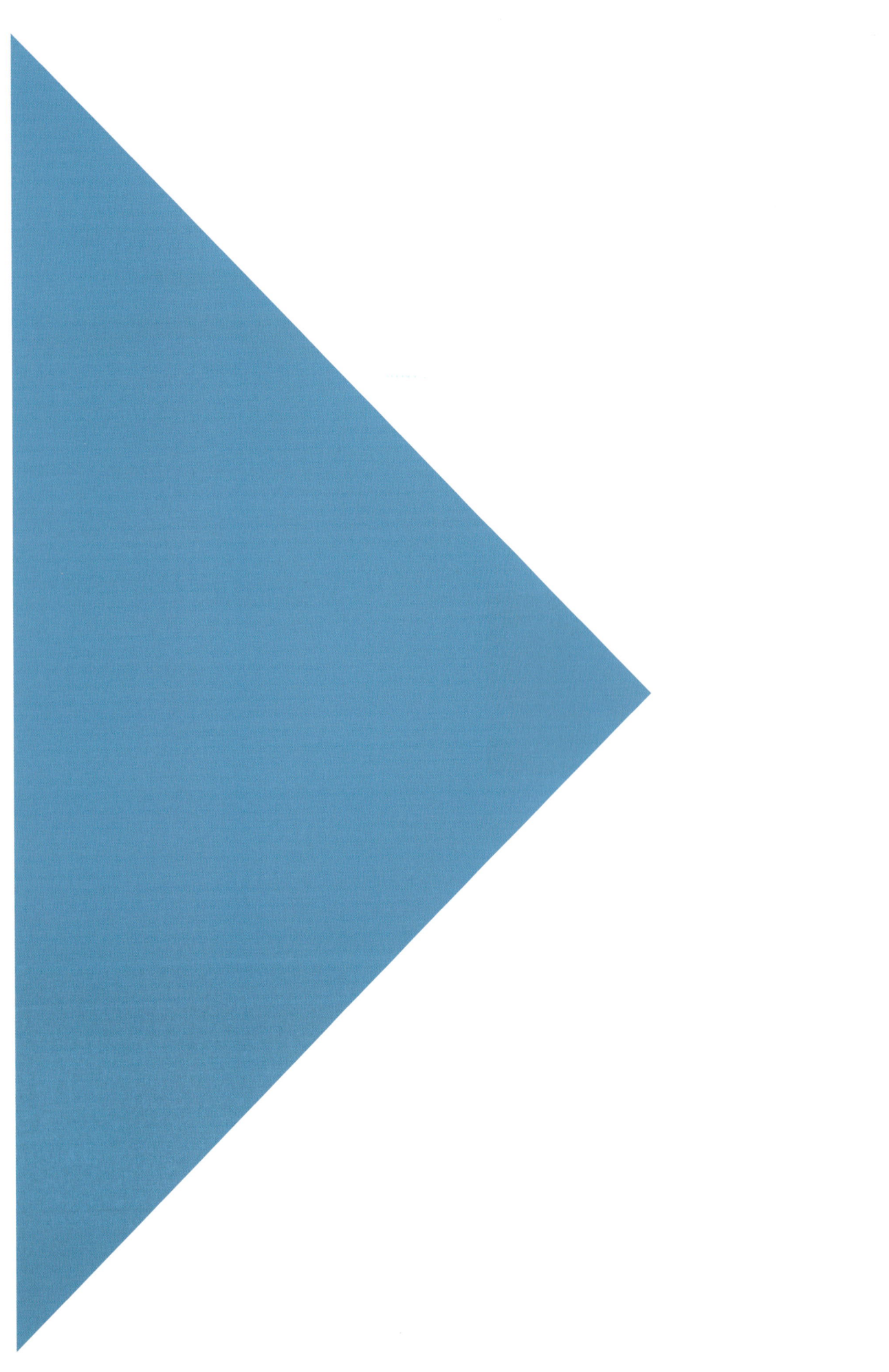

Spezieller Teil

Die konventionelle Röntgenaufnahme des Thorax ist die Basisuntersuchung bei Herz- und Lungenerkrankungen. Sie ist mit Abstand die häufigste Röntgenuntersuchung. Klassische Indikationen für eine Thoraxaufnahme sind

▶ alle symptomatischen Herz- und Lungenerkrankungen (Erstdiagnose und Verlaufskontrolle) sowie Ausschluss bzw. Nachweis einer Lungenbeteiligung anderer Erkrankungen (z. B. Lungenmetastasen),
▶ präoperative Statuserhebung, postoperative Kontrollen vor allem nach Herz- oder Lungenoperationen sowie
▶ Lagekontrolle von Drainagen, Kathetern, Herzschrittmachern etc.

Methodik
Für die Übersichtsaufnahme wird Hartstrahltechnik (120–150 kV) angewandt, der Film-Fokus-Abstand sollte 2 m betragen. Die Hartstrahltechnik begünstigt bewusst die Darstellung von Weichteilen und nicht die der knöchernen Strukturen des Thorax.

▌ In der Regel werden Übersichtsaufnahmen in zwei Ebenen vom stehenden Patienten angefertigt (▶ Tab. 8.1).

▶ **Posterior-anteriorer Strahlengang** (p.-a., Sagittalbild): Der Patient steht mit der Brust der Filmkassette zugewandt. Die Arme sind innenrotiert, um die Skapula aus dem Lungenfeld herauszudrehen (sog. Schürzengriff).
▶ **Seitlicher Strahlengang** (R-L, Seitbild): Die Aufnahme wird links-seitlich angefertigt, d. h., die linke Thoraxwand liegt filmnah, die Arme sind über den Kopf angehoben (▶ Abb. 8.1).

Der p.-a.-Strahlengang bzw. die links-anliegende Aufnahme (und nicht a.-p. bzw. rechtsanliegend) wird bevorzugt, um eine

maßstabsgerechte Abbildung des im Thoraxraum links ventral liegenden Herzens zu ermöglichen (▶ Abb. 8.2): Durch die Divergenz des Strahlenbündels werden filmnahe Anteile in nahezu realer Größe, filmferne aber vergrößert dargestellt. Die Aufnahmen werden in Atemstillstand bei maximaler Inspiration durchgeführt.

▌ Die Aufnahmen erfolgen bei Atemstillstand und maximaler Inspiration. Ausnahmen sind v. a. Pneumothorax oder Ventilstenosen im Bronchialsystem. Hierbei wird die Aufnahme in Exspiration (Exspirationsaufnahme) angefertigt.

Zusatzaufnahmen zur konventionellen Thoraxaufnahme
A.-p.-Aufnahmen
Sog. Bettlungen werden am liegenden Patienten durchgeführt. Die Röntgenröhre wird über dem Bett platziert, die Filmkassette unter den Patienten geschoben. Durch den geringeren Film-Fokus-Abstand (ca. 1 m) und die Lagerung des Patienten im a.-p.-Strahlengang sind Bettlungen nur eingeschränkt beurteilbar. Projektionsbedingt kommt es zu einer scheinbaren Vergrößerung des Herz- und Mediastinalschattens. Ferner stehen die Zwerchfellkuppen im Liegen höher, es kommt durch die veränderten hydrostatischen Verhältnisse zu verstärkter apikaler Lungengefäßzeichnung (▶ Abb. 8.3).

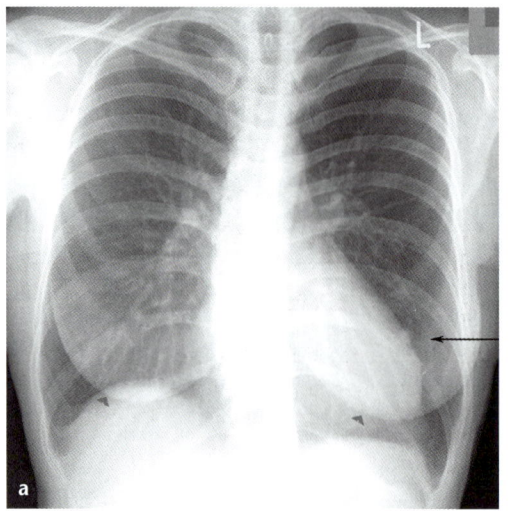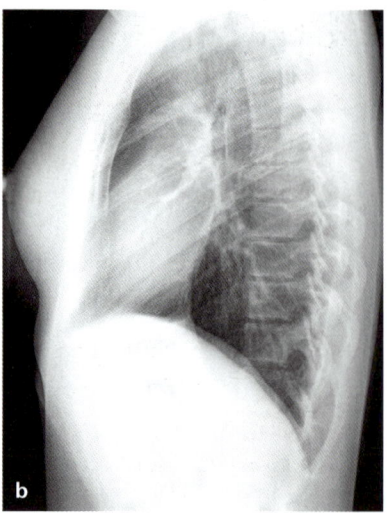

Abb. 8.1: Thoraxaufnahme p.-a. (a) und seitlich (b), Normalbefund. Man beachte die symmetrischen Weichteilschatten der Mamma, die sich auf die Unterlappen projizieren (Pfeilspitzen). Der Pfeil markiert die orthograd getroffene Mamille. [M500]

Tab. 8.1: Randbildende Strukturen des Herzschattens.

P.-a.-Aufnahme	
Rechts	**Links**
V. cava superior, Aorta A. ascendens, rechter Vorhof, V. cava inferior	Aortenbogen und Aorta A. descendens, A. pulmonalis, linker Vorhof, linker Ventrikel
Seitaufnahme	
Ventral	**Dorsal**
Aorta A. ascendens, Truncus pulmonalis, rechter Ventrikel	A. pulmonales, Aorta A. descendens, linker Vorhof, linker Ventrikel, V. cava inferior

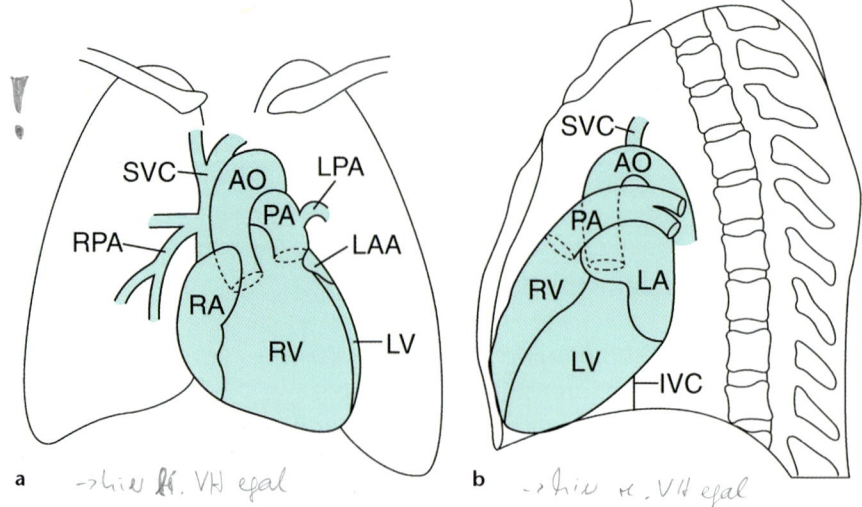

Abb. 8.2: Herzkontur in der Thoraxübersichtsaufnahme; p.-a.-Aufnahme (a) und Seitbild (b). AO = Aorta, SVC = V. cava superior, LA = linker Vorhof, LAA = linkes Herzohr, LPA = linke Pulmonalarterie, LV = linker Ventrikel, PA = Pulmonalarterie, RA = rechter Vorhof, RPA = rechte Pulmonalarterie, RV = rechter Ventrikel, IVC = V. cava inferior. [E635]

Befundung: 1) Zwerchfell + Pleura
2) Lunge
3) Herz
4) Skelett
5) veichteile

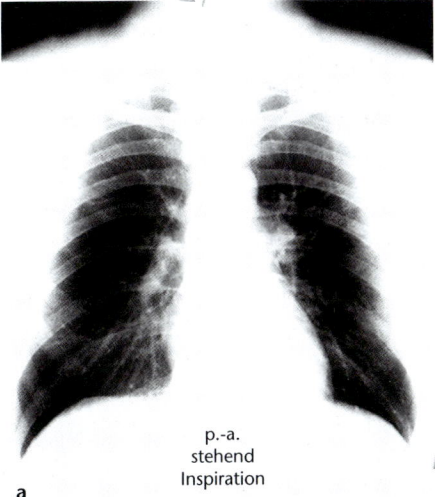

p.-a.
stehend
Inspiration

a

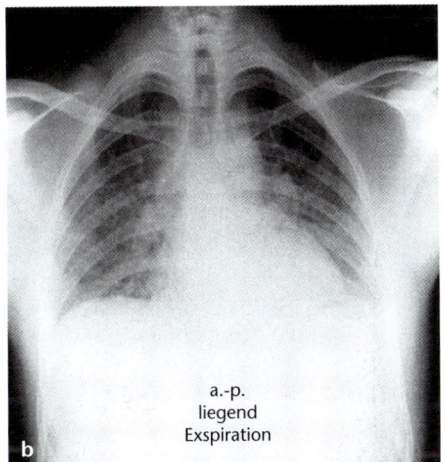

a.-p.
liegend
Exspiration

b

Abb. 8.3: Verschiedene Techniken der Thoraxaufnahme im Vergleich. [E283]
a) Normalbefund einer p.-a.-Aufnahme im Stehen.
b) Zweite Aufnahme desselben Patienten im Liegen (a.-p.) und in Exspiration: Durch Summationseffekte von Lagerung, Projektion und Atmung ist der Herzschatten nun verbreitert und es zeigt sich eine starke Lungengefäßzeichnung. Dies könnte als Zeichen einer Herzinsuffizienz fehlgedeutet werden.

Schrägaufnahmen

Schrägaufnahmen werden heutzutage in der klassischen Röntgendiagnostik nur wenig verwendet, kommen jedoch z. B. bei der Durchleuchtung im Herzkatheterlabor zum Einsatz.

Bei der **RAO** (right anterior oblique, Fechterstellung) steht der Patient um 60° zur Filmebene gedreht mit der rechten Schulter zum Film. Dies erlaubt eine gute Beurteilung des linken Vorhofs.

Bei der **LAO** (left anterior oblique, Boxerstellung) ist der Patient ebenfalls um 60° gedreht, diesmal ist die linke Schulter dem Film zugewandt. In dieser Position kann der linke Ventrikel gut beurteilt werden.

Beurteilung der Thoraxübersichtsaufnahme

Um keine auffälligen Befunde zu übersehen, muss jeder Abschnitt des Röntgenbildes sorgfältig gemustert werden. Dabei sollte man sich eine Grundsystematik angewöhnen, z. B. von außen nach innen. Folgende Kriterien sind zu beachten:

► **Position des Patienten:** Die korrekte Position ist am beidseitig gleichen Abstand der Sternoklavikulargelenke zu den Dornfortsätzen der Wirbelsäule erkennbar.

► **Belichtung:** Die Wirbelsäule sollte gerade noch vom Herzschatten abgrenzbar sein. Eine Unterbelichtung („weißes Bild") betont die Lungengefäße. Es kann aber nicht mehr „hinter" Herz und Zwerchfell gesehen werden. Eine Überbelichtung („schwarzes Bild") führt zu einer vorgetäuschten Transparenzerhöhung der Lunge.

► **Inspirationstiefe:** Die Zwerchfellkuppe sollte auf Höhe des dorsalen Anteils der

zehnten Rippe stehen. Bei ungenügender Inspiration erscheint das gestauchte Herz vergrößert, die basalen Lungenabschnitte sind nicht einsehbar.

► **Periphere Weichteile:** Abdomen, Hals und Weichteilmantel des Thorax. Man beachte, dass der Mammaschatten als Lungenverschattung fehlgedeutet werden kann und Mamillen einen Rundherd vortäuschen können.

► **Skelett:** In Hartstrahltechnik stellen sich knöcherne Strukturen, besonders die Rippen, nur kontrastarm dar. Dennoch muss auf Veränderungen der Wirbelsäule (soweit abgebildet), Rippen (dorsaler Anteil verläuft horizontal, ventraler Anteil verläuft nach medial unten), Klavikula und Skapula geachtet werden. Für besondere Fragestellungen des knöchernen Thorax wie der Suche nach Rippenfrakturen werden spezielle Aufnahmen in Weichstrahltechnik angefertigt.

► **Zwerchfell:** Nach kranial abgrenzbar? Zwerchfellstand? Seitendifferenzen? Freie Luft im Abdomen (subphrenische Sichel)?

► **Pleura:** Normalerweise nicht erkennbar. Allseitig anliegend? Verdickungen? Läuft der Sinus phrenicocostalis nach kaudal spitzwinklig aus?

► **Lunge:** Seitengleich strahlentransparent? Verschattungen oder Rundherde? Kaliber der Lungengefäße?

► **Hili:** Form? Größe? Stand?

► **Mediastinum:** Breite? Kontur? Trachea verlagert oder eingeengt, z. B. durch Schilddrüsenknoten?

► **Herz und große Gefäße:** Form? Lage? Größe? Verkalkungen?

• strahlentransparent = hell = Verschattung
• strahlendicht = dunkel

• linke A. subclavia ist auf PA-Aufnahme cranial des Aortenbogens durch Impression in der Lunge zu erkennen

► Die Thoraxübersichtsaufnahme in zwei Ebenen ist eine Basisuntersuchung zur Darstellung von Herz, Lunge und mediastinalen Strukturen. Es werden ein posterior-anteriorer und ein seitlicher Strahlengang verwendet.
► Die Röntgenaufnahme erfolgt bei tiefer Inspiration mit einem Film-Fokus-Abstand von 2 m in Hartstrahltechnik (120–150 kV).
► Um nichts zu übersehen, muss das Bild systematisch befundet werden.

ZUSAMMENFASSUNG

Herz und Gefäße im Normalbefund (Rö.-Thorax)

Der Schatten von **Herz** und Gefäßen imponiert im Röntgenbild als homogene Fläche im Mediastinalraum. Lage und randbildende Strukturen fassen ▶ Abbildung 9.2 und ▶ Tabelle 8.1 (▶ Kap. 8) zusammen.

Die p.-a.-Aufnahme ermöglicht eine Bestimmung der Herzgröße anhand des Transversaldurchmessers. Beim stehenden Patienten in tiefer Inspiration sollte die Herzbreite, gemessen an der größten Ausladung des Herzschattens rechts und links von der Mittellinie, höchstens halb so groß wie der maximale Thoraxdurchmesser sein (Herz-Thorax-Quotient, CT-Quotient < 0,5, ▶ Abb. 9.1).

> ◢ Ein CT-Quotient > 0,5 ist ein Zeichen für eine pathologische Herzvergrößerung.

Auf Seitbildern kann der Herztiefendurchmesser bestimmt werden. Zur besseren Differenzierung der dorsalen Herzkontur kann der Ösophagus mittels Barium kontrastiert werden. Den Retrosternalraum begrenzen in der Seitaufnahme vordere Herzwand und Thoraxwand bzw. Sternum. Der Retrokardialraum ist durch die hintere Herzwand und die Wirbelsäule definiert (▶ Abb. 9.2).

> ◢ Eine Verkleinerung des Retrosternalraums weist auf eine Vergrößerung des rechten Ventrikels hin. Eine Verkleinerung des Retrokardialraums wird meist durch eine Vergrößerung des linken Ventrikels oder des linken Vorhofs hervorgerufen.

Das **Perikard** ist normalerweise im Röntgenbild vom übrigen Herzschatten nicht abzugrenzen. Schalige, röntgendichte Verkalkungen des Herzschattens können Hinweise auf verkalkte Perikardschwielen sein, wie sie bei einer Pericarditis constrictiva (Panzerherz) vorkommen.

Die **Aorta** ist bei älteren Patienten häufig dilatiert und elongiert. Der Abstand des Aortenbogens zur linken Klavikula ist dann verringert.

Ist das Gefäßlumen erweitert, spricht man von einer Dilatation, ab einem Durchmesser von 4 cm von einem Aortenaneurysma. Zu beachten ist, dass Aortenaneurysmen im Röntgenbild oft nicht zu vermessen oder gar nicht zu erkennen sind, wenn die Gefäßgrenzen sich nicht klar vom übrigen Mediastinum abheben.

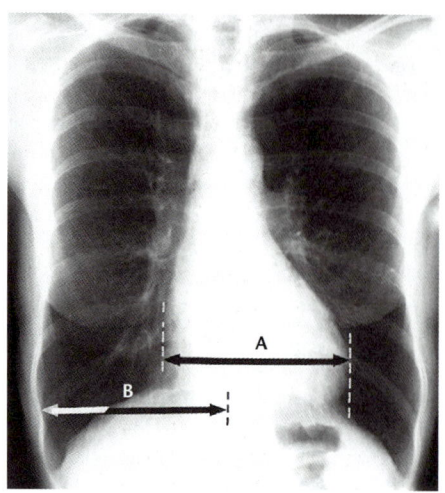

Abb. 9.1: Vermessung der Herzgröße. Der Transversaldurchmesser eines normal großen Herzens (A) sollte die halbe Breite des Thorax (B) nicht überschreiten. [E283]

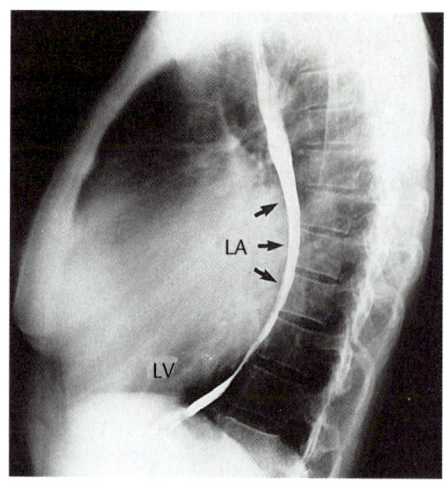

Abb. 9.2: Verkleinerung des Retrokardialraums. In der Seitaufnahme ist ein vergrößerter linker Vorhof (LA) zu erkennen, der die mit Barium kontrastierte Speiseröhre nach dorsal abdrängt. Dies könnte Zeichen einer Mitralstenose sein. [E283]

Weitere bildgebende Verfahren

Echokardiografie und **Herzkatheter mit Koronarangiografie** sind wichtige und etablierte bildgebende Standarduntersuchungsverfahren, die überwiegend von Kardiologen angewandt werden.

CT/MRT

Voraussetzung für eine Herzdiagnostik mittels Schnittbildgebung ist eine EKG-Synchronisation (EKG-Triggerung) der Bildakquisition. Dabei werden nur Aufnahmen aus definierten Phasen des Herzzyklus verwendet, damit das Bild frei von Bewegungsunschärfen durch die Herzaktion ist. Native **CT-Aufnahmen** eignen sich zur Erfassung von Verkalkungen in Peri- und Myokard bzw. der Koronarien. Kontrastmittelverstärkt kann die Morphologie von Herz, Perikard, großen Gefäßen und Koronararterien beurteilt werden. Häufigste Indikation zur computertomografischen Untersuchung des Herzens sind der Ausschluss signifikanter Koronarstenosen

sowie kardiale und perikardiale Tumoren. Die CT-Koronarangiografie hat sich in den letzten Jahren rasch fortentwickelt und löst die Katheterangiografie bei rein diagnostischen Fragestellungen zunehmend ab.

Auch die **MRT** ermöglicht eine Darstellung der Herzmorphologie. Sie eignet sich zur Diagnostik von muralen und intrakardialen Raumforderungen sowie von myo- und perikardialen Erkrankungen. Kongenitale Herzfehler können nachgewiesen und beurteilt werden. Darüber hinaus ist eine Funktions- und Flussdiagnostik zur Beurteilung der Kontraktilität des Herzens (s. u., ▶ Abb. 9.3) möglich. Eine absolute Kontraindikation zur MRT ist ein Herzschrittmacher! Mittels MRT können – nach Kontrastmittelgabe – gut Perfusion und Vitalität des Myokards beurteilt werden.

▶ In der **Vitalitätsdiagnostik** wird nach Kontrastmittelgabe die Anreicherung im Myokard beurteilt, z. B. zur Indikationsstellung einer Stenteinlage bei KHK. Myokard-

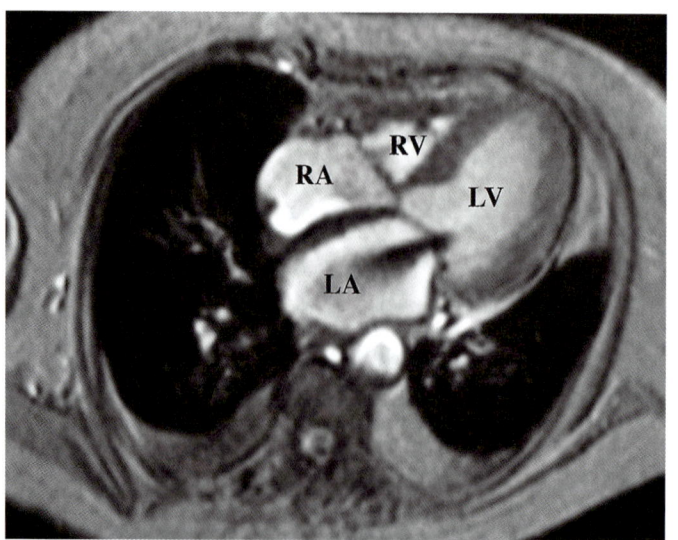

Abb. 9.3: Kardiale MRT (systolisch): Mitralklappen-Regurgitation. Rechter Vorhof (RA), rechte Kammer (RV), linker Vorhof (LA), linke Kammer (LV). Man beachte die Regurgitation, die als dunkler Jet von der LV in den LA verläuft. [E393]

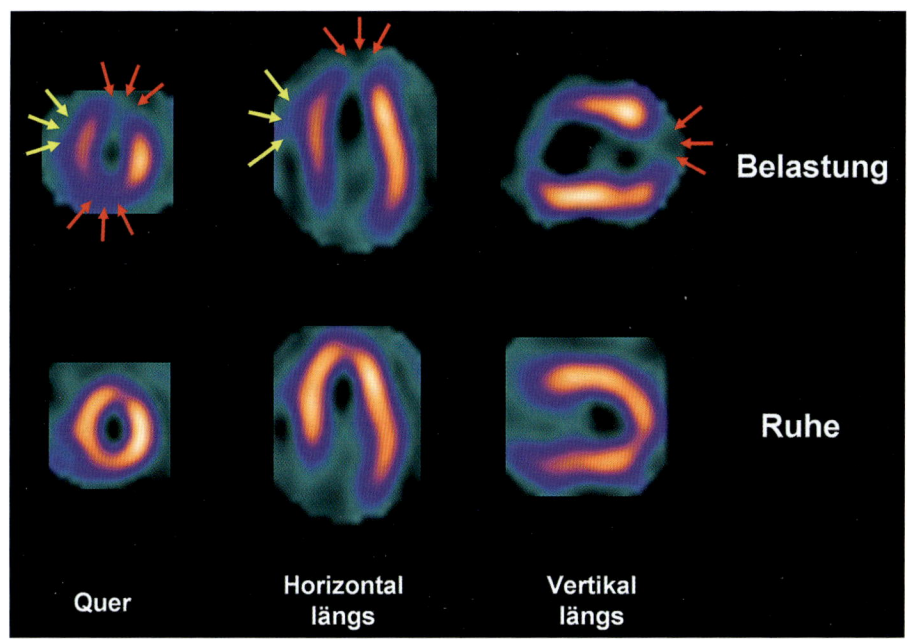

Abb. 9.4: Belastungsinduzierte Perfusionsstörung bei einer Stenose des Ramus interventricularis anterior der linken Herzkranzarterie. Unter Belastung zeigt sich eine ausgeprägte Minderperfusion der Apex (rote →) sowie eine Minderperfusion des Septums (gelbe →). In Ruhe normalisieren sich die Perfusionsdefekte. [M478]

siven Darstellung und Beurteilung von Funktion und Stoffwechsel des Herzens eingesetzt. Dabei wird die Aktivitätsverteilung der Radionuklide in Ruhe bzw. Belastung dokumentiert und schichtweise dargestellt (▸ Abb. 9.4). Dies ermöglicht eine Aussage bezüglich folgender Faktoren:

▸ **Perfusionsverhältnisse:** ^{201}Thallium-Chlorid und ^{99m}Technetium-MIBI reichern sich als Tracer im durchbluteten Myokard an. So kann perfundiertes – also vitales – von minderdurchblutetem oder nekrotisch infarziertem Myokardgewebe differenziert werden. Hauptindikation ist die koronare Herzerkrankung.

▸ **Ventrikelfunktion:** Nach i. v. Applikation von ^{99m}Technetium-markierten Erythrozyten oder Albumin werden die Herzkammern in ihrer Bewegung durch die radioaktiv markierten Herzbinnenräume dargestellt (**Radioventrikulografie**). Dabei können linksventrikuläre Ejektionsfraktion, Klappenfehler und regionale Wandbewegungsstörungen beurteilt werden.

Myokardvitalität: Zur Beurteilung der Vitalität des Myokards wird ^{18}Fluorodesoxyglukose (^{18}FDG) verwendet. Die Anreicherung des Tracers entspricht der Glukosestoffwechselaktivität des Muskelgewebes.

narben stellen sich in späten MRT-Sequenzen signalintens dar („Late Enhancement").

▸ In der **Perfusionsdiagnostik** wird das Myokard in der frühen Phase nach KM-Gabe dargestellt („First Pass"). Minderperfundierte Areale zeigen sich als hypointenser. Die Untersuchung kann in Ruhe und unter körperlicher Belastung des Patienten durchgeführt werden. Oft wird in einer Untersuchung Vitalität, Ruhe- und Belastungsischämie sowie Ventrikelfunktion untersucht, sodass man in einer Sitzung eine umfassende Diagnostik erzielt.

Nuklearmedizinische Verfahren
Die nuklearmedizinische Untersuchung des Herzens mittels **Emissionscomputertomografie** wird, neben der MRT, zur nichtinva-

---

▸ Die p.-a.-Aufnahme ermöglicht eine primäre Beurteilung der Herzgröße. Dabei sollte der CT-Quotient ‹ 0,5 sein. In der Seitaufnahme kann der Tiefendurchmesser des Herzens bestimmt werden.

▸ Die CT eignet sich nativ zur Erfassung von Koronarverkalkungen. Nach i. v. KM-Gabe kann die Morphologie von Herz, Perikard, großen Gefäßen und Koronararterien dargestellt werden.

▸ Die MRT ermöglicht eine morphologische Darstellung des Herzens. Außerdem sind sowohl mittels MRT als auch mittels nuklearmedizinischer Methoden Aussagen bezüglich Perfusion und Vitalität des Myokards sowie der Ventrikelfunktion möglich.

ZUSAMMENFASSUNG ◀

Neben einer globalen Vergrößerung des Herzens können sich auch einzelne Herzhöhlen in typischer Weise entsprechend ihrer räumlichen Anordnung ausdehnen. Eine Volumenbelastung führt zu einer Dilatation einer Herzkammer und damit zu einer im Röntgenbild erfassbaren Form- und Größenänderung. Dagegen verursacht Druckbelastung eine Myokardhypertrophie, die bei isoliertem Auftreten im konventionellen Röntgenbild praktisch nicht erkennbar ist.

> Da Dilatation und Herzhypertrophie meist gepaart auftreten und eine Unterscheidung im Röntgenbild allein nicht möglich ist, spricht man von einer „Vergrößerung" des Herzens (Kardiomegalie) oder einer Herzhöhle.

Differenzialdiagnostische Überlegungen (► Tab. 10.1 und ► Tab. 10.2) sollten sich nicht allein auf die Beurteilung von Form und Größe des Herzens stützen. Gleichzeitige Veränderungen von Aorta und Lungengefäßen sind oft ausschlaggebende Befunde.

Tab. 10.1: Vergrößerung der rechten Herzkavitäten.

Röntgen (► Abb. 10.1)		Vorkommen
Rechter Vorhof		
P.-a.-Bild	► Nach rechts konvexe Verbreiterung der Herzkontur ► Evtl. verbreiterter Schatten der Hohlvenen, tritt nur selten isoliert auf, schwer zu beurteilen	Trikuspidalklappenfehler, ASD mit Links-rechts-Shunt, sekundäre Vergrößerung bei Rechtsherzinsuffizienz oder Pulmonalstenose
Rechter Ventrikel		
P.-a.-Bild	► Rechter Ventrikel wird links randbildend mit Anhebung der Herzspitze	Cor pulmonale, Pulmonalstenose, Fallot-Tetralogie, Herzfehler mit Links-rechts-Shunt
Seitbild	► Einengung des Retrosternalraums	

Vergrößerung der linksseitigen Herzhöhlen

Tab. 10.2: Vergrößerung der linken Herzkavitäten.

Röntgen (► Abb. 10.1)		Vorkommen
Linker Vorhof		
P.-a.-Bild	Vergrößerung nach ► links lateral mit prominentem linkem Herzohr, ► rechts lateral mit Doppelkontur am rechten Herzrand oder ► kranial: Spreizung der Trachealbifurkation › 90°.	Mitralklappenfehler, ASD, VSD, offener Ductus Botalli, Tumoren des linken Vorhofs
Seitbild	► Einengung des Retrokardialraums Dorsalverlagerung des Ösophagus (Bariumbreischluck)	
Linker Ventrikel		
P.-a.-Bild	Aortal konfiguriertes Herz: ► Herzspitze nach links lateral und kaudal ausladend ► Links betonte Zunahme des Transversaldurchmessers ► Vermehrt gerundete linke Herzkontur	Linksherzinsuffizienz, chronische arterielle Hypertonie, Aortenklappenfehler, Mitralklappeninsuffizienz, Kardiomyopathie, Sportlerherz, Aortenisthmusstenose
Seitbild	► Einengung des Retrokardialraums und Verlagerung des Ösophagus nach dorsal	

Globalvergrößerung des Herzens

Bei einer globalen Vergrößerung des Herzens findet sich ein zu allen Seiten vergrößerter Herzschatten. Ein Maß der Vergrößerung ist der Herz-Thorax-Quotient (HTQ oder CTR von „cardio thoracic rate"), der nur bei Stehendaufnahmen aussagkräftig ist und im Normalfall unter 0,5 liegen sollte. Ursächlich können Kardiomyopathien, globale Herzinsuffizienz oder ein Perikarderguss sein.

Vergrößerung der rechtsseitigen Herzhöhlen

Herzinsuffizienz

Der klinische Syndrombegriff „Herzinsuffizienz" beschreibt die Unfähigkeit des Herzens, das vom Organismus benötigte Herzzeitvolumen trotz ausreichenden venösen Blutangebots und ausreichender Füllungsdrücke zu fördern. Wichtigste Ursachen sind KHK, arterielle Hypertonie und Klappenfehler, seltener sind primäre Kardiomyopathien. Es wird zwischen Links- und Rechtsherzinsuffizienz unterschieden. Bei globaler Herzinsuffizienz besteht eine allseitige Vergrößerung des Herzens.

Linksherzinsuffizienz

Radiologische Veränderungen in der **Thoraxübersichtsaufnahme** sind (► Abb. 10.2):
► **Größenzunahme:** Es findet sich ein links verbreitertes Herz mit einem CT-Quotienten über 0,5. Meist fällt in der p.-a.-Aufnahme eine sog. Holzschuhform (oder aortale Konfiguration) auf. Im Seitbild zeigt sich eine Zunahme des Herztiefendurchmessers, der Retrokardialraum ist eingeengt.
► **Pulmonale Stauungszeichen:** Bei Rückwärtsversagen mit Stauung vor dem linken Ventrikel finden sich pulmonale Stauungszeichen. Dazu gehören vergrößerte Hili, unscharfe Gefäßzeichnung, dilatierte Lungenoberlappenvenen, Kerley-A- und -B-Linien (► Abb. 12.3 und ► Abb. 12.4), Bronchial-

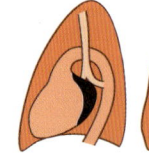
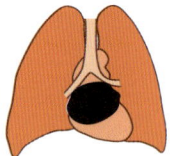

linker Vorhof

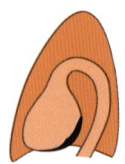
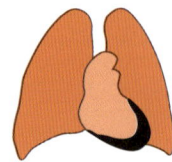

linker Ventrikel

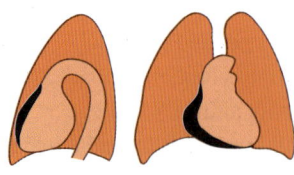
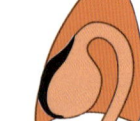

rechter Vorhof

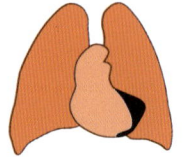

rechter Ventrikel

Abb. 10.1: Vergrößerung einzelner Herzkammern. [L231]

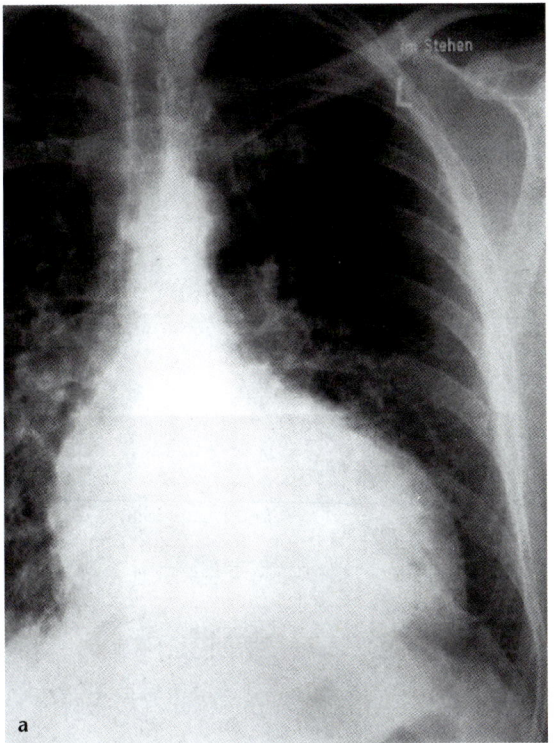

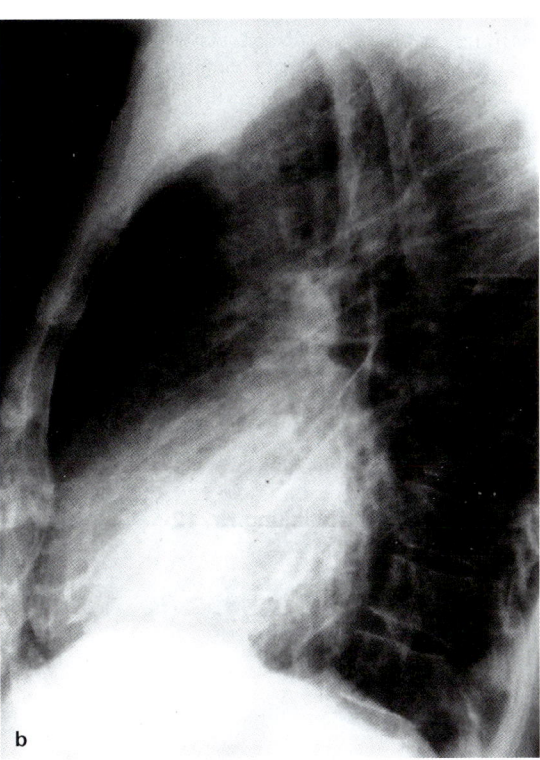

Abb. 10.2: Linksherzinsuffizienz. Man beachte die nach links verbreiterte Herzsilhouette als Ausdruck einer linksventrikulären Dilatation (Holzschuhform, a), in der Seitaufnahme (b) ist der Retrokardialraum verkleinert. Als Zeichen der Lungenstauung finden sich eine unscharfe Gefäßzeichnung der Hili und angedeutete Kerley-B-Linien. [T407]

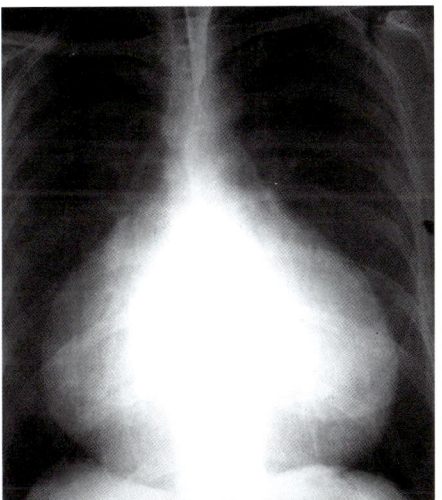

Abb. 10.3: Perikarderguss. In der p.-a.-Aufnahme ist die Herzsilhouette verstrichen und das Herz zu beiden Seiten vergrößert (Bocksbeutelform). [E513]

wandverdickung mit peribronchialer Manschette und evtl. ein meist beidseitiger, oft rechtsbetonter Pleuraerguss.

> Allgemein gilt, dass es keine feste Beziehung zwischen dem Grad der Vergrößerung und der Leistungsfähigkeit des Herzens gibt. Nicht jedes auf dem Röntgenbild vergrößerte Herz ist insuffizient, und auch ein normal großes Herz schließt eine Insuffizienz nicht aus.

Rechtsherzinsuffizienz

Eine Rechtsherzinsuffizienz ist im **Röntgenbild** deutlich schwerer zu beurteilen als die Linksherzinsuffizienz. In der p.-a.-Aufnahme fällt eine rechtsatriale Herzvergrößerung auf. Das mediastinale Gefäßband rechts der Trachea, bestehend aus V. cava superior und V. azygos, ist verbreitert. Es

können sich basale Pleuraergüsse finden, Zeichen einer Lungenstauung fehlen oft.

Perikarderguss

Übersteigt das Volumen der Perikardflüssigkeit die physiologische Mengenmarke von 2–10 ml, spricht man von einem Perikarderguss. Mögliche Ursache ist eine exsudative Perikarditis. In der konventionellen **Röntgenaufnahme** sind erst größere Ergussvolumina von über 200–300 ml fassbar. Dabei bekommt das vergrößerte Herz bei mäßigen Ergüssen eine dreieckige, zeltartige und bei großen Ergüssen eine kugelige bocksbeutelartige Form, die normale Gliederung der Herzsilhouette geht verloren (▶ Abb. 10.3). Die Methode der Wahl zur Diagnostik ist aber die **Echokardiografie,** aber auch in der CT und MRT sind kleinere Ergussmengen (ab 15–50 ml) nachweisbar.

▶ Vergrößerungen des gesamten Herzens oder einzelner Herzkammern sind in der Thoraxübersichtsaufnahme nachzuweisen. Je nach betroffener Herzhöhle kommt es zu charakteristischen Größen- und Formveränderungen.

▶ Charakteristische Zeichen einer linksventrikulären Herzinsuffizienz sind eine aortale Herzkonfiguration (Holzschuhform) und pulmonale Stauungszeichen.

▶ Das konventionelle Röntgenbild kann einen Perikarderguss bei Volumina › 200–300 ml nachweisen. Das Herz bekommt eine zelt- oder bocksbeutelartige Form. Die Echokardiografie ist beim Nachweis eines Perikardergusses dem Röntgenbild deutlich überlegen.

ZUSAMMENFASSUNG

Häufige Ursachen für erworbene Herzklappenfehler sind rheumatisches Fieber und bakterielle Endokarditiden.

> Sind mehrere Klappen gleichzeitig geschädigt, spricht man von „multivalvulären Vitien". Typische Kombinationen sind Trikuspidal- und Mitralklappenfehler (mit oder ohne Aortenbeteiligung) bzw. Mitral- und Aortenfehler.

Das **Röntgenthoraxbild** ermöglicht eine Einschätzung der Beteiligung von Herzhöhlen und Aorta sowie einer möglichen Belastung des Lungenkreislaufs (▶ Abb. 11.1). Treten Stenose und Insuffizienz einer Klappe zusammen auf, finden sich Mischbilder der Röntgenbefunde. Man spricht dann von einem **kombinierten Klappenvitium.** Der direkte bildgebende Nachweis der Vitien dagegen ist eine Domäne von **Echokardiografie, Herzkatheter und zunehmend auch der MRT.**

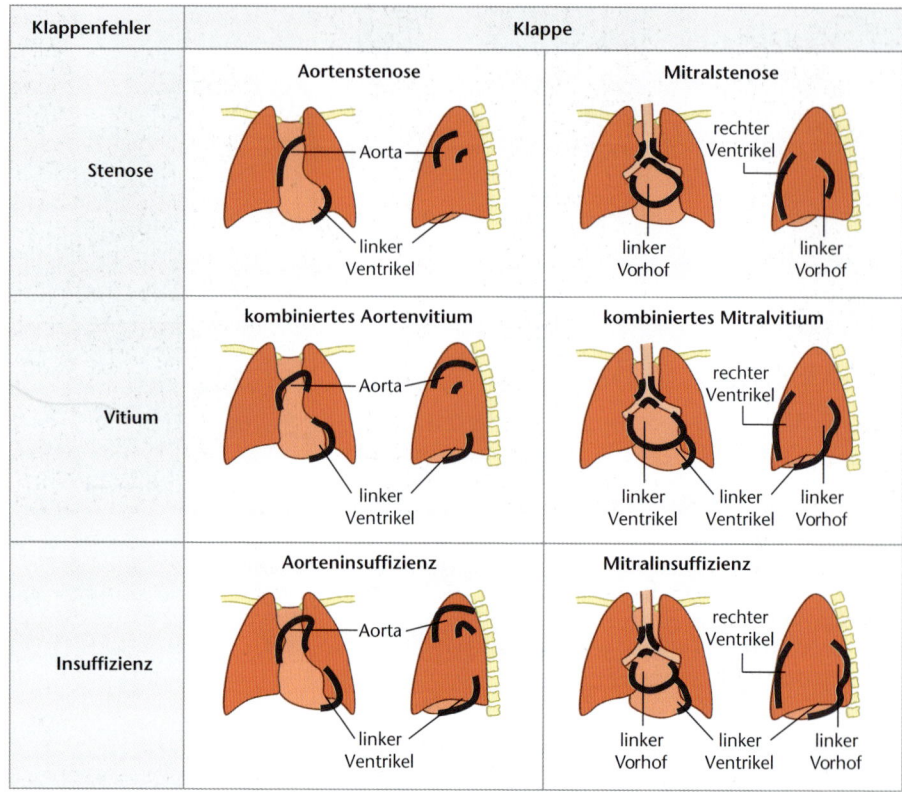

Abb. 11.1: Schematische Darstellung der Herzveränderungen im Röntgenbild bei Klappenfehlern. [L231]

Aortenstenose

Durch Einengung der Öffnungsfläche der Aortenklappe entsteht eine Druckbelastung des linken Ventrikels mit konzentrischer Hypertrophie und Koronarinsuffizienz. In der Frühphase spielt das konventionelle **Röntgenbild** eine untergeordnete Rolle. Erst im fortgeschrittenen Stadium, mit zunehmender Dilatation des linken Ventrikels, kommt es zu einer linksbetonten Vergrößerung des Transversaldurchmessers und einer Abrundung der Herzspitze (aortale Konfiguration). Charakteristisch ist ein prominenter Aortenbogen infolge einer poststenotischen Dilatation. Mitunter sind Verkalkungen der Klappe sichtbar (▶ Abb. 11.2).

Aorteninsuffizienz

Bei insuffizientem Schluss der Aortenklappe kommt es zum diastolischen Blutrückfluss aus der Aorta und damit verbunden zu einer Volumenbelastung des linken Ventrikels. Zunächst ist das p.-a.-**Röntgenbild** lange unverändert. Erst bei Dilatation des linken Ventrikels wird das Bild eines „Holzschuhherzens" mit einer ausgeprägten Herztaille sichtbar. Der Retrokardialraum ist im Seitbild eingeengt. Mit zunehmendem Schweregrad kommt es zur Dilatation und Elongation der volumenbelasteten Aorta ascendens und des Aortenbogens.

Mitralklappenstenose

Die Mitralklappenstenose ist der häufigste erworbene Herzklappenfehler. Durch die

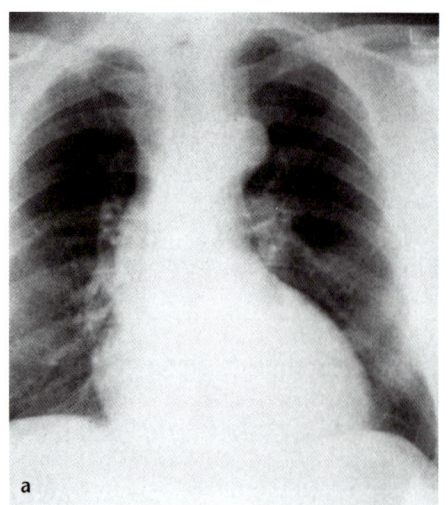
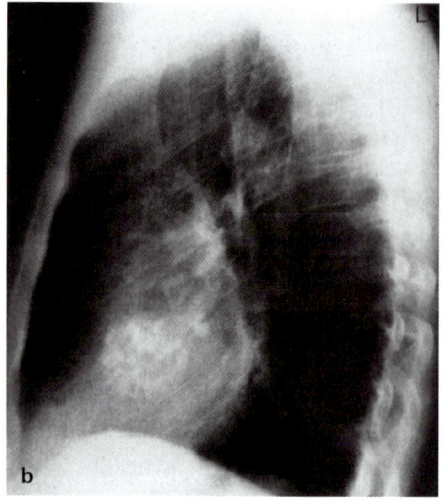

Abb. 11.2: Aortal konfiguriertes Herz. [T407]
a) In der p.-a.-Aufnahme finden sich Linksverbreiterung der Herzsilhouette, abgerundete Herzspitze und Dilatation der Aorta ascendens.
b) Man beachte im Seitbild den eingeengten Retrosternalraum und Verkalkungen in Projektion auf die Aortenklappe. Dies spricht für eine Aortenstenose. Die sklerotische Aorta ist elongiert.

verengte Klappenöffnungsfläche ist der diastolische Bluteinstrom in den linken Ventrikel erschwert und führt zu Druckbelastungen des linken Vorhofs und des Lungenkreislaufs. Der Druckanstieg im linken Vorhof verursacht eine Hypertrophie und Dilatation der Kavität (▶ Abb. 11.3). Im **p.-a.-Thoraxübersichtsbild** zeigt sich dies in einer Anhebung und Spreizung der Trachealbifurkation über 90°. Der rechte Rand des linken Vorhofs erscheint als Doppelkontur im Schatten des rechten Vorhofs (sog. Kernschatten) und kann sogar rechts-

seitig randbildend werden. Linksseitig ist die Herztaille verstrichen. Im **Seitbild** verdrängt der dilatierte Vorhof den bariumkontrastierten Ösophagus. Der linke Ventrikel hat dagegen eine normale Größe, kann sogar infolge des verringerten Blutzuflusses etwas verkleinert sein. Des Weiteren finden sich Zeichen einer Lungenstauung, die mit dem Ausmaß der Stenose korrelieren. Bei längerem Bestehen der Stenose entwickelt sich eine Lungenhämosiderose, die mit zahlreichen Fleckschatten bevorzugt im Mittel- und Unterfeld imponiert.

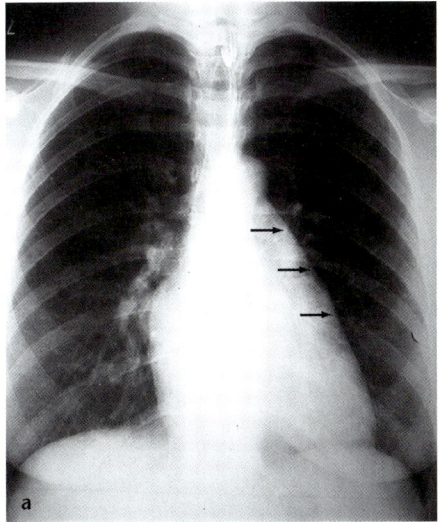
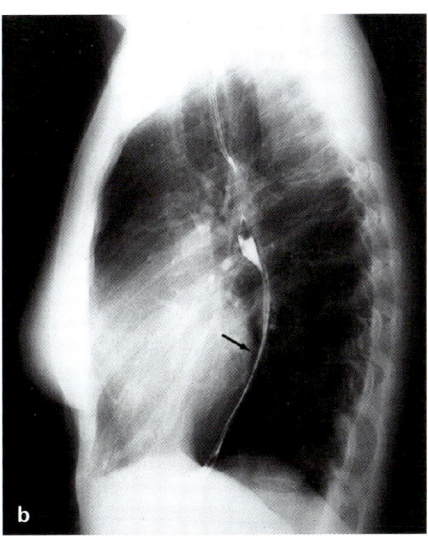
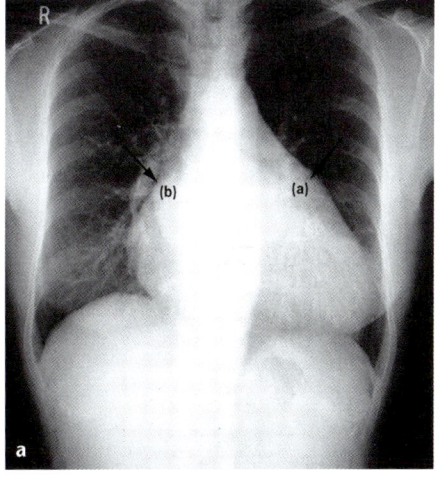

Abb. 11.3: Mitralklappenstenose. [E513]
a) Das prominente linke Atrium füllt in der p.-a.-Aufnahme die Herzbucht, damit ist die Herztaille verstrichen (→). Beachte, dass der linke Ventrikel normal groß ist (wichtiges differenzialdiagnostisches Kriterium zur Mitralinsuffizienz).
b) Seitlich ist der kontrastmittelgefüllte Ösophagus in Vorhofebene nach dorsal verlagert (→), der Retrokardialraum eingeengt.

Mitralklappeninsuffizienz

Durch Schlussunfähigkeit der Mitralklappe kommt es zu einem Rückfluss von Blut aus dem linken Ventrikel in den Vorhof. Dieses Pendelvolumen führt zur Volumenbelastung des linken Atriums und Ventrikels (▶ Abb. 11.4).

Mit zunehmendem Schweregrad der Insuffizienz findet sich in der **p.-a.-Thoraxübersichtsaufnahme** ein erweiterter linker Vorhof, der die Herzbucht zunehmend ausfüllt und rechtsseitig zu einer Doppelkontur im Schatten des rechten Vorhofs führt. Die Karina ist über das physiologische Maß (> 90°) gespreizt. Durch die zusätzliche Dilatation des linken Ventrikels findet sich eine Linksverbreiterung des Herzschattens.

Im **Seitbild** ist der Ösophagus auf Vorhof- und Ventrikelebene nach dorsal verdrängt, der Retrokardialraum eingeengt. Bei Fortleitung der linksventrikulären systolischen Druckwelle bis in die Lunge kommt es zur Lungenstauung mit konsekutiver pulmonaler Hypertonie und Hypertrophie des rechten Ventrikels. Im Röntgenbild imponieren dann ein prominentes Pulmonalissegment und ein vergrößerter rechter Ventrikel.

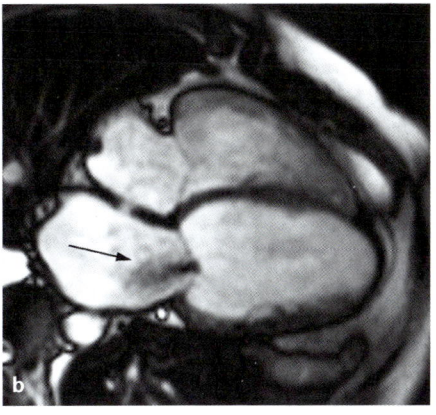

Abb. 11.4: Kombinierte Mitral- und Trikuspidalklappeninsuffizienz.
a) In der p.-a.-Aufnahme sind infolge der Mitralinsuffizienz linker Vorhof und linker Ventrikel stark vergrößert (Pfeil a). Auch die rechte Seite ist dilatiert, besonders der rechte Vorhof, der den rechten Herzrand vorwölbt (Pfeil b). [E325]
b) In der MRT zeigt sich im Vierkammerblick ein Jetphänomen im rechten Vorhof (Pfeil) als Zeichen der Mitralinsuffizienz. [E639]

► Aortenklappenfehler verursachen im Röntgenbild eine Vergrößerung des linken Ventrikels und eine Dilatation der Aorta ascendens. Verkalkungen der Klappe sind bei Aortenstenose wesentlich häufiger zu finden als bei Klappeninsuffizienz. Häufig treten die beiden Klappenfehler gemeinsam oder in Kombination mit Mitralfehlern auf.

► Mitralvitien vergrößern den linken Vorhof (Kernschatten). Differenzialdiagnostisches Kriterium ist die zusätzliche Dilatation des linken Ventrikels bei einer Mitralinsuffizienz im Gegensatz zur Mitralstenose.

ZUSAMMENFASSUNG

Bronchialsystem, Hili und Lunge im Normalbefund

Bronchialsystem

Die **Trachea** teilt das Mediastinum mittig als helles Band. Dabei ist eine leichte Verlagerung nach rechts durch den benachbarten Aortenbogen physiologisch. Mit der **Trachealbifurkation** teilt sich die Trachea in den linken und rechten Hauptbronchus. Der Winkel der Bifurkation sollte zwischen 50 und 70° liegen, Vergrößerungen > 90° können z. B. Hinweis auf eine Vergrößerung des linken Vorhofs oder eine Lymphadenopathie sein. Aus dem etwas steiler absteigenden rechten **Hauptbronchus** entwickeln sich drei Lappenbronchi-

en, der linke Hauptbronchus teilt sich in zwei Lappenbronchien. Die weiter in der Peripherie liegenden Segmentbronchien sind im Röntgenbild nicht mehr zu identifizieren.

Lungenhilus

Das Bild der Lungenhili wird durch **Pulmonalarterie** und **Hauptbronchien** geformt und hat eine nach lateral konkave Kontur. Dabei steht der linke Hilus meist 1–2 cm höher als der rechte. Die auch im Lungenhilus verlaufenden **Lungenvenen** sind meist nur schwer zu erkennen. Ebenso sind die **Lymphknoten** der Mediastinal- und Hilusregion auf der Thoraxaufnahme normalerweise nicht sichtbar.

Lunge

Hauptvolumenanteil des **Lungenparenchyms** ist Luft, sodass es im Normalfall weitgehend strahlendurchlässig ist. Die bestehende Lungenzeichnung ist also überwiegend durch kleine **Gefäße** bedingt, die sich als feine Streifenschatten bis 2–3 cm an die Lungenoberfläche verfolgen lassen. Werden Gefäße orthograd getroffen, zeigen sie sich als kleine, runde homogene Verschattung. Beim kardiopulmonal Gesunden nimmt die Summe der Gefäßquerschnitte entsprechend der Schwerkraft vom Unterfeld zum Oberfeld ab.
Längs getroffene **Bronchien** haben dagegen das Bild eines kleinen Ringschattens. **Interlobulärsepten** sind Pleuraduplikaturen zwischen den **Lungenlappen**. Sie werden nur sichtbar, wenn sie tangential getroffen werden. Weiter lässt sich die Lunge anatomisch und funktionell in **bronchopulmonale Segmente** (links neun, rechts zehn Segmente) unterteilen, wobei ein Segment jeweils von einem Segmentbronchus versorgt wird. Diese Baueinheiten sind in der Bildgebung von Interesse, da sich bronchogene Erkrankungen auf ein Segment beschränken können (▶ Abb. 12.1).

Lokalisation

Für eine korrekte Diagnostik ist die genaue örtliche Bestimmung von Veränderungen im Röntgenbild notwendig. Folgende zwei Röntgenzeichen sind bei der Lokalisationsdiagnostik hilfreich:

Silhouettenphänomen

Liegen zwei Strukturen gleicher Dichte nebeneinander, kommt es zum **Verlust der normalen Randkontur.** So ist der rechte Herzrand maskiert, wenn pneumonische Infiltrate mit der gleichen Dichte im Mittellappen auf gleicher Ebene direkt der Herzkontur anliegen.
Die Konturen dagegen bleiben scharf, wenn sich zwei Strukturen gleicher Dichte zwar aufeinander projizieren, aber nicht auf derselben Ebene liegen. Ein pneumonisches Infiltrat im rechten Unterlappen (posterior gelegen) kann sich zwar direkt neben den rechten Herzrand projizieren, trotzdem bleibt die Grenze zum Herzen (anterior gelegen) radiologisch sichtbar (▶ Abb. 14.1).

Bronchopneumogramm

Die intrapulmonalen Bronchien sind auf der normalen Thoraxübersichtsaufnahme nicht sichtbar. Liegen sie aber innerhalb einer Verschattung, wie einem pneumonischen Infiltrat, können die luftgefüllten Lumen zur Darstellung kommen. Man spricht dann von einem **positiven Bronchopneu-**

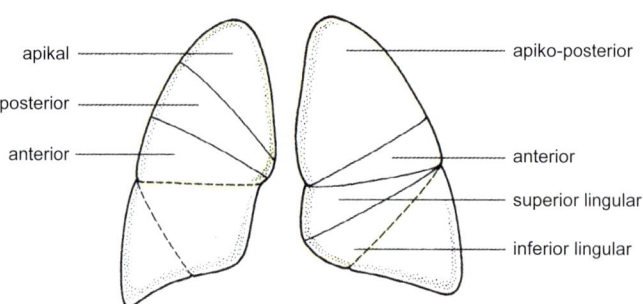

1 Oberlappen (OL)

apikal
posterior
anterior

apiko-posterior
anterior
superior lingular
inferior lingular

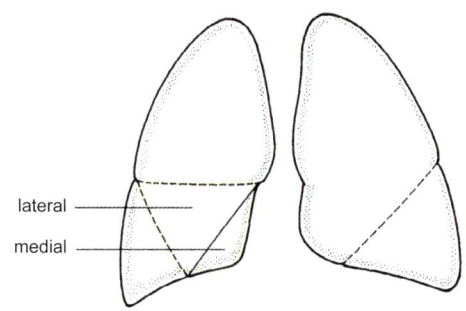

2 Mittellappen (ML)

lateral
medial

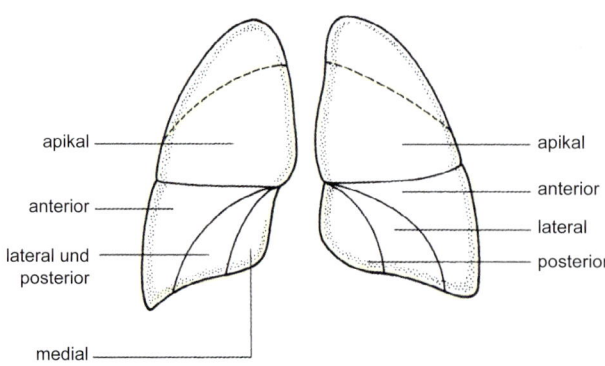

3 Unterlappen (UL)

apikal
anterior
lateral und posterior
medial

apikal
anterior
lateral
posterior

Abb. 12.1: Einteilung der Lungenlappen und -segmente mit Verschattung einzelner bronchopulmonaler Segmente in der p.-a.-Aufnahme. [E533]

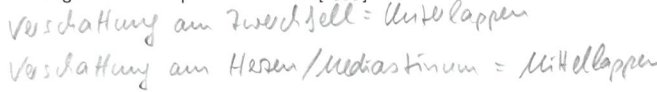

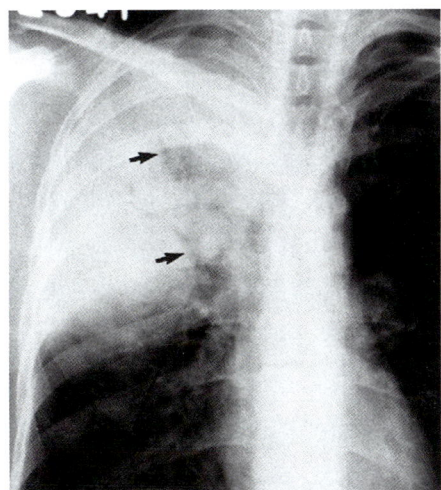

Abb. 12.2: Positives Bronchopneumogramm bei alveolärer Verschattung. Ein alveoläres Infiltrat hat zur Verschattung des rechten Oberlappens geführt. Innerhalb des Prozesses erkennt man die noch Luft führenden Bronchien (→). [E283]

mogramm (► Abb. 12.2). Das Auftreten eines positiven Bronchopneumogramms besagt also, dass es sich bei der Verschattung um einen Prozess handelt, der sich in den terminalen Luftwegen, also den Azini bzw. Alveolen abspielt.

Verschattungsmuster

Pathologische Veränderungen des Lungengewebes können primär in den terminalen Luftwegen oder im Interstitium auftreten. So werden Verschattungen (also „helle" Areale auf dem Röntgenfilm) vereinfachend in alveoläre und interstitielle Verschattungen eingeteilt:

▶ **Alveoläre Verschattungen** zeigen sich als großflächige, unscharf berandete Fleckschatten, die konfluieren können. Sie zeigen das Vorhandensein von Flüssigkeit (Wasser, Blut, Eiter) oder Zellen (Tumoren) in den Alveolen an. Hier muss differenzialdiagnos-

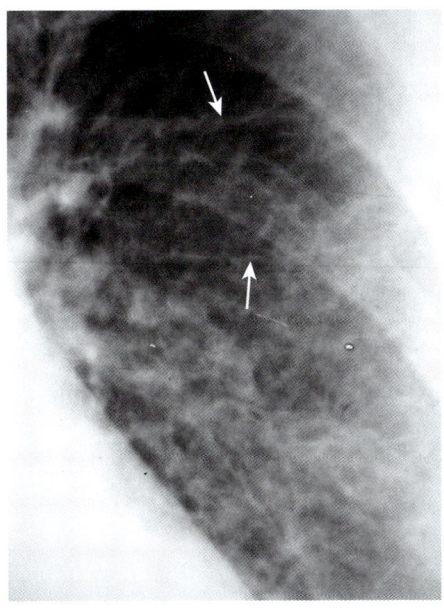

Abb. 12.3: Kerley-A-Linien (→) entstehen hilumnah und reichen nicht bis in die Peripherie – hier bei einem Patienten mit Herzinsuffizienz als Zeichen der interstitiellen Verdichtung. [E513]

tisch u. a. an Pneumonien oder Atelektasen gedacht werden (► Abb. 12.2).

▶ **Interstitielle Verschattungen** imponieren als punkt- bis streifenförmige Verdichtungen, die das normale Gefäßbild überlagern. Sie sind Anzeichen einer Flüssigkeits- oder Gewebsvermehrung im Interstitium und treten bei chronischer Lungenstauung, Sarkoidose, interstitiellen Pneumonien und Lymphangiosis carcinomatosa auf.

Kerley-Linien → z. B. bei interstitielle Pneumonie

Kerley-Linien sind unspezifische Zeichen für interstitielle Prozesse der Lunge (wie kardiale Stauung, Lungenödem, -entzündung, Lymphangiosis carcinomatosa). Es sind zarte, helle, beim Gesunden nicht vorkommende Linien im Röntgenbild. Je nach Ausrichtung und Lokalisation unterscheidet man Kerley-A-, -B- und -C-Linien.

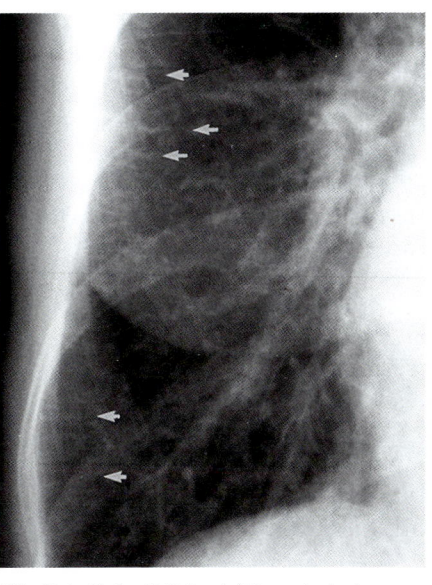

Abb. 12.4: Kerley-B-Linien (→) liegen in der Lungenperipherie. Sie sind 1–2 cm lang und etwa 1 mm dünn. Sie stellen die – beim Gesunden nicht sichtbaren – Interlobärspalten dar und sind in der Klinik häufig, z. B. bei Linksherzstauung, zu sehen. [E283]

▶ **Kerley-A-Linien** sind hilifugal in den ~apikal~ Oberlappen ziehende, 4–5 cm lange, zarte Linien (► Abb. 12.3).
▶ **Kerley-B-Linien** verlaufen horizontal in ~basal~ der Lungenperipherie der basalen Lungenabschnitte (► Abb. 12.4).
▶ **Kerley-C-Linien** entsprechen einer dif- ~central~ fus in den zentralen Lungenabschnitten lokalisierten, feinmaschigen Netzzeichnung.

Ringschatten

Ringschatten sind luft- oder flüssigkeitsgefüllte Hohlräume unterschiedlicher Größe, die von belüftetem Lungengewebe umgeben sind. Dabei werden angeborene **Zysten** (häufigste bronchopulmonale Malformation), **Blasen** (dünnwandige Emphysembullae) und **Kavernen** (z. B. bei Tbc auftretend) unterschieden.

CT-Thorax:

Oberlappen

Unterlappen

• Im Stehen sind im kranialen Teil der Lunge Kapillaren kaum perfundiert → kaudale Teil immer perfundiert
⤷ Zunahme der Gefäßbreite im Stehen von kranial nach kaudal

• Euler-Liljestrand-Reflex: Hypoxie führt zu einer pulmonalen Vasokonstriktion

Lungenrundherde

Lungenrundherde sind runde, transparenzgeminderte Strukturen im Lungenparenchym. Sie können solitär oder multipel auftreten und verschiedenste Ursachen haben (▶ Tab. 12.1).

Folgende radiologische Merkmale ermöglichen eine Abschätzung der Dignität:

▶ **Benigne Lungenrundherde:** regelmäßig und scharf begrenzt, im Vergleich zu vorhergehenden Aufnahmen keine Größenprogredienz, häufig grobschollige, zwiebelschalen- oder popcornartige Verkalkungen (▶ Abb. 12.5).

▶ **Maligne Lungenrundherde:** solitäres oder multiples Auftreten, rasches Größenwachstum, unregelmäßig begrenzt, Corona radiata (multiple strahlige Ausläufer), Pleurafinger (strangartige Verdichtung zur Pleura), Rigler-Nabelzeichen (Einziehung am Eintritt des tumorversorgenden Gefäßes), selten feinfleckige Verkalkungen.

Tab. 12.1: Mögliche Ursachen von Lungenrundherden.

Entzündliche Erkrankungen	Tuberkulom, chronische Pneumonie, Abszess, Echinokokkuszyste
Benigne Neoplasien	Hamartom, Adenom, Lipom
Maligne Neoplasien	Peripheres Bronchialkarzinom, Metastasen
Kongenital	Bronchogene Zyste, Sequestration
Vaskulär	Lungeninfarkt, Hämatom
Autoimmunerkrankungen	Rheumaknötchen, Wegener-Granulomatose
Varia	Orthograd getroffenes Gefäß, Rundatelektase, Interlobulärerguss

Rundherde können auch Schatten extrapulmonal liegender Strukturen sein: Mamille, Fremdkörper, EKG-Elektroden, Hauttumoren etc.

Zur spezifischen Einordnung und Detektion weiterer, besonders kleiner Rundherde kann eine **CT** als weiterführende Maßnahme hilfreich sein. Dabei gelten die gleichen Kriterien wie in der Röntgenthoraxaufnahme. Bei Rundherden mit Dichtewerten > 160 HE ist eine maligne Genese unwahrscheinlich. Die MRT eignet sich wegen Bewegungsunschärfen bei längerer Aufnahmezeit hier nicht.

Atelektasen

Atelektasen sind nicht belüftete Lungenanteile. Dabei kann ein ganzer Lungenflügel (Totalatelektase), ein Lappen oder nur ein Segment betroffen sein. Je nach Ursachen werden verschiedene Formen unterschieden:

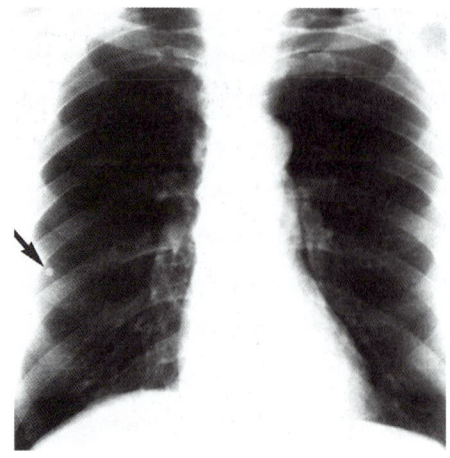

Abb. 12.5: Solitäres verkalktes Granulom. In der p.-a.-Aufnahme sieht man ein dichtes, scharf begrenztes Knötchen im peripheren, rechten Mittelfeld. Da es deutlich verkalkt ist (dichter als die umgebenden Rippen!), kann es mit Sicherheit als Granulom bezeichnet werden und bedarf keiner weiteren Abklärung. [E283]

▶ **Obstruktionsatelektasen** entwickeln sich bei Obstruktion des Lumens eines Bronchus; die poststenotische Luft wird resorbiert. Ursächlich können Fremdkörper, Tumoren, Schleimpfropfen oder von außen komprimierende Raumforderungen (z. B. Lymphknoten) sein. Eine Sonderform ist die Adhäsionsatelektase bei Surfactant-Mangel.

▶ **Kompressionsatelektasen:** Durch Kompression von außen (z. B. Pleuraerguss, Pneumothorax) wird die Luft in den peripheren Atemräumen aus der Lunge gedrückt.

▶ **Kontraktionsatelektasen:** Sie werden durch chronisch schrumpfende Lungenprozesse (z. B. Tbc, Fibrose) und konsekutive Volumenminderung verursacht.

Je nach Ausprägung der Atelektase sind in der **Thoraxaufnahme** folgende Veränderungen zu finden:

> Radiologische Kennzeichen einer Atelektase sind eine homogene Verschattung des betroffenen Areals und Zeichen einer Volumenminderung (▶ Abb. 12.6).

Die **Verschattungsfigur** wird durch die anatomische Form des betroffenen Segments oder Lappens definiert. Die Volumenminderung durch den verminderten Luftgehalt führt zu einer konkavbogigen Einziehung des Verschattungsrandes. Übrige Lungen- und Mediastinalstrukturen verlagern sich zur Atelektase hin. Es findet sich ein Zwerchfellhochstand auf der betroffe-

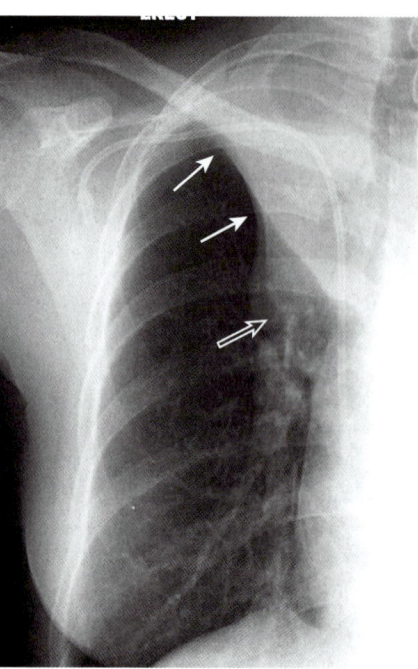

Abb. 12.6: Atelektase des rechten Oberlappens. Homogene Dichtezunahme des rechten Oberlappens. Der Volumenverlust ist an der konkav zur Atelektase gebogenen kleinen Fissur (→) zu erkennen. Eine Verdichtung am rechten Hilus (Doppelpfeil) zeigt ein großes Bronchial-CA, das den rechten Oberlappenbronchus verlegte. [E513]

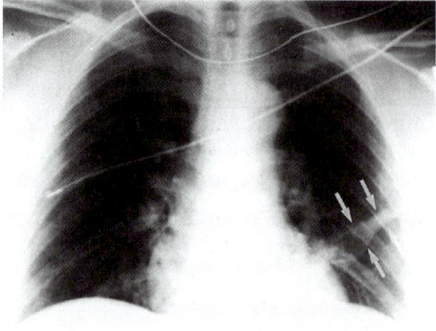

Abb. 12.7: Plattenatelektase. Geradlinige Verschattung im linken Unterfeld. [E283]

nen Seite. Kompensatorisch sind benachbarte Lungenanteile emphysematös überbläht. Die Interkostalräume können verkleinert sein.

Dystelektasen stellen eine Vorstufe der Atelektase mit einer inkompletten Belüftungsstörung dar. **Plattenatelektasen** resultieren aus einem kollabierten Lobulus und zeigen das Bild einer meist basal liegenden plattenförmigen Verdichtung (▶ Abb. 12.7).

Transparenzerhöhung

Ursache einer Transparenzerhöhung eines oder beider Lungenflügel ist meist ein höherer Luftgehalt im Parenchym, der verschiedenste pathologische Ursachen haben kann (▶ Tab. 12.2).

↳ hier kann pos. Bronchopneumogramm beobachtet werden

↳ Atelektase führt zu Volumenverlust mit kompensatorischer Überblähung und Gefäßrarifizierung, Verschattung
↳ bei Unterlappenatelektase → Verschattung der Zwerchfellkontur

Tab. 12.2: Mögliche Ursachen einer Transparenzerhöhung der Lunge.

Bilateral	Unilateral, örtlich begrenzt
Lungenemphysem, Asthma bronchiale, Trachealkompression	Pneumothorax, bullöses Emphysem, Lungenembolien, Z. n. Lobektomie, Fremdkörperaspiration mit Air-Trapping
Sonstige Ursachen: defokussierter Röntgenstrahl, verdrehte Aufnahmeposition, Thoraxasymmetrien oder Z. n. Mastektomie	

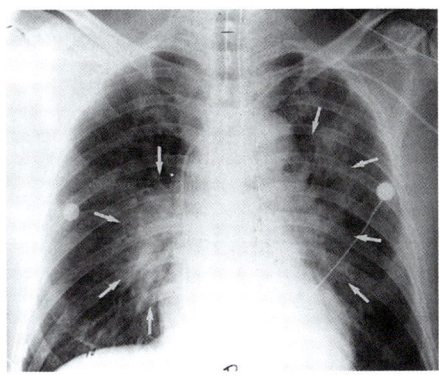

Abb. 12.8: Kardiale Stauung. Die p.-a.-Aufnahme zeigt eine vermehrte Gefäßzeichnung in den Oberfeldern, perihilär findet sich die typische schmetterlingsförmige, bilaterale Verdichtung. [E283]

Kardiale Stauung

Oft wird eine kardiale (= pulmonalvenöse) Stauung mit Zeichnungsvermehrung der Lunge ungenau als „Lungenödem" bezeichnet – besser ist es, hier von **kardialer Stauung** zu sprechen. Diese ist häufiger als das eigentliche Lungenödem und tritt z. B. bei akuter **Linksherzinsuffizienz** auf. Radiologisch kennzeichnend sind verstärkte Lungengefäßzeichnung durch Erweiterung der gestauten Pulmonalvenen, Perfusionsumverteilung, unscharfe Hili, Kerley-Linien, peribronchiale Manschetten, bilateraler Pleuraerguss und häufig ein vergrößertes Herz als Hinweis auf die Ursache. Radiologisch zeigt sich eine beidseits zentral betonte Verdichtung. Diese typische „Schmetterlingsform" unterscheidet die kardiale Stauung z. B. von pneumonischen Infiltraten oder Atelektasen (▶ Abb. 12.8).

Tab. 12.3: Ursachen für einen veränderten Zwerchfellstand.

Zwerchfellhochstand	
Einseitig	**Beidseitig**
▶ Zwerchfellparese bei Phrenikusaffektion, Zwerchfellruptur (▶ Abb. 12.9) ▶ Abdominelle Raumforderungen (Hepatomegalie, Überfüllung von Magen/Darm, Pankreatitis, subphrenischer Abszess) ▶ Verkleinerung der Lunge (Pneumothorax, pleurale Fixierung bei Schwielen, Atelektasen, Lungenembolie, Lungenfibrose)	▶ Exspirationsstellung ▶ Abdominelle Raumforderungen (Aszites, Tumor, Schwangerschaft, Adipositas) ▶ Restriktive Ventilationsstörungen (Ödem, Lungenfibrose, Pneumonie)

Zwerchfelltiefstand	
Einseitig	**Beidseitig**
▶ Einseitige Lungenüberblähung (z. B. nach Fremdkörperaspiration mit Air-Trapping) ▶ Spannungspneumothorax	▶ Beidseitige Lungenüberblähung (z. B. Emphysem, Status asthmaticus) ▶ Asthenischer Habitus

→ Verbreiterung der interlobulären Septen (Kerley-Linien)
→ unscharfe, verbreiterte

Lungenödem *Lungengefäße*

Bei einem Lungenödem kommt es zu einem massiven Austritt von Flüssigkeit aus den Lungenkapillaren zunächst in das Interstitium **(interstitielles Lungenödem)**, später in die Alveolen **(alveoläres Lungenödem)**. Es kann aber Folge eines herabgesetzten onkotischen Drucks (z. B. Überwässerung bei Niereninsuffizienz) oder einer Permeabilitätssteigerung der Lungenkapillaren (z. B. toxisch) sein. Eine Sonderform ist das neurogene Lungenödem nach akuten Schädigungen des ZNS. Um die Hili zentriert sich ein schmetterlingsförmiges Infiltrat mit dem Bild einer perihilären Unschärfe.
→ wichtig, dass es beidseits ist

Zwerchfell

Bei tiefer Inspiration projiziert sich die Zwerchfellkuppe in der p.-a.-Aufnahme auf den dorsalen Anteil der 10. Rippe. Es steht rechts bis zu 4 cm höher und zeigt eine Atemverschieblichkeit von 3–7 cm.

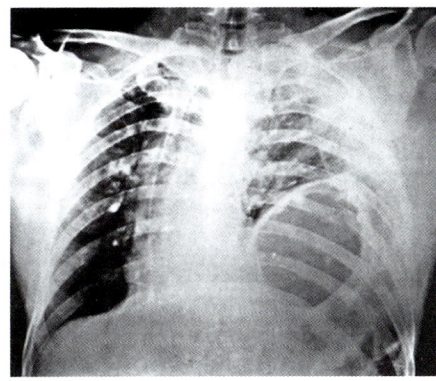

Abb. 12.9: Zwerchfellruptur. In der p.-a.-Thoraxaufnahme liegt ein Teil des luftgefüllten Magens intrathorakal und komprimiert die linke Lunge. Das Mediastinum ist zur rechten Seite verlagert. Meist ist eine Zwerchfellruptur traumatisch bedingt (vgl. auch „Zwerchfellhernien", ▶ Kap. 20). [T407]

Veränderungen des Zwerchfellstandes (Hoch- oder Tiefstand) können durch thorakale, abdominelle und zwerchfelleigene Prozesse bedingt sein (▶ Tab. 12.3). Steht das linke Zwerchfell ebenso hoch wie das rechte, gilt dies bereits als linksseitiger Zwerchfellhochstand.

Ein subpulmonaler Pleuraerguss kann einen einseitigen Zwerchfellhochstand vortäuschen. Aufnahmen in Seitenlage mit dann auslaufender Ergussflüssigkeit oder die Sonografie ermöglichen eine Unterscheidung.

Zur Evaluation der **Zwerchfellbeweglichkeit** werden Aufnahmen unter Durchleuchtung angefertigt. Zwerchfellparesen können durch Schädigungen des N. phrenicus, beispielsweise bei Infiltration durch ein Ösophagus- oder Bronchialkarzinom, auftreten. Das paretische Zwerchfell zeigt dann eine paradoxe Beweglichkeit: Bei Inspiration wird es passiv nach kranial gezogen.

• Zwerchfellrupturen meist links (rechts geschützt durch Leber)

Mediastinum

Das Mediastinum ist der intrathorakale Extrapleuralraum zwischen den Lungenflügeln. In der p.-a.-Aufnahme erscheint es als Mittelschatten, in dem das Herz, große Gefäße, Schilddrüse und Nebenschilddrüse, Thymus, mediastinale Lymphknoten und Ösophagus liegen. Die luftgefüllte Trachea und die großen Bronchien können von den übrigen Weichteilen in der Übersichtsaufnahme abgegrenzt werden. Das **aortopulmonale Fenster** bezeichnet eine Nische des Mediastinums zwischen Aortenbogen und Truncus pulmonalis.

Beurteilungskriterien sind Mediastinalbreite und -kontur sowie der Verlauf der Trachea.

Mediastinalverbreiterungen lassen sich oft schon auf Thoraxaufnahmen nachweisen. Zur näheren Klassifikation eignen sich aber v. a. CT und MRT. Mediastinale Raumforderungen können verschiedenste Ursachen haben (▶ Tab. 12.4).

> Häufigste Raumforderung ist die retrosternal liegende Struma.

Weitere bildgebende Verfahren

CT/MRT

Die **CT** nimmt eine zentrale Stellung bei der weiterführenden Diagnostik fast aller Erkrankungen von Lunge und Mediastinum ein. Ihr Vorteil gegenüber der konventionellen Thoraxaufnahme liegt klar in der um ein Vielfaches höheren Kontrastauflösung und der überlagerungsfreien Darstellung der anatomischen Strukturen. Die i. v. Applikation von Kontrastmitteln verbessert die Abgrenzung von Mediastinalstrukturen und Lungengefäßen. Da die Dichteunterschiede im Thorax stark variieren (Luft in der Lunge: –1.000 HE, Knochen: +1.000 HE), werden für eine optimale Beurteilung von Lunge oder Mediastinum verschiedene Fenster gewählt (Lungen- bzw. Weichteilfenster, ▶ Kap. 4).

Die **MRT** mit einem höheren Weichteilkontrast bietet Vorteile in der Darstellung von Pleura und Thoraxwand und wird zunehmend zur Klärung unsicherer Befunde im Mediastinum eingesetzt. Nachteil ist die langsamere Untersuchungstechnik, aus der Bewegungsartefakte (durch Atmung, Pulsation von Herz und Gefäßen) resultieren können.

Bronchografie

Die Darstellung des mit einem jodhaltigen Kontrastmittel gefärbten Bronchialsystems

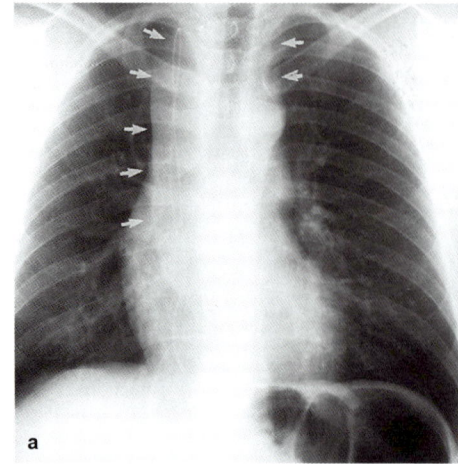
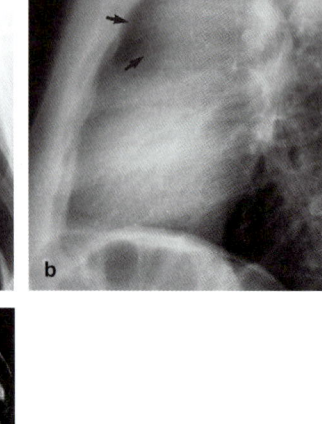
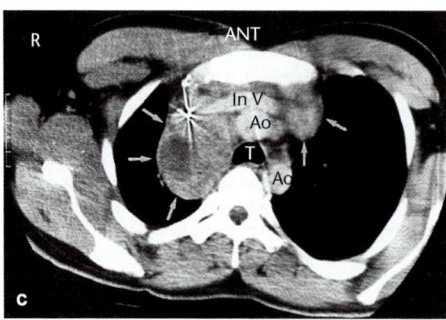

Abb. 12.10: Malignes Lymphom. [E283]
a) Die p.-a.-Thoraxaufnahme zeigt eine schornsteinartige Verbreiterung des mittleren und oberen Mediastinums.
b) Das Seitbild zeigt den Tumor als ausgedehnte, retrosternal liegende Verschattung.
c) Das axiale, kontrastverstärkte CT-Bild zeigt die genaue Ausdehnung des Tumors: V. anonyma (In V), Aorta ascendens und descendens (Ao) sowie Trachea (T) sind von der knotigen Raumforderung umwachsen.

Tab. 12.4: Häufige Differenzialdiagnosen mediastinaler Raumforderungen.

Vorderes Mediastinum	Mittleres Mediastinum	Hinteres Mediastinum
▶ Thyreoidea (Struma) ▶ Thymom ▶ Teratom ▶ (Terrible) malignes Lymphom ▶ „Tortuous (gewundene) Artery": Aneurysma der Aorta ascendens (und der supraaortalen Äste) **Merke: Die fünf „T"!**	▶ Thorakales Aortenaneurysma ▶ Hämatome ▶ Maligne Lymphome (▶ Abb. 12.10) ▶ Lymphadenopathien anderer Genese, z. B. Sarkoidose ▶ Zwerchfellhernien ▶ Mesenchymale Tumoren	▶ Neurogene Neoplasien: (z. B. Neuroblastome, Ganglionneurone) ▶ Aneurysma der Aorta descendens ▶ Hämatome ▶ Extramedulläre Blutbildung ▶ Zwerchfellhernien

mittels konventioneller Röntgentechnologie ist weitgehend von der Schnittbildgebung abgelöst worden. Mögliche Indikation ist die Darstellung von Bronchiektasen oder peripheren endobronchialen Tumoren.

Lungenszintigrafie

Nuklearmedizinische Untersuchungen der Lunge ermöglichen die Dokumentation regionaler Lungendurchblutung (Perfusionsszintigrafie) und -belüftung (Ventilationsszintigrafie).

▶ **Perfusionsszintigrafie:** Es werden ^{99m}Tc-Pertechnetat-markierte Albuminpartikel mit einem Durchmesser von 10–40 μm i. v. appliziert, die das Kapillarbett primär nicht passieren können. Die Anreicherung wird detektiert, wobei die Verteilung der Perfusion des Parenchyms entspricht (▶ Abb. 12.11).

Hauptindikation ist der V. a. Lungenembolie.

▶ **Ventilationsszintigrafie:** Der Patient inhaliert ^{99m}Tc-markierte Aerosolpartikel oder radioaktive Edelgase (^{133}Xenon), die sich an der Schleimhaut von Bronchien und Lunge niederschlagen. Hier entspricht die detektierte Verteilung der regionalen Belüftung der Lunge. Die Ventilationsszintigrafie ist bei V. a. Lungenembolie in Kombination mit der Perfusionsszintigrafie sowie bei obstruktiven Lungenerkrankungen indiziert (▶ Abb. 13.2).

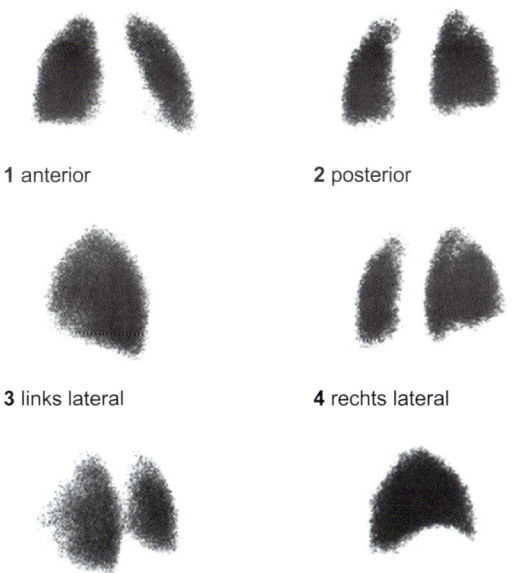

1 anterior

2 posterior

3 links lateral

4 rechts lateral

5 links posterior oblique

6 rechts posterior oblique

Abb. 12.11: Normale Lungenperfusionsszintigrafie. [E638]

▶ Das Silhouettenzeichen beschreibt eine Aufhebung normalerweise vorhandener Konturen durch angrenzende Formationen gleicher Röntgendichte.

▶ Sichtbare Bronchiallumina innerhalb eines Verschattungsbezirks werden als positives Bronchopneumogramm bezeichnet.

▶ Es wird zwischen alveolären (großflächigen) und interstitiellen (punktförmigen bis streifigen, netzartigen) Verschattungen der Lunge unterschieden.

▶ Lungenrundherde sind rundliche bis ovale, homogene Verdichtungen unterschiedlichster Ätiologie, die sich in der Thoraxaufnahme auf die Lunge projizieren. Ihre Dignität muss zweifelsfrei geklärt werden. Dafür ist die CT das Mittel der Wahl.

▶ Atelektasen sind Lungenabschnitte mit einem verminderten oder fehlenden Luftgehalt. Ihr radiologisches Korrelat ist ein homogen verdichteter und volumengeminderter Parenchymbezirk.

▶ Zeichen einer kardialen Stauung sind eine verstärkte Lungengefäßzeichnung mit Umverteilung nach kranial, unscharfe Hila, Kerley-B-Linien, ein vergrößertes Herz und ein bilateraler Pleuraerguss.

▶ Zeichen eines Lungenödems sind um die Hili zentrierte, schmetterlingsförmige Verdichtungen.

▶ Bei einem einseitigen Zwerchfellhochstand kann eine abdominelle oder eine thorakale Ursache vorliegen. Dabei sollte neben der seltenen Phrenikusparese bevorzugt an eine Atelektase oder Lungenembolie gedacht werden.

▶ Lymphknotenvergrößerungen sind die häufigste Ursache einer mediastinalen Raumforderung. Ursächlich können entzündliche Erkrankungen wie Tbc oder Sarkoidose sowie neoplastische Prozesse wie Metastasen oder Lymphome sein.

▶ In der weiterführenden Diagnostik von fast allen Lungenerkrankungen und Veränderungen des Mediastinums ist die CT das Verfahren der Wahl.

ZUSAMMENFASSUNG

(handschriftliche Notiz oben:) ✱ Westmark-Zeichen: – Dilatation der zentralen Lungengefäße – Gefäßengstellung distal des Verschlusses und dadurch Transparenzerhöhung

Lungenembolie

Die akute Lungenembolie ist in der Allgemeinbevölkerung die dritthäufigste, bei hospitalisierten Patienten sogar die häufigste Todesursache. Es kommt dabei zu einem embolischen Verschluss der A. pulmonalis oder einer ihrer Äste durch Einschwemmen eines Thrombus, der meist aus den tiefen Bein- und Beckenvenen stammt. Je nach Ausmaß der Verlegung ist das klinische Bild variabel: Es reicht von diskreten Verläufen über respiratorische Symptome mit akuter Dyspnoe, Thoraxschmerz und Hämoptoe bis zum Herz-Kreislauf-Stillstand.

Radiologische Diagnostik

Nur in der Minderzahl der Fälle zeigt die **Thoraxaufnahme** Hinweise auf eine Embolie. Dabei sind die meisten Anomalien unspezifisch:

▶ Zeichen der Rechtsherzbelastung mit Vergrößerung des Herzschattens und des Truncus pulmonalis.
▶ Ipsilateraler Zwerchfellhochstand, Plattenatelektase und Pleuraerguss.
▶ Gefäßveränderungen wie ein Kalibersprung einer Pulmonalarterie mit Erweiterung vor und Reduktion des Lumens distal des Verschlusses („Knuckle Sign").
▶ Umschriebene, regionale Minderdurchblutung und Gefäßengstellung mit sekundärer Transparenzerhöhung („Westermark-Zeichen"). ✱

Mit einer Latenzzeit können der Pleura aufsitzende keilförmige Verschattungen mit abgerundeter, zum Hilum zeigender Spitze auftreten („Hampton's Hump", ▶ Abb. 13.1). Sie entsprechen ödematösem oder infarziertem Lungengewebe.

> Der sichere Nachweis einer Lungenembolie erfolgt heute meist durch eine CT-Angiografie der Pulmonalarterien, ist aber auch mit einer Perfusions-Ventilations-Szintigrafie oder einer konventionellen Angiografie möglich.

Die **CT-Angiografie** ist die Methode der ersten Wahl, mit der sich pulmonal-arterielle Thromben direkt bis auf das Niveau der

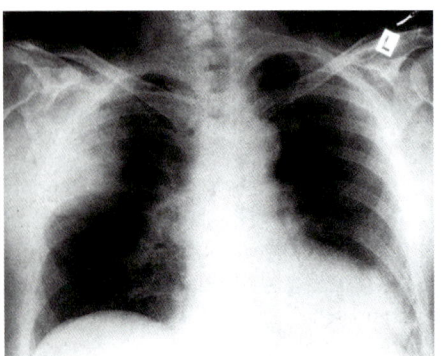

Abb. 13.1: Lungeninfarkt. Im rechten Oberfeld ist ein keilförmiger, der Pleura aufsitzender Verschattungsbezirk zu erkennen (Hampton's Hump). [T407]

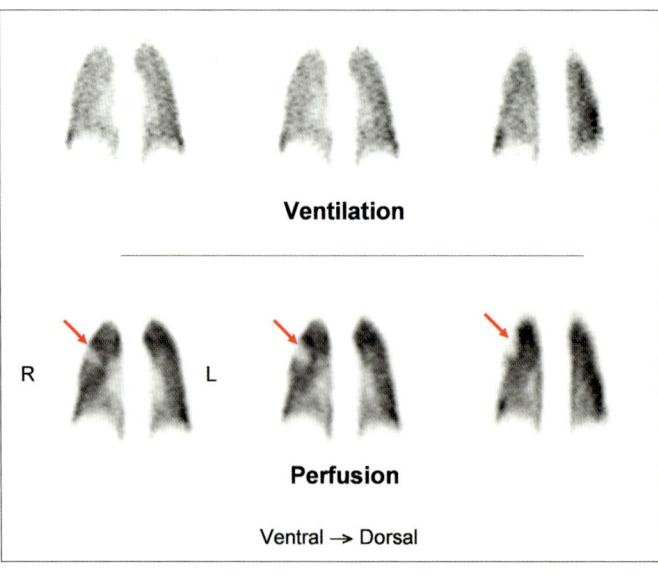

Abb. 13.2: Ventilations-Perfusions-SPECT bei Lungenembolie. Die koronalen Schnitte zeigen in den Perfusionsaufnahmen einen keilförmigen Defekt im rechten Oberlappen (rote →). In den Ventilationsaufnahmen besteht dagegen eine unauffällige Aktivitätsverteilung. [M478]

Ventilation

R   L

Perfusion

Ventral → Dorsal

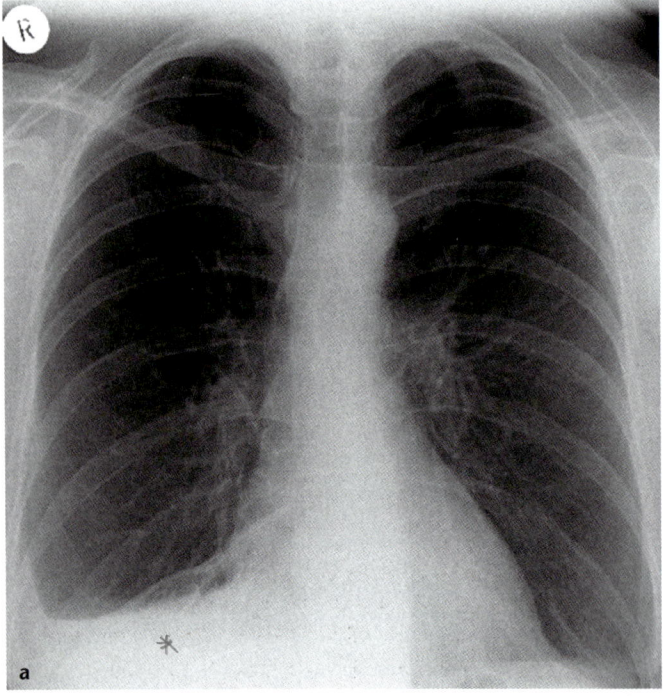

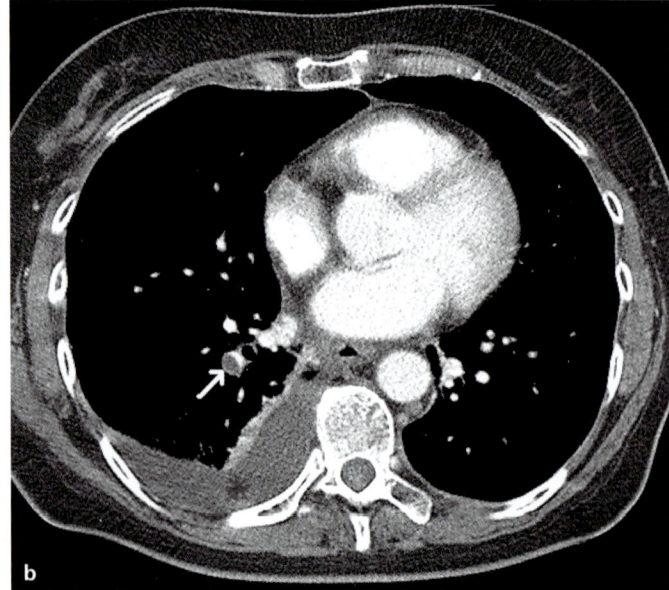

Abb. 13.3: Lungenembolie. [E393]
a) In der p.-a.-Aufnahme leichter Pleuraerguss rechtsseitig.
b) Die CT zeigt einen Thrombus in der Pulmonalarterie, die den rechten Unterlappen versorgt (→).

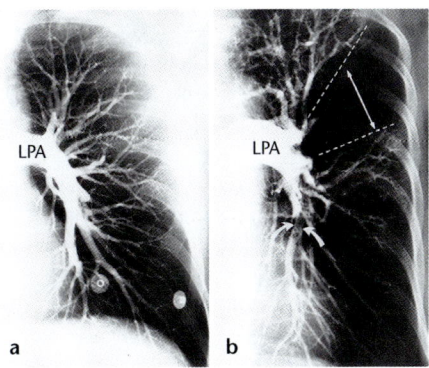

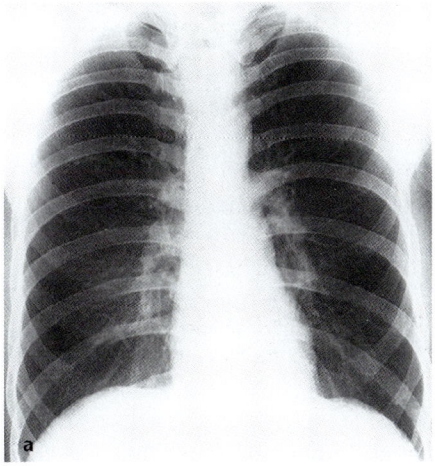

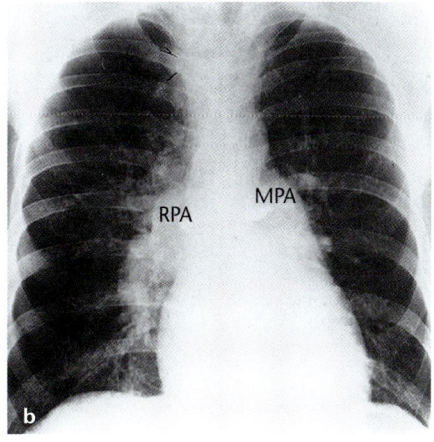

Abb. 13.4: a) Normalbefund einer Pulmonalisangiografie. [283]
b) Lungenembolie. Es zeigt sich ein großer, nicht perfundierter Bereich (↔). Nachweis des Thrombus als sichtbarer Füllungsdefekt im kontrastierten Gefäß hier in der Unterlappenarterie (gekrümmte →).

Abb. 13.5: Progrediente pulmonale Hypertonie. [E283]
a) Erstaufnahmen mit unauffälligem Befund.
b) Mehrere Jahre später ist das Herz deutlich größer geworden. Die rechte A. pulmonalis principalis dexter (RPA) und der Truncus pulmonalis (MPA) sind deutlich dilatiert. Beachte auch den raschen Kaliberverlust der zentralen Arterien zur Peripherie hin.

Subsegmentarterien darstellen lassen. Dabei finden sich hypodense Kontrastmittelaussparungen im Gefäßlumen.

Die **Perfusions-Ventilations-Szintigrafie** ermöglicht einen indirekten Nachweis des Thrombus: Dabei werden Perfusion und Ventilation der Lunge verglichen (▶ Abb. 13.2). Bei einer Lungenembolie findet sich ein keilförmiger Ausfall im Perfusionsbild, der im Ventilationsszintigramm nicht zu sehen ist. Diese Methode spielt im klinischen Alltag aber aufgrund der Fortschritte der CT-Angiografie nur noch in Ausnahmefällen (z. B. Kontraindikationen gegen eine Kontrastmittelgabe) eine Rolle.

Die **Pulmonalisangiografie** (▶ Abb. 13.4) gilt als das sicherste Nachweisverfahren einer Lungenembolie, wegen der höheren Komplikationsrate wird aber meist die CT-Angiografie vorgezogen (▶ Abb. 13.3b). Allerdings bietet die Angiografie therapeutische Interventionsmöglichkeiten wie eine hoch dosierte, lokale Lysetherapie oder eine Embolusfragmentation. Zeichen einer Embolie ist ein Füllungsdefekt oder Abbruch der Kontrastmittelsäule im Gefäß und eine Dilatation vor der Stenose.

Pulmonalarterielle Hypertonie und Cor pulmonale

Bei einer Erhöhung des pulmonalarteriellen Mitteldrucks auf > 20 mmHg in Ruhe spricht man von **pulmonalarterieller Hypertonie.** Infolge der Druckbelastung kann sich das Bild eines Cor pulmonale zunächst mit einer Hypertrophie und später mit einer Dilatation des rechten Ventrikels entwickeln. Dabei wird die durch eine **akute** Widerstandserhöhung im kleinen Kreislauf (meist Lungenembolien) verursachte akute Rechtsherzbelastung vom **chronischen Cor pulmonale** unterschieden. Ursächlich für Letzteres sind verschiedenste Struktur-, Funktions- oder Zirkulationsstörungen der Lunge.

In der **Thoraxübersicht** imponieren als erstes Zeichen dilatierte zentrale Pulmonalarterien mit abrupten Kalibersprüngen beim Übergang zu den Segmentarterien. Das Cor pulmonale zeichnet sich durch eine Kardiomegalie mit rechtsventrikulärer Erweiterung und verbreiterten Kavaschatten aus (▶ Abb. 13.5). Oft gibt das Röntgenbild auch Hinweise auf die Ätiologie (z. B. emphysematöse, überblähte Lunge bei COPD als häufigste Ursache einer sekundären pulmonalarteriellen Hypertonie).

▶ Lungenembolie: Methode der Wahl ist die Angio-CT. In der konventionellen Thoraxaufnahme fehlen oft trotz massiver Embolie pathologische Befunde.
▶ Zeichen einer pulmonalarteriellen Hypertonie und des Cor pulmonale in der Thoraxübersichtsaufnahme: dilatierte zentrale Pulmonalarterien, abrupte Kalibersprünge, rechtsventrikuläre Erweiterung.

ZUSAMMENFASSUNG

Pneumonien

Pneumonien sind durch infektiöse Agenzien ausgelöste Erkrankungen des Lungenparenchyms. Sie treten in einer Vielzahl von Erscheinungsformen auf und werden nach morphologischen und radiologischen Kriterien eingeteilt (▶ Tab. 14.1). Ein Erregernachweis erfolgt im Bronchialsekret.

▶ **Lobärpneumonie:** Die Lobärpneumonie ist die Pneumonie des Alveolarraums eines gesamten Lappens/Segments (▶ Abb. 14.1). Sie wird überwiegend durch Pneumokokken verursacht. Der klinische Verlauf ist hochfebril mit Husten, Auswurf und Thoraxschmerzen.

▶ **Bronchopneumonie:** Hier sind multilobulär Alveolen und Bronchiolen betroffen (▶ Abb. 14.2). Typische Erreger sind Staphylokokken oder Streptokokken. Die Bronchopneumonie verläuft milder mit subfebrilen Temperaturen.

▶ **Interstitielle Pneumonie:** Von der Entzündungsreaktion ist das bindegewebige Lungengerüst betroffen (▶ Abb. 14.3). Zum Erregerspektrum zählen Viren, Mykoplasmen, Rickettsien und Chlamydien. Klinisch charakteristisch ist ein langsamer Verlauf mit subfebrilen Temperaturen und trockenem Reizhusten. Häufig kommt es zu einer sekundären bakteriellen Superinfektion der terminalen Luftwege.

Pneumocystis-Pneumonie

Die Infektion der Lunge mit Pneumocystis jirovecii (früher wurde Pneumocystis carinii für den Erreger gehalten) ist eine opportunistische Erkrankung bei immungeschwächten Patienten. Klinisch imponiert eine uncharakteristische Symptomatik mit Dyspnoe, Fieber und unproduktivem Husten. **Radiologisch** zeigt sich zunächst eine interstitielle Zeichnungsvermehrung, dann eine milchglasartige Eintrübung. Später dominieren fleckförmige bis flächige Infiltrate,

wobei die Lungenperipherie meist ausgespart wird. Typischerweise fehlt ein begleitender Pleuraerguss.

Pilzpneumonien

Auch Pilzpneumonien werden bevorzugt bei immunsupprimierten Patienten beobachtet. Dabei ist die Aspergillose (Aspergillus fumigatus) die häufigste Form.
Im **Röntgenbild** erscheint das Aspergillom als homogener Rundschatten bevorzugt innerhalb von präformierten Höhlen wie z. B. tuberkulösen Kavernen. Charakteristisch ist eine halbmondförmige Luftansammlung zwischen Infiltrat und Höhlenwand.

> Interstitielle Pneumonien sind – insbesondere im Anfangsstadium – im Röntgenbild häufig nicht zu erkennen. Eine frühzeitige Diagnose gelingt in der hochauflösenden CT.

Lungenabszess

Lungenabszesse entstehen meist infolge einer Pneumonie. Sie können aber auch Folge von Aspirationen, Infarkten oder Bronchiektasen sein.
Solange die eitrige Einschmelzung keinen Anschluss an das Bronchialsystem hat, stellt sich der Abszess **röntgenologisch** als rundliche, homogene Verschattung dar. Ein Luft-Flüssigkeitsspiegel entsteht nach Anschluss der Abszesshöhle an einen Bronchus oder bei gasbildenden Bakterien (▶ Abb. 14.4). In der **CT** kann die Abszessmembran nach i. v. KM-Gabe als anreichernde Struktur um den zentral hypodensen Herd dargestellt werden.

Lungenfibrose

Verschiedenste interstitielle Lungenerkrankungen verursachen durch chronische Entzündungen des Lungeninterstitiums einen narbigen Umbau mit Vermehrung des

Tab. 14.1: Radiologische Kennzeichen von Pneumonien.

Merkmale im Röntgenthorax	
Lobärpneumonie	Großflächige, homogene Verschattung mit positivem Bronchopneumogramm; scharf begrenzt auf Lappen/Segment; evtl. begleitender Pleuraerguss (▶ Abb. 14.1).
Bronchopneumonie	Multifokaler Befall mit konfluierenden Fleckschatten (▶ Abb. 14.2).
Interstitielle Pneumonie	Streifige, netzartige Zeichnung, meist beidseitig symmetrisch hilifugal verlaufend; zusätzliche unscharf begrenzte kleinfleckige Schatten durch Exsudation (▶ Abb. 14.3). Pleuraergüsse fehlen meist.

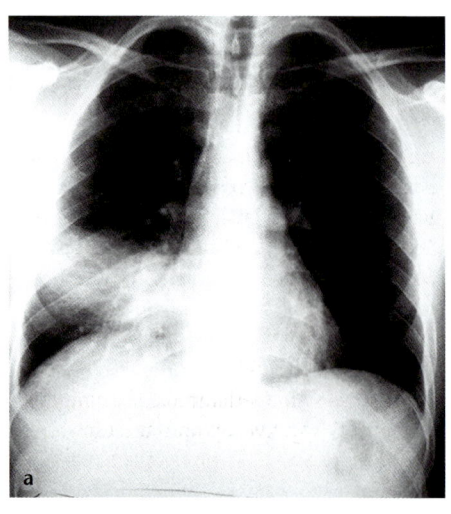
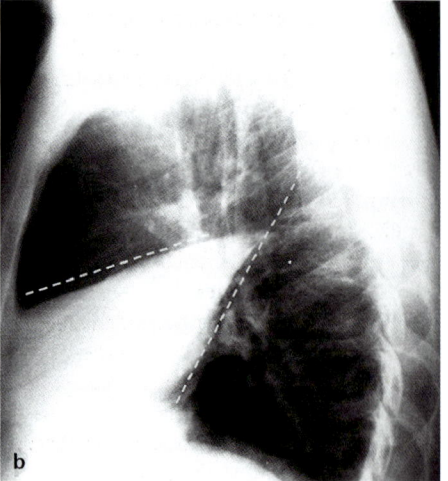

Abb. 14.1: Lobärpneumonie. [E283]
a) In der p.-a.-Aufnahme maskiert das segmental gut abgrenzbare Infiltrat den rechten Herzrand. Dieses Silhouettenzeichen ist typisch für einen pathologischen Prozess im Mittellappen.
b) Die Seitaufnahme bestätigt dies. Gestrichelt eingezeichnet sind kleine und große Fissur.

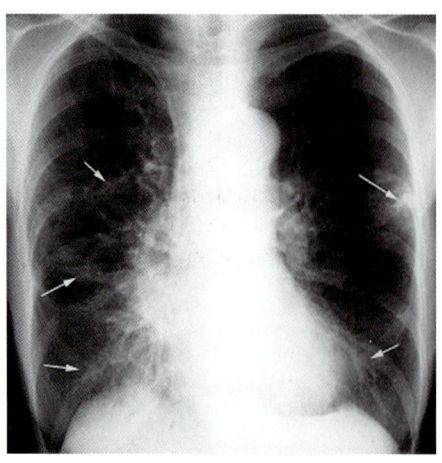
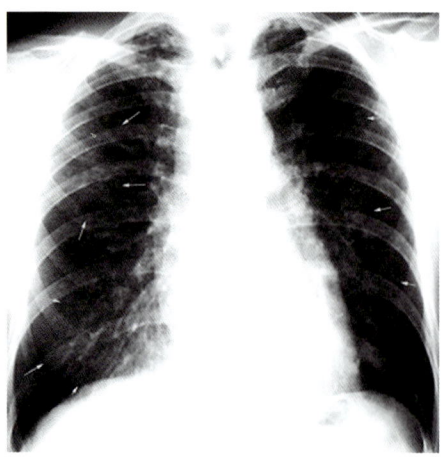

Abb. 14.2: Bronchopneumonie. In der Thoraxaufnahme zeigen sich multilokuläre Verschattungen (→) in der rechten und linken Thoraxhemisphäre, die sich an keine anatomischen Grenzen halten. [M500]

Abb. 14.3: Interstitielle Pneumonie. Es sind flächige, dystelektatische Infiltrate im Mittellappen rechts und diskrete, milchglasartige Infiltrate in den übrigen Abschnitten zu erkennen. [M500]

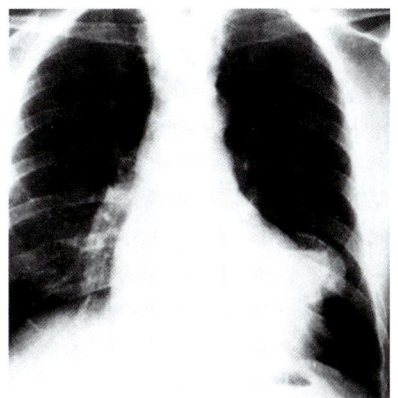

Abb. 14.4: Lungenabszess. Im linken Unterfeld zeigt die Thoraxaufnahme eine rundliche Verdichtung mit einem horizontal verlaufenden Luft-Flüssigkeitsspiegel. [T407]

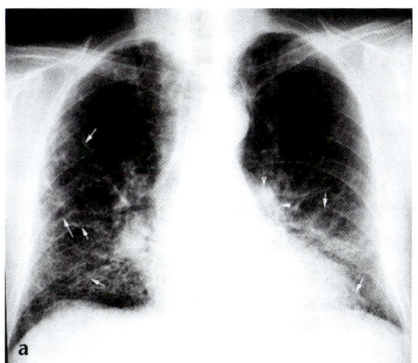 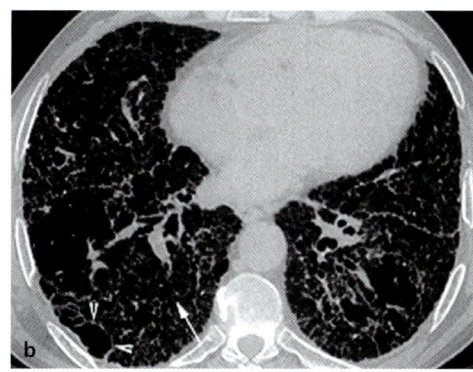

Abb. 14.5: Lungenfibrose. [M506]
a) Die Thoraxübersichtsaufnahme zeigt beidseitig eine ausgeprägte grobretikuläre Strukturvermehrung im Mittel- und Unterfeld (→). Der Conus pulmonalis ist aufgeweitet (Pfeilspitzen).
b) Der axiale CT-Schnitt in Höhe der Unterfelder weist eine mittelgrobe, netzartige, z. T. honigwabenförmige (→) Lungenfibrose nach. Die Aufweitung des Conus pulmonalis und die in der CT sichtbaren Kalibersprünge der Lungenarterien sind als Zeichen einer pulmonalen Hypertonie zu werten. Man beachte die mit Pfeilspitzen markierte intrapleurale Luftansammlung („Bleb") als Zeichen eines Emphysems.

Tab. 14.2: Mögliche Ursachen einer Lungenfibrose.

Inhalative Noxen	Silikose (Quarzstaubexposition), Asbestose (Asbestexposition), organische Stäube
Nicht-inhalative Noxen	Arzneimittelinduziert (z. B. Bleomycin), ionisierende Strahlung (Strahlenpneumonitis)
Systemerkrankungen	Sarkoidose, Kollagenosen
Kreislaufbedingte Lungenschäden	Chronische Stauungslunge, akutes Lungenversagen (ARDS)

Bindegewebes. In etwa der Hälfte der Fälle bleibt die Ätiologie unklar (▸ Tab. 14.2). Die **Thoraxübersichtsaufnahme** zeigt zu Beginn eine retikulonoduläre Zeichnungsvermehrung.
Im chronischen Stadium, wenn die Elastizität des Parenchyms abnimmt, besteht eine Volumenminderung der Lunge mit Zwerchfellhochstand. Infolge fokaler Überblähungen entstehen multiple, meist basal gelegene zystische Veränderungen, die von fibrotisch verdickten Septen umgeben sind: Man spricht hier von einer „Honigwabenlunge" (▸ Abb. 14.5). Im Endstadium kann zusätzlich eine pulmonalarterielle Hypertonie mit Cor pulmonale vorliegen.
Zum Nachweis einer Lungenfibrose ist die hochauflösende **CT** (HR-CT) das Mittel der Wahl. Sichtbar sind hier eine retikuläre Zeichnungsvermehrung, Mikronoduli sowie destruktive Veränderungen (Emphysem oder Bronchiektasen), im akut alveolitischen Stadium auch milchglasartige Trübungen. Dabei ist die topografische Anordnung der Veränderungen mitunter hinweisend auf die Ätiologie der Erkrankung.

Lungentuberkulose (Tbc)
Auch wenn Morbidität und Mortalität in den Industrieländern seit Anfang des letzten Jahrhunderts stark zurückgegangen sind, ist weltweit rund ein Drittel der Bevölkerung mit Tbc infiziert. So gehört die Erkrankung, die meist durch eine Infektion

mit Mycobacterium tuberculosis hervorgerufen wird, in Entwicklungsländern zu den häufigsten Infektionskrankheiten. Der Verlauf der Lungentuberkulose lässt sich in Stadien einteilen:

Primärstadium
Die Erstinfektion verläuft meist asymptomatisch. Fakultative Symptome sind subfebrile Temperaturen, Husten und Nachtschweiß.
Das radiologische Korrelat der Erstinfektion ist der Primärherd („**Ghon-Herd**"), der überall in der Lunge liegen kann. Er lässt sich im **Röntgenbild** als erbsen- bis haselnussgroßes, flau sichtbares und unscharf berandetes Infiltrat nachweisen (▸ Abb. 14.6). Bei zusätzlich vergrößerten ipsilateralen Lymphknoten spricht man auch von einem **Primärkomplex.**
Komplikationen des Primäraffekts sind:
▸ **Primärtuberkulose:** Nach Einbruch in die Bronchien kann die Erkrankung bronchogen streuen. Dabei sind im Röntgenbild

eine segmentale Verschattung als Zeichen einer Bronchopneumonie und bei Ausbildung von Kavernen Ringschatten zu erkennen.
▸ **Simon-Spitzenherde:** Bei einer hämatogenen Streuung des Erregers entwickeln sich häufig sog. Simon-Spitzenherde. Sie imponieren als diskrete Reflexschatten in den Lungenspitzen.
▸ **Pleuritis exsudativa:** Der einseitige Pleuraerguss ist im Röntgenbild als Verschattung im Sinus phrenicocostalis nachzuweisen.

Häufig ist der Pleuraerguss das einzige radiologische Zeichen eines Primäraffekts. Daher muss bei Vorliegen eines einseitigen Pleuraergusses unklarer Genese differenzialdiagnostisch auch an eine Tbc gedacht werden.

• meist im Oberlappen alveoläres Infiltrat
mit Lymphknotenvergrößerung
↳ diese können zu Primärkomplex
verkalken

Postprimäre Lungentuberkulose

Die Postprimärperiode entsteht durch endogene oder exogene Reinfektion und tritt meist nur im Erwachsenenalter auf. Die Postprimärperiode ist immer symptomatisch (Fieber, Nachtschweiß, Abgeschlagenheit). Die Postprimär-Tbc heilt nicht spontan aus und ist immer behandlungsbedürftig.

Sie betrifft typischerweise die Lungenspitzen. Es treten verschiedene Gewebsreaktionen auf:

▶ **Exsudative Form** mit unscharf begrenzten, z. T. konfluierenden Fleckschatten, entsprechend einer Bronchopneumonie.

▶ **Produktive Form** mit scharf begrenzten, z. T. verkalkten Rundherden. Kleine Rundherde mit einem Durchmesser von 1–2 mm werden als Tuberkel bezeichnet. Die größeren (0,5–4 cm) entsprechen Tuberkulomen und weisen häufig Verkalkungen auf (▶ Abb. 14.7).

▶ **Kavernöse Form** mit unscharf begrenzten fleckigen Verdichtungen, die konfluie-

ren und unter Ausbildung einer Kaverne in einen Bronchus einbrechen können. Kavernen imponieren als lufthaltige, scharf begrenzte Ringschatten. In der **CT** ist der abführende Bronchus mit verdickter Wand gut nachzuweisen (▶ Abb. 14.8).

Bei hämatogener Streuung des Erregers entsteht das Bild einer **Miliar-Tbc,** die sich durch hirsekorngroße (1–2 mm), über beide Lungen diffus verteilte Fleckschatten auszeichnet (▶ Abb. 14.9). Nach **Abheilen** können kalkdichte kleine Verschattungen, evtl. auch verkalkte Hiluslymphknoten zurückbleiben. Weitere radiologische Zeichen sind Pleurakuppenschwielen mit apikalen Narbensträngen, kraniale Verziehung der Hila und vom Hilum nach kranial verlaufende Streifenzeichnung (fibrozirrhotische Tbc). In der **CT** lassen sich Kavernen als unterschiedlich große, lufthaltige Hohlräume mit einem wandverdickten, abführenden Bronchus nachweisen. Durch Unterscheidung frischer Infiltrate von narbigen Residuen kann in der CT zusätzlich die Krankheitsaktivität eingeschätzt werden.

Sarkoidose

Bei der Sarkoidose (auch Morbus Boeck) handelt es sich um eine **granulomatöse Systemerkrankung** unbekannter Ätiologie. Sie kann jedes Organ befallen, manifestiert sich aber in über 90 % der Fälle in der Lunge. Klinisch wird die akute Verlaufsform mit Arthritis, Erythema nodosum und bihi-

lärer Lymphadenopathie (Löfgren-Syndrom) von der chronischen Sarkoidose unterschieden.

Letztere ist häufig ein radiologischer Zufallsbefund und wird erst spät mit Belastungsdyspnoe und Reizhusten symptomatisch.

Radiologische Diagnostik

Die Einteilung in drei Stadien orientiert sich am Befund der **Thoraxaufnahme** (▶ Tab. 14.3).

Die **CT** kann Lymphadenopathie und interstitielle Lungenveränderungen sicher nachweisen, ist aber – da die Befunde im Röntgenbild sehr typisch sind – nur von zweitrangiger Bedeutung.

Tab. 14.3: Stadien der Sarkoidose.

Röntgenologischer Befund
Stadium I ▶ Beidseitig polyzyklisch vergrößerte Hili infolge einer intrathorakalen Lymphadenopathie (▶ Abb. 14.10) ▶ Unauffälliges Lungenparenchym
Stadium II ▶ Evtl. Rückgang der Lymphadenopathie ▶ Beteiligung des Lungenparenchyms, sichtbar an interstitieller Zeichnungsvermehrung mit netzförmigem oder feinnodulärem Muster (▶ Abb. 14.11) ▶ Bevorzugt perihilär oder in den Mittelfeldern
Stadium III ▶ Ausbildung einer Lungenfibrose (▶ Kap. 14)

(handschriftliche Anmerkungen: vergrößerte Lymphknoten; Oberlappen schonende Lungenbeteiligung; → große Lymphknoten und ACE-Erhöhung im Labor; → Stadien folgen nicht dem chronolog. Verlauf)

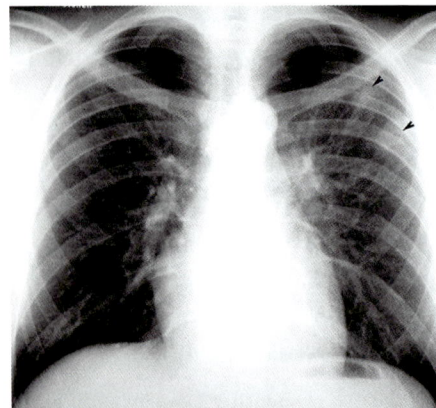

Abb. 14.6: Tuberkulose. Im linken Oberfeld zeigt die p.-a.-Thoraxaufnahme zwei flaue, knotige Verschattungen, die Primärherden einer Oberlappentuberkulose entsprechen. [M500]

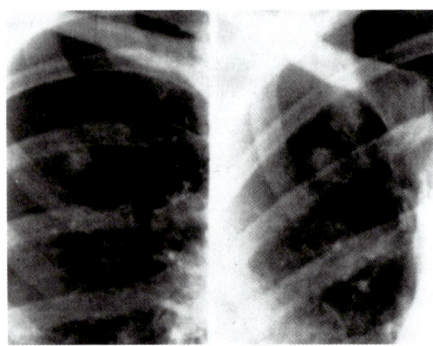

Abb. 14.7: Tuberkulom. In der Zielaufnahme des rechten Lungenoberfeldes ist eine rundliche Verdichtung mit streifigen, zum Hilus ziehenden Ausläufern zu erkennen. [T407]

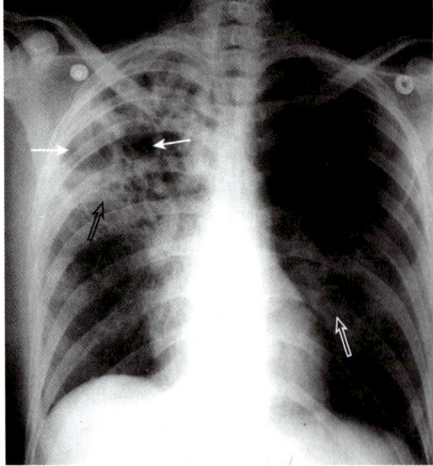

Abb. 14.8: Postprimäre Tuberkulose. Thoraxaufnahme eines Patienten mit einer rasch progredienten Verlaufsform. Es finden sich kavernöse Infiltrate des rechten Oberlappens (weiße und offener schwarzer →). Transparenzminderung im Sinne eines entzündlichen Befalls nach intrapulmonaler Streuung auch im linken Unterlappen (weißer offener →). [E513]

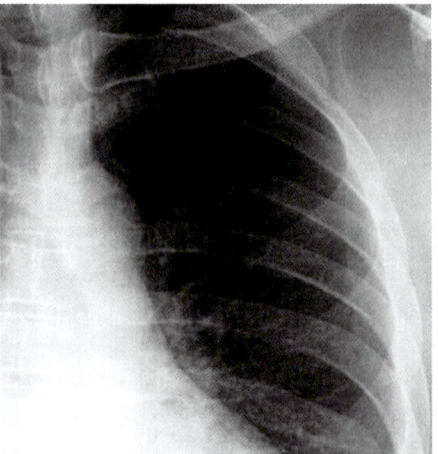

Abb. 14.9: Miliartuberkulose. Unzählige, hirsekerngroße Knötchen vermindern die Transparenz. Zu Beginn der Erkrankung sind sie radiologisch nicht darstellbar. Erst ab einem Durchmesser von etwa 1 mm sind sie im Röntgenbild zu erkennen. [E513]

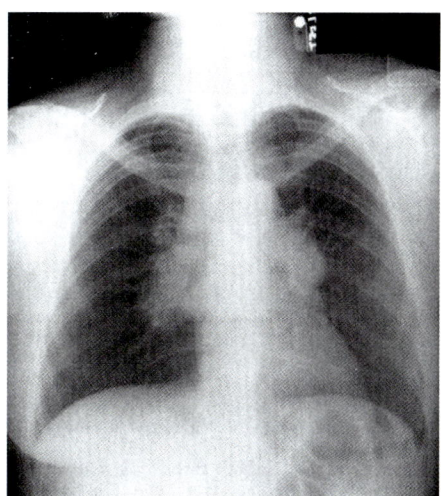

Abb. 14.10: Sarkoidose Stadium I. In der p.-a.-Thoraxaufnahme beidseitig größensymmetrische, polyzyklische Hili. Rechts zusätzlich paratracheale Lymphadenopathie. [E399]

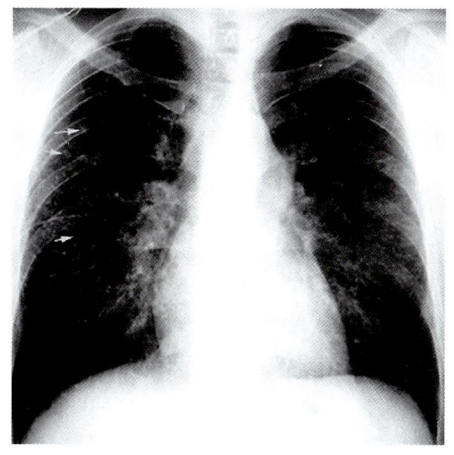

Abb. 14.11: Sarkoidose Stadium II. Die p.-a.-Thoraxaufnahme zeigt feinnoduläre, überwiegend scharf begrenzte Herde, die v. a. im Mittelfeld dicht gestreut sind (→). Die Hili sind verdichtet, der Mediastinalschatten verbreitert. [M506]

▶ Pneumonien werden nach dem radiologischen Befund unterschieden: Lobärpneumonie (scharf begrenzte, großflächige Verschattung), Bronchopneumonie (konfluierende Herde) und interstitielle Pneumonie (diffuse interstitielle Zeichnungsvermehrung).

▶ Bestes bildgebendes Verfahren zur Darstellung einer Lungenfibrose ist die HR-CT. Kennzeichen sind eine interstitielle Zeichnungsvermehrung und im Endstadium eine „Honigwabenlunge".

▶ Den tuberkulösen Primärkomplex kennzeichnen in der Thoraxübersichtsaufnahme Ghon-Herd und hiläre Lymphknotenkomplexe.

▶ Wichtige radiologische postprimäre Veränderungen sind vergrößerte und verkalkte Lymphknoten, Tuberkulome, Kavernen, streifig-fibröse Verdichtungen und Verziehungen in den Oberfeldern sowie die Kranialraffung der Hili.

▶ Charakteristischer Befund einer Sarkoidose sind bds. symmetrisch vergrößerte Hiluslymphknoten, später eine feinnoduläre Lungenzeichnung und Fibrose.

ZUSAMMENFASSUNG

Lungenemphysem

Die WHO definiert das Lungenemphysem als eine irreversible Überblähung der belüfteten Räume distal der terminalen Bronchiolen mit Substanzverlust der Alveolarwände. Dabei kann das Lungenemphysem Folge einer primären altersbedingten Atrophie sein. Sekundär entsteht es u. a. als Folge einer COPD, bei angeborenem Alpha-1-Antitrypsin-Mangel oder einer lokalen Überdehnung des Parenchyms z. B. nach Lungenteilresektion oder in der Nachbarschaft schrumpfender fibrotischer Narben. Klinisch werden zwei Typen unterschieden:

- **„Pink Puffer“**: hagerer Patient mit deutlicher Dyspnoe, kaum Zyanose und einem eher trockenen Husten.
- **„Blue Bloater“**: übergewichtiger Patient mit deutlicher Zyanose, kaum Dyspnoe und eher produktivem Husten.

Radiologische Diagnostik

Das **radiologische Bild** im Röntgen-Thorax bestimmen folgende Emphysemzeichen:

Zeichen der pulmonalen Überblähung

- **Zwerchfelltiefstand** (erstes Zeichen eines Emphysems) mit flach ausgespannten Zwerchfellkuppen, Aufweitung des kostophrenischen Winkels und eingeschränkter Atemexkursion.
- **Fassthorax**: Zunahme des sagittalen Thoraxdurchmessers, vermehrte Kyphosierung der BWS, eine Verbreiterung der Interkostalräume und horizontale Ausrichtung der dorsalen Rippenanteile (▶ Abb. 15.1).

Gefäßalteration

Die Rarefizierung der peripheren Lungengefäßzeichnung ist das einzige direkte Emphysemzeichen. Sie resultiert aus einer verminderten Anzahl von Gefäßschatten pro Flächeneinheit und dünneren Gefäßlinien.

> Da es keine Normwerte für die Lungengefäßzeichnung gibt, ist dieses Kriterium nur bei vorliegenden Voraufnahmen zu verwerten.

Durch Tiefertreten des Herzens (Zwerchfelltiefstand) findet sich das Bild eines „Tropfenherzens“ (▶ Abb. 15.1). Des Weiteren können als Zeichen einer pulmonalarteriellen Hypertonie ein vorspringender Pulmonalisbogen sowie Kalibersprünge in die peripheren Pulmonalarterien auftreten.

Veränderung des Lungenparenchyms

Die Transparenzerhöhung des peripheren Lungenparenchyms ist die Folge von Oligämie und vermehrter alveolärer Luft. Dabei ist die erhöhte Strahlentransparenz ein unsicheres Zeichen, da sie von multiplen Faktoren beeinflusst wird (Untersuchungstechnik und Belichtung, Konstitution des Patienten etc.). **Bullae** sind intrapulmonal liegende luftgefüllte Hohlräume, die sich als rundlich ovale Transparenzerhöhungen darstellen. **Blebs** dagegen liegen intrapleural und sind Luftansammlungen, die sich bei kollabierter Lunge als luftgefüllte Blase ohne Epithel über das Niveau der Pleura erheben (▶ Abb. 14.5).

> Man beachte, dass sich das radiologische Erscheinungsbild begleitender Lungenerkrankungen bei Vorliegen eines Emphysems ändert. Die betroffenen kapillararmen Bezirke sind beispielsweise bei Pneumonien weniger stark in Mitleidenschaft gezogen, sodass sich die bildmorphologischen pneumonischen Veränderungen inhomogen über die Lunge verteilen.

In der **CT** stellt sich das Emphysem als unscharf begrenztes Areal mit luftäquivalenten Dichtewerten dar. Benachbarte Bindegefäßsepten und Gefäße sind destruiert oder verlagert. Mittels CT lässt sich ein Emphysem früher erfassen als in der Thoraxaufnahme und der Schweregrad zuverlässig einschätzen (▶ Abb. 15.2). Ebenso ist eine Zuordnung des Subtyps besser möglich (**zentrilobuläres, panlobuläres** und **paraseptales Emphysem**).

Bronchiektasen

Bronchiektasen sind umschriebene, irreversible Erweiterungen der mittleren und kleinen Bronchien. Sie entstehen primär infolge

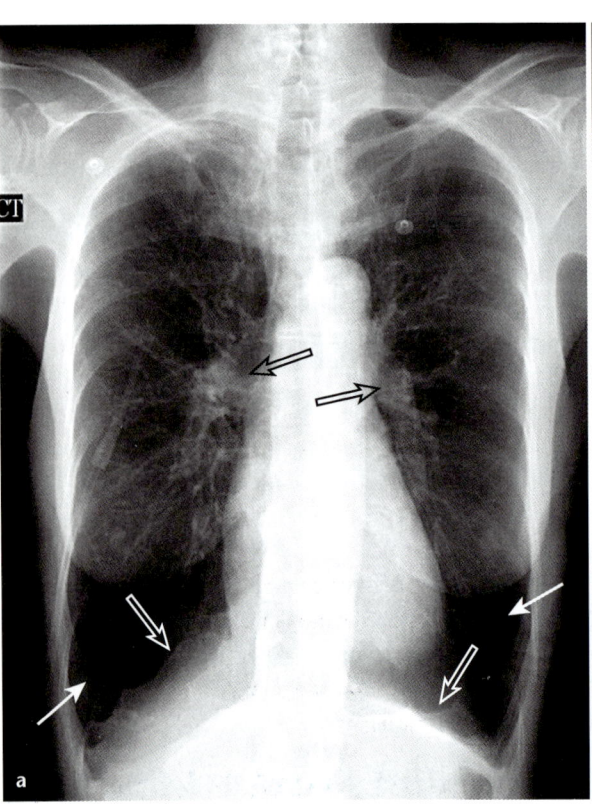
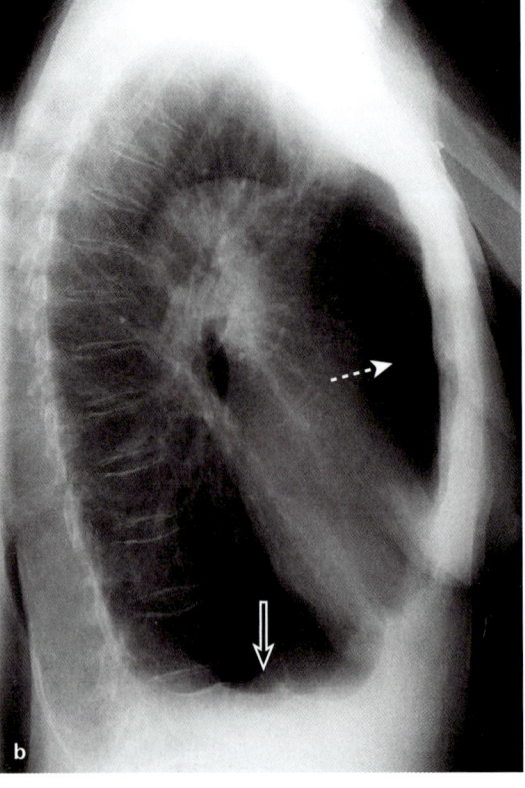

Abb. 15.1: Lungenemphysem bei einer Patientin mit COPD. [E513]
a) Die p.-a.-Thoraxaufnahme zeigt Zeichen eines Lungenemphysems: Zwerchfelltiefstand (offene weiße →), Tropfenherz, verstärkte hilusnahe Gefäßzeichnung (offene schwarze →) und verminderte Gefäßzeichnung der Unterfelder (weiße →).
b) Seitlich imponiert das typische Bild eines Fassthorax und die Zunahme des retrosternalen Raums (gestrichelter weißer →).

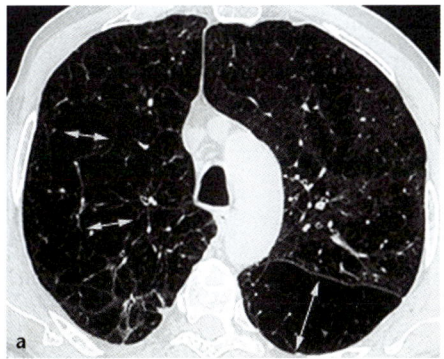 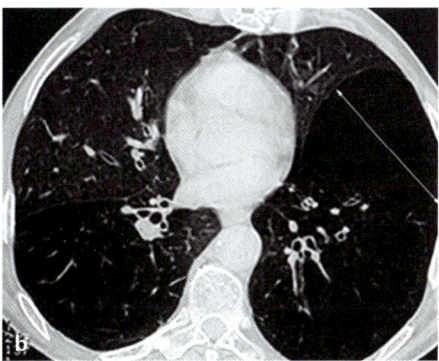

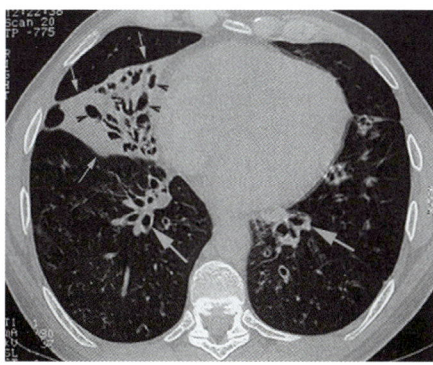

Abb. 15.2: Schweres zentroazinäres (= zentrilobuläres) Lungenemphysem. a) Infolge des durch langjähriges Rauchen verursachten Lungenemphysems sind im rechten Oberlappen zahlreiche Emphysembullae, die typischerweise keine sichtbare Wandung haben. b) Links findet sich eine große Emphysembulla (↔). [M500]

Abb. 15.4: Bronchiektasen. In der CT-Aufnahme eines Patienten mit zystischer Fibrose zeigen sich bis in die Lungenperipherie aufgeweitete Bronchien mit verdickter Bronchialwand (große →). Zudem zeigt sich eine keilförmige Atelektase (kleine →). [E592]

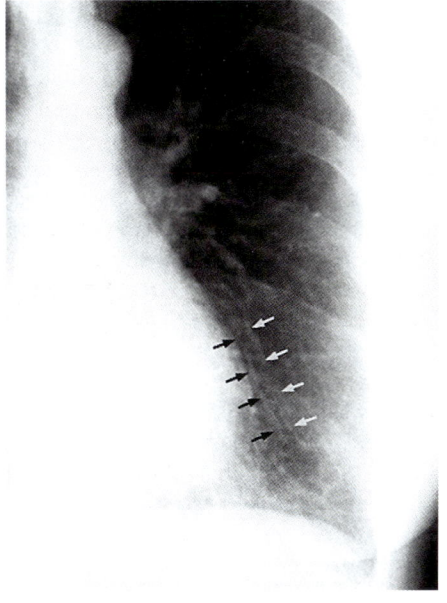

Abb. 15.3: Das p.-a.-Thoraxbild zeigt schienenartige Schatten („Tram Line" →), die vom Hilus in die Peripherie ziehen. Dies entspricht zylindrischen Bronchiektasen als wandverdickte Bronchien ohne adäquate Kaliberreduktion. [E283]

frühkindlicher Infektionen, Strikturen, eingedickten Schleims (Mukoviszidose!) oder langsam wachsender Tumoren. Sie liegen bevorzugt dorsobasal und können eine zylindrische, sackförmige oder variköse Form haben. Klinisch liegen typischerweise rezidivierende bronchopulmonale Infekte vor.

Radiologische Diagnostik
Die **Thoraxaufnahme** wird meist von Zeichen der Grunderkrankung dominiert.

Zylindrische Bronchiektasen können als schienenartige Schatten vom Hilus in die Peripherie ziehen (auch „Tram Lines"). Sackförmige zystische Bronchiektasen führen zu Ringschatten mit gelegentlichem Luft-Flüssigkeitsspiegel (▶ Abb. 15.3). Mittels **CT** lassen sich die aufgeweiteten, teilweise wandverdickten Bronchien z. B. an einer fehlenden Verjüngung in die Peripherie gut nachweisen (▶ Abb. 15.4).

▶ Wichtigste radiologische Zeichen eines Emphysems sind erhöhte Strahlentransparenz des Parenchyms (Gefäßrarefizierung), Zwerchfellabflachung und vergrößerter Sagittaldurchmesser des Thorax.

▶ Schlüsselzeichen von Bronchiektasen in der Thoraxaufnahme sind schienenartige Schatten („Tram Lines") und Ringschatten.

ZUSAMMENFASSUNG

Bronchialkarzinom

Das vom Bronchialepithel ausgehende Bronchialkarzinom (BC) ist in Deutschland der zweithäufigste Tumor und macht 95 % aller Lungenmalignome aus. Zigarettenrauch ist die wichtigste karzinogene Noxe, deutlich seltener bestehen berufliche Karzinogene wie z. B. Asbest. Nach ihrer Lokalisation werden folgende Formen unterschieden:

▶ **Peripheres Bronchialkarzinom:** meist Adenokarzinome; Sonderform: Pancoast-Tumor der Lungenspitze mit früher Infiltration von Thoraxwand, Halssympathikus (Horner-Trias) und zervikalen Nervenwurzeln (Plexusneuralgie).

▶ **Zentrales Bronchialkarzinom:** hilumnah, histologisch meist Plattenepithel- oder kleinzelliges Karzinom.

▶ **Diffus wachsendes Bronchialkarzinom:** meist Alveolarzellkarzinome.

Unspezifische Symptome sind Husten, Dyspnoe und Thoraxschmerz. Hämoptyse ist oft ein Spätsymptom.

Radiologische Diagnostik

Je nach Lokalisation und Ausdehnung verursachen Bronchialkarzinome unterschiedliche Erscheinungsbilder in der Thoraxübersichtsaufnahme:

Das **periphere Bronchialkarzinom** stellt sich als peripherer Rundschatten mit unscharfer Begrenzung und Corona radiata, einer radiär vom Tumor ausgehenden Streifenzeichnung (Krebsfüßchen), dar. Weitere Malignitätskriterien eines Rundherdes sind Rigler-Nabelzeichen (Gefäßhilus), exzentrische Einschmelzungen und unscharfe Konturen (▶ Abb. 16.1).

▶ Das periphere Adenokarzinom kann in der Thoraxübersichtsaufnahme ein entzündliches pneumonisches Infiltrat imitieren.

Da die meisten **zentralen Karzinome** im Bronchus oder manschettenförmig um den Bronchus herum wachsen, ist die Bronchusstenose mit angrenzender Atelektase der häufigste Befund (▶ Abb. 16.2). Des Weiteren kann es zu poststenotischen Pneumonien (Retentionspneumonie) mit segmentaler Fleck- oder Streifenzeichnung kommen. Eher selten ist eine hypertransparent imponierende poststenotische Überblähung durch Ventilwirkung des Tumors („Air-Trapping"). Der zentral wachsende Tumor muss in der Übersichtsaufnahme nicht unbedingt zu sehen sein. Manchmal aber ist ein zentraler Tumorschatten an einem nach lateral konvex vergrößerten, plumpen Hilus und eine hilifugale Streifenzeichnung (Infiltration der Lymphangien) zu erkennen.

Zeichen einer **Metastasierung** sind ein maligner Pleuraerguss und vergrößerte hiläre oder mediastinale Lymphknoten. Sie verursachen ein verbreitertes Mediastinum, Ösophagusstenosen und Kompressionen der V. cava. Bei Infiltration des Tumors in den N. phrenicus kommt es zu einer ipsilateralen Zwerchfellparese mit Zwerchfellhochstand. Der Pancoast-Tumor liegt in der Lungenspitze und führt zu einer einseitigen Verschattung und Rippendestruktionen.

Das **Staging** eines BC erfolgt mittels kontrastverstärkter **CT:** Dabei können die genaue Tumorausdehnung und Metastasierung in mediastinale oder hiläre Lymphknoten bzw. andere Organe (Leber, Gehirn, Nebenniere, Skelett) dokumentiert werden. Das zentrale Bronchuskarzinom selbst imponiert in der CT als weichteildichte, unscharfe Raumforderung mit Bronchusalteration. Periphere BC zeigen sich als unscharf begrenzte, periphere Rundherde mit radiärer Streifenzeichnung (▶ Abb. 16.1 und ▶ Abb. 16.2). Die zusätzliche Durchführung eines FDG-PET/CT hilft in der Differenzierung zwischen einem (zentralen) Bronchialkarzinom und einer nachgeschalteten Atelektase. Zudem können CT-morphologisch okkulte Lymphknotenmetastasen und Fernmetastasen detektiert werden (▶ Abb. 16.3).

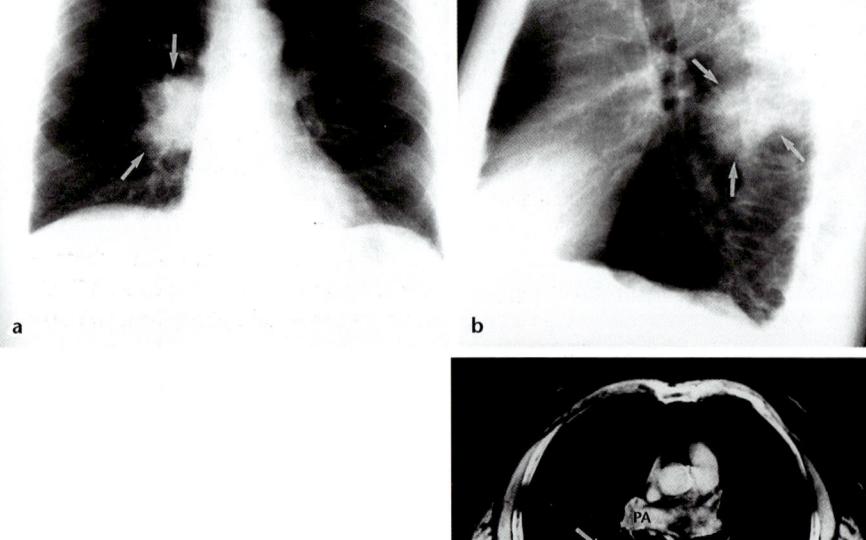

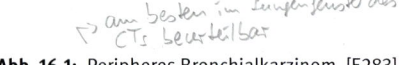
▷ am besten im Lungenfenster des CTs beurteilbar

Abb. 16.1: Peripheres Bronchialkarzinom. [E283]
a) In der p.-a.-Thoraxübersicht projiziert sich nah zum rechten Hilus eine unscharf begrenzte Verschattung mit radiären Ausläufern in die Umgebung (→).
b) Die seitliche Aufnahme lokalisiert den Herd aber dorsal des Hilus in den rechten Unterlappen (apikal).
c) Das transversale CT-Bild zeigt die Lagebeziehungen des inhomogen dichten Tumors zu den Mediastinalstrukturen. Man beachte den Tumorstrang zur Pleura: Der sog. Pleurafinger ist ein Malignitätskriterium (PA = Pulmonalarterie, Ao = Aorta).

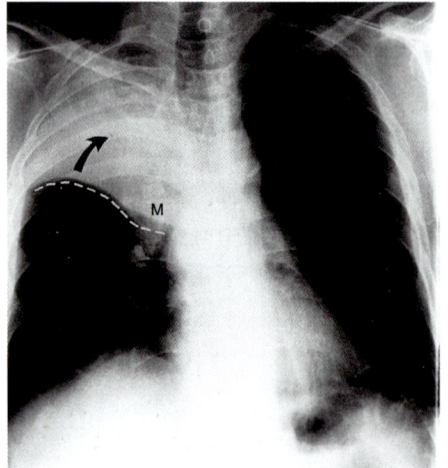

Abb. 16.2: Zentrales Bronchialkarzinom. Infolge der Raumforderung im Hilumbereich ist der Oberlappenbronchus verlegt, die poststenotische Atelektase zeigt sich als homogener segmentaler Schatten. Als Zeichen der Volumenminderung kollabiert die Fissura minor nach kranial. Die hilusnahe Raumforderung (M) „beult" die sonst einfach nach kranial konvexe Fissur aus. [E283]

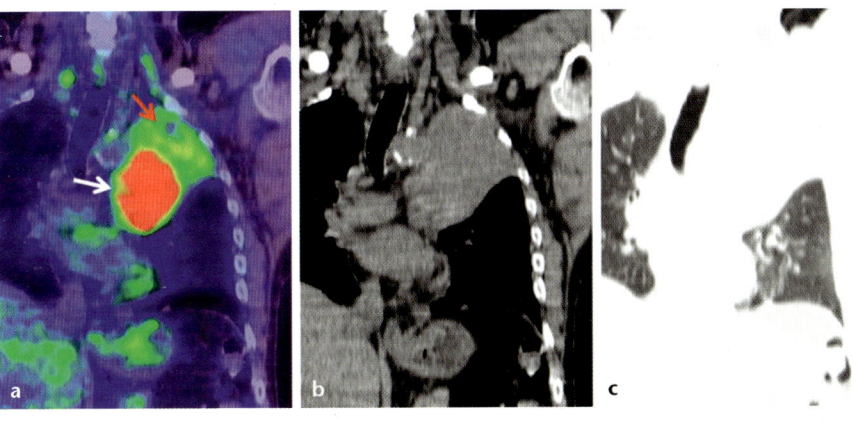

Abb. 16.3: Zentrales Bronchialkarzinom mit Atelektase. Im FDG-PET/CT nimmt lediglich der Tumor das Radionuklid auf. Die Atelektase ist zwar im CT ähnlich dicht, nimmt aber kaum FDG auf. [M907]
a) Fusioniertes FDG-PET und natives CT.
b) Natives CT im Weichteilfenster.
c) Natives CT im Lungenfenster.

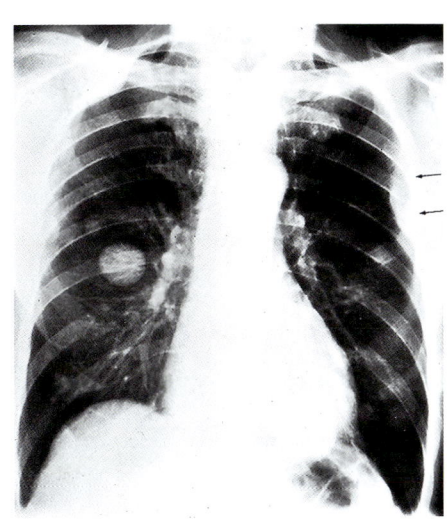

Abb. 16.4: Rundherdmetastasen. Die p.-a.-Aufnahme zeigt multiple Metastasen. Die Pfeile markieren eine durch Rippenmetastasen hervorgerufene Weichteilschwellung. [E393]

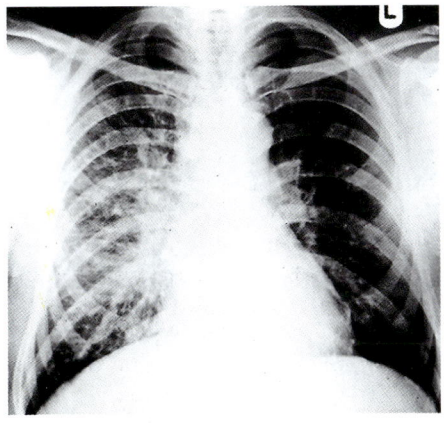

Abb. 16.5: Lymphangiosis carcinomatosa. Rechtsseitig noduläre Transparenzminderung und streifenförmige Zeichnungsvermehrung als Folge der Ausbreitung der Tumorzellen in den Lymphangien. [E393]

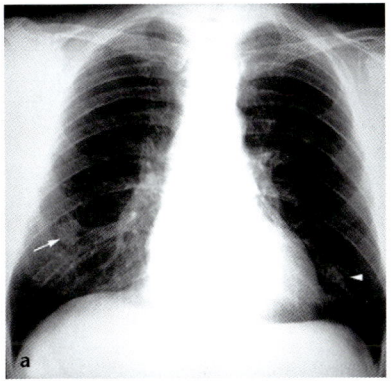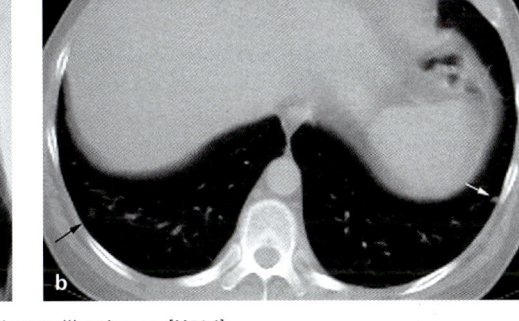

Abb. 16.6: Hämatogene Metastasen eines Nierenzellkarzinoms. [M506]
a) Die Thoraxaufnahme zeigt nur wenige, flaue Rundherde (→).
b) Im KM-verstärkten axialen CT-Schnitt dagegen sind multiple, über die Lunge verteilte Metastasen zu sehen (→).

Lungenmetastasen

Fast jedes dritte Malignom metastasiert in die Lunge. Hämatogene Lungenmetastasen finden sich v. a. bei Primärtumoren der Niere, Mamma, Prostata und der Schilddrüse. Allerdings können selten auch Magen-, Pankreas- und Mammakarzinome lymphogen in die Lunge metastasieren. Röntgenologisch werden folgende Formen unterschieden:

▶ **Rundherdmetastasen:** Bei hämatogener Metastasierung lassen sich solitäre oder multiple, homogene, kugelförmig expansiv wachsende Herde unterschiedlicher Größe nachweisen. Meist sind sie scharf begrenzt (▶ Abb. 16.4).

▶ **Lymphangiosis carcinomatosa/Pleuritis carcinomatosa:** Der Tumor breitet sich strangartig in den Lymphspalten und dem pulmonalen Interstitium aus. Bei tumoröser Infiltration der Pleura zeigt sich ein Erguss oder eine strangartige Pleuraverdickung (▶ Abb. 16.5).

▶ **Pneumonische Metastasen:** Ausbreitung des Tumors in den anatomisch präformierten intraalveolären und intrabronchialen Räumen (v. a. Ösophagus-, Mammakarzinome).

Zur Diagnose eignen sich sowohl **Röntgenübersichtsaufnahmen** als auch die **CT.** Dabei ist die Schnittbildgebung beim Nachweis von kleinen Rundherden und Lymphangiosis carcinomatosa überlegen (▶ Abb. 16.6).

▶ Zur Diagnose eines Bronchialkarzinoms sind die Röntgen-Thoraxaufnahme und die CT die bildgebenden Verfahren der Wahl. Dabei gilt: Ein Rundherd bei Patienten über dem 40. Lebensjahr wird – bis zum Beweis des Gegenteils – als Karzinom gedeutet.

▶ Das zentrale Bronchialkarzinom imponiert in der CT als weichteildichte, unscharfe Raumforderung mit Bronchusalteration. Periphere BC zeigen sich als unscharf begrenzte periphere Rundherde mit radiärer Streifenzeichnung.

▶ Die Lunge ist häufiger Manifestationsort von Metastasen. Typisches radiologisches Zeichen sind multiple, scharf begrenzte Lungenrundherde.

ZUSAMMENFASSUNG

Pleuraerguss

Der Pleuraerguss ist eine pathologische Flüssigkeitsansammlung im Pleuraspalt. Ursächlich sind meist Herzinsuffizienz, Pneumonien oder Malignome. Dabei wird nach der Zusammensetzung der Flüssigkeit unterschieden:

- **Transsudat:** z. B. infolge einer Herzinsuffizienz
- **Exsudat:** z. B. bei einer exsudativen Pleuritis
- **Hämatothorax:** z. B. infolge eines Thoraxtraumas
- **Chylothorax:** bei perioperativer oder traumatischer Läsion des Ductus thoracicus

Nach operativen Eingriffen sowie bei entzündlichen und tumorösen Prozessen finden sich durch Verwachsungen der beiden Pleurablätter gekammerte Ergüsse (▶ Abb. 17.1).

> Sonografisch lassen sich Pleuraergüsse ab einem Volumen von 30 ml darstellen. Dagegen liegt die Nachweisgrenze in der Thoraxübersichtsaufnahme im Stehen bei rund 200 ml, im Liegen sogar bei 500 ml.

In der transdiaphragmalen oder transthorakalen **Sonografie** zeichnet sich der Erguss echoarm zwischen echoreichem Zwerchfell bzw. Thoraxwand ab. Nicht gekammerte Ergüsse verteilen sich nach Umlagern des Patienten.

- Beim aufrecht stehenden Patienten sammelt sich die Ergussflüssigkeit zunächst am tiefsten Punkt und wird in der p.-a.-Thoraxaufnahme als meniskusförmige, nach lateral ansteigende, homogene Verschattung im Recessus phrenicocostalis sichtbar. Da der dorsale Randsinus weiter kaudal als der laterale Randsinus liegt, ist ein Erguss in der Seitaufnahme eher zu erkennen: Er imponiert als nach kranial konkav begrenzte Verschattung im dorsalen Sinus (▶ Abb. 17.2).

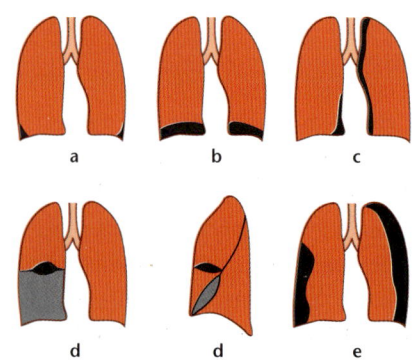

Abb. 17.1: Pleuraergussformen im Röntgen-Thorax. [L231]

- Bei „**Bettlungen**" läuft die Flüssigkeit über die gesamte dorsale Pleura aus, sodass erst größere Mengen ab 500 ml nachweisbar sind. Zeichen des Ergusses sind hier: eine nach kranial abnehmende verminderte Strahlentransparenz des gesamten Hemithorax und eine unscharfe Zwerchfellkontur.

In der CT lassen sich schon geringste Ergussmengen je nach Ergussart als Saum unterschiedlicher Dichte darstellen. Dabei sprechen Dichtewerte unter 10 HE für ein

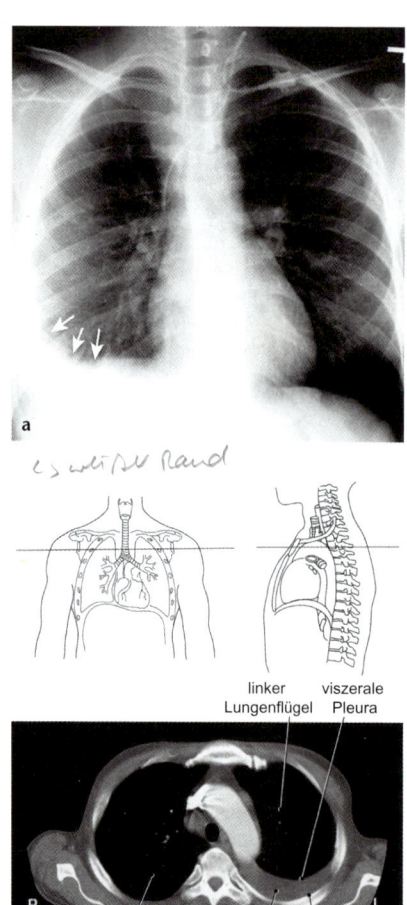

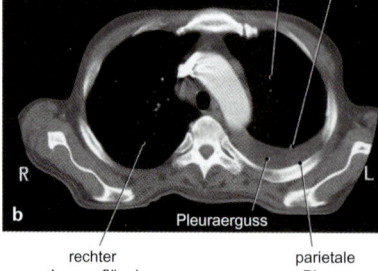

linker Lungenflügel   viszerale Pleura

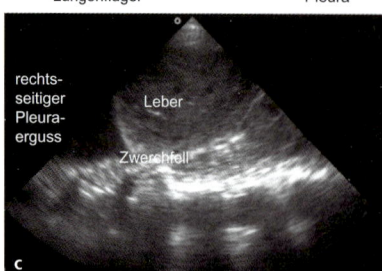

rechter Lungenflügel   Pleuraerguss   parietale Pleura

Abb. 17.2: Pleuraerguss.
a) p.-a-Aufnahme: Der rechtsseitige Erguss zeigt sich als basale homogene Verschattung, die lateral ansteigt (Pfeile). [E636]
b) Axiales CT-Thorax: Beispiel mit linksseitigem Erguss, der sich im Liegen dorsal sammelt. [E458]
c) Sonografisches Bild eines ausgedehnten echofreien Ergusses (Rt pl eff = right pleural effusion). [F302]

Transsudat, Werte über 25 HE für ein Exsudat oder hämorrhagische Flüssigkeit.

Pneumothorax

Je nach Ätiologie wird zwischen Spontanpneumothorax bei vorbestehenden Veränderungen (z. B. Emphysemblasen), iatrogenem (z. B. Pleurapunktion) oder traumatischem Pneumothorax unterschieden. Abhängig vom Volumen der sich im Pleuraraum befindenden Luft kann der Pneumothorax asymptomatisch sein, aber auch zu Dyspnoe und Schmerzen bis zum Schock führen.

Folgende **radiologische Zeichen** können sich (v. a. in Exspiration) darstellen:

- Der lufthaltige Pleuraraum zwischen Thoraxwand und viszeraler Pleura, die sich als feine Haarlinie zeigt, ist strahlentransparenter als das Lungengewebe, es sind keine Lungengefäße erkennbar (▶ Abb. 17.3).

> Hautfalten können die feine Haarlinie der viszeralen Pleura imitieren. Eine Unterscheidung ist z. B. durch Verfolgen der Linien bis zur Thoraxwand oder Beurteilung der Lungengefäße möglich.

- Bei einem lebensbedrohlichen **Spannungspneumothorax** mit Ventilmechanismus finden sich eine kollabierte Lunge, ipsilateraler Zwerchfelltiefstand, Mediastinalverlagerung nach kontralateral und weite Interkostalräume (▶ Abb. 17.4). Es ist eine sofortige Entlastung notwendig!
- Den **Seropneumothorax** mit zusätzlicher Flüssigkeit (z. B. Erguss) im Pleuraspalt

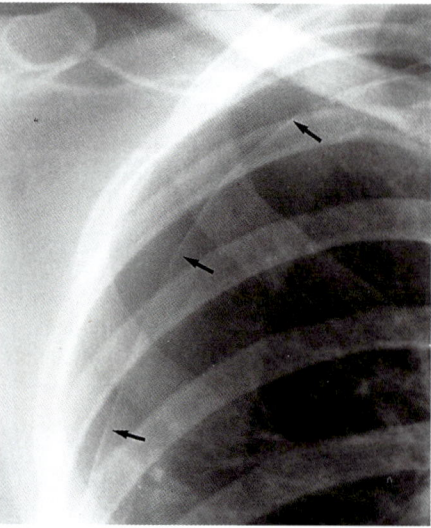

Abb. 17.3: Apikaler Pneumothorax. Die Pleura visceralis imponiert in dieser Thoraxaufnahme als feine, vom Thorax abgehobene und gebogene Linie (→). Jenseits der Linie ist keine Lungengefäßzeichnung mehr sichtbar. [E283]

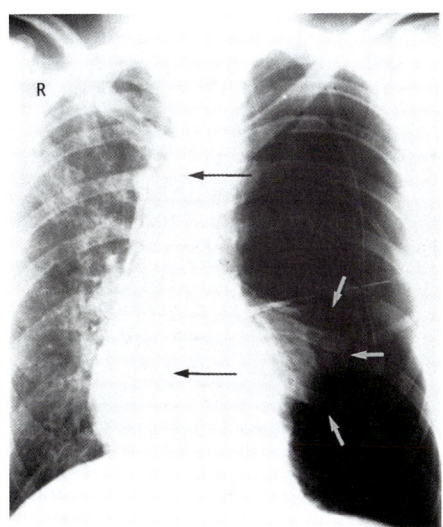

Abb. 17.4: Spannungspneumothorax. Die linke Lunge ist vollständig kollabiert (weiße →), der betroffene Hemithorax zeigt eine hohe Strahlentransparenz. Das linke Zwerchfell steht tief und ist abgeflacht, Herz und Mediastinum sind nach rechts verlagert (schwarze →). [E283]

zeichnet das oben beschriebene Erscheinungsbild mit einem Flüssigkeitsspiegel aus.

Pleuraschwielen/-schwarten

Pleuraschwielen entstehen als fibrös-narbige Verdickung der beiden Blätter meist sekundär nach vorausgegangenen entzündlichen Prozessen (z. B. Pleuritis), einem Hämatothorax oder einem chronischen Pneumothorax. Sie zeigen sich in der **Thoraxaufnahme** meist basal im phrenikokostalen Randwinkel oder apikal im Bereich der Pleurakuppen. Der narbige Zug auf das umgebende Gewebe kann ein Hochziehen des Zwerchfells oder eine Verkleinerung der Interkostalräume verursachen.

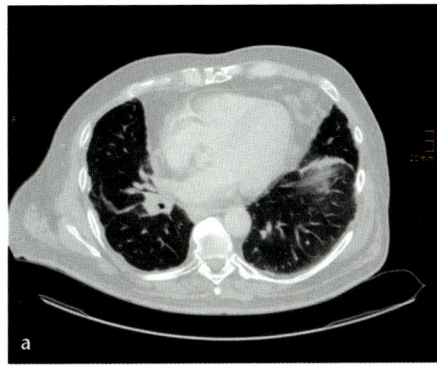

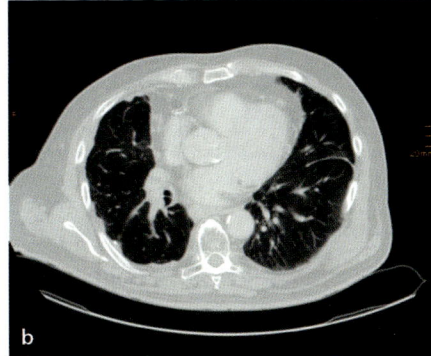

Abb. 17.5: Asbestose. [M906]
a) Knotige Pleuraverdickungen rechts dorsal und entlang des Lappenspaltes links.
b) Typische tafelbergartige Pleuraverdickungen rechts mit Verkalkungen.

Ein typisches Beispiel ist die Asbestose, die zu ausgeprägten Pleuraschwielen und -verkalkungen führt (▶ Abb. 17.5).

> Durch Umlagern des Patienten lassen sich Pleuraschwielen von einem nicht gekapselten Erguss unterscheiden: Während der Erguss in Seitenlage „ausläuft", ändert die durch eine Pleuraschwarte verursachte Verschattung ihre Lage nicht.

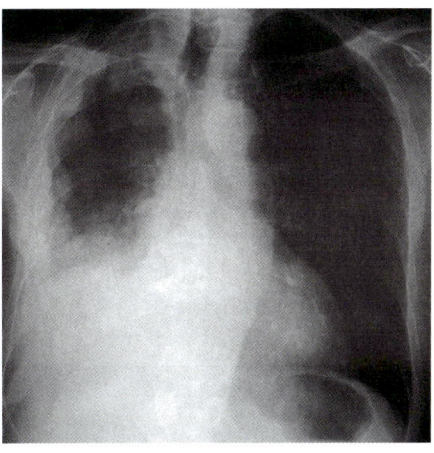

Abb. 17.6: Pleuramesotheliom. Der Tumor imponiert als diffus gelappte Pleuraverbreiterung im rechten Hemithorax. [E349]

Pleuramesotheliom

In der Ätiologie des seltenen, vom Mesothel ausgehenden malignen Tumors, des Pleuramesothelioms, spielt eine Asbestexposition eine entscheidende Rolle. Klinisch bestehen eher unspezifische Symptome: Thoraxschmerz, Dyspnoe und Gewichtsverlust. Im **Röntgenthorax** kann ein Pleuraerguss der einzige Befund sein. Außerdem findet sich im fortgeschrittenen Stadium eine lobulierte, verbreiterte Pleura, die als ovale oder polyzyklische Verschattung imponiert. Ein weiteres typisches Zeichen ist die Verkleinerung des betroffenen Hemithorax bei sonst regelrecht belüfteter Lunge (▶ Abb. 17.6).
Mittels **CT** lässt sich neben der Ausdehnung auch die Tumorart besser beurteilen.

• Bei Aufnahme im Liegen ist tiefe Sulkusseiden einzige Hinweis auf Pneumothorax !
  ↳ „deep sulcus sign"
  ↳ ganz tiefe Recessus costodiaphragmaticus

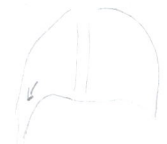

- Kleinste Ergussmengen lassen sich am besten sonografisch darstellen. Größere Volumina (> 200 ml) sind in der p.-a.-Thoraxaufnahme als Verschattung im Recessus phrenicocostalis nachweisbar.
- Zeichen eines Pneumothorax in der Thoraxübersichtsaufnahme (Exspirationsaufnahme!) sind ein tief schwarzer Pleuraspalt, den eine feine Linie vom Lungenparenchym trennt, beim Spannungspneumothorax zusätzlich Mediastinalverlagerung nach kontralateral und ein ipsilateraler Zwerchfelltiefstand.

ZUSAMMENFASSUNG

Aortenisthmusstenose

Die Aortenisthmusstenose oder Coarctatio aortae ist eine angeborene Einengung im Aortenverlauf, die nahe der Einmündungsstelle des Ductus arteriosus Botalli auftritt. Typische klinische Zeichen der postduktalen Aortenisthmusstenose sind Hypertonie der oberen bei gleichzeitiger Hypotonie der unteren Extremitäten sowie abgeschwächte oder fehlende Femoralispulse.

Radiologische Diagnostik

Infolge des prästenotischen Hochdrucks können in der **Thoraxaufnahme** der linke Ventrikel vergrößert, die Aorta ascendens und die brachiozephalen Gefäße prominent sein. Die Isthmusstenose ist mitunter als Kerbe in der äußeren Kontur der Aorta, dem sog. 3er-Zeichen, zu erkennen. Die untere Körperhälfte wird in Abhängigkeit vom transstenotischen Druckgradienten über Kollateralen der Aa. mammariae und Interkostalarterien versorgt, die kaudal der Stenose in die Aorta einmünden. Deren Aufweitung und Elongation führt zu Druckusuren an den Unterkanten der dorsalen Anteile der 3.–10. Rippe (▶ Abb. 18.1). Die tatsächliche Engstelle lässt sich am besten in der konventionellen oder **MR-/CT**-Angiografie darstellen.

Aneurysma und Dissektion der Aorta

Aneurysmen sind abgegrenzte Erweiterungen des Lumens einer Arterie. Generell können sie in allen Gefäßabschnitten vorkommen, besondere Bedeutung haben aber Aneurysmen der thorakalen und abdominellen Abschnitte der Aorta sowie der intrakraniellen Gefäße (▶ Kap. 40). Nach ihrer Pathogenese werden arteriosklerotische, infektiöse, traumatische oder kongenitale Aneurysmen unterschieden. Nach morphologischen Gesichtspunkten können sie in drei Formen eingeteilt werden (▶ Abb. 18.2):
▶ **Echtes Aneurysma** (Aneurysma verum): Das Lumen ist unter Beteiligung aller drei Wandschichten sack- oder spindelförmig aufgeweitet.
▶ **Falsches Aneurysma** (Aneurysma spurium oder falsum): Es entsteht durch eine Gefäßverletzung, meist nach Punktionen oder OP, unter Ausbildung eines paravasalen, partiell perfundierten Hämatoms (▶ Abb. 18.4).
▶ **Aortendissektion** (Aneurysma dissecans): Durch einen Intimariss mit Trennung der Aortenwandschichten kann Blut zwischen Intima und Media fließen („Entry") und ein zweites Lumen bilden. Das falsche Lumen kann weiter distal durch einen

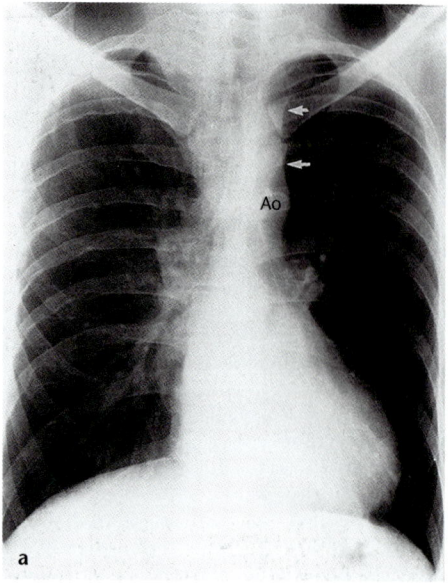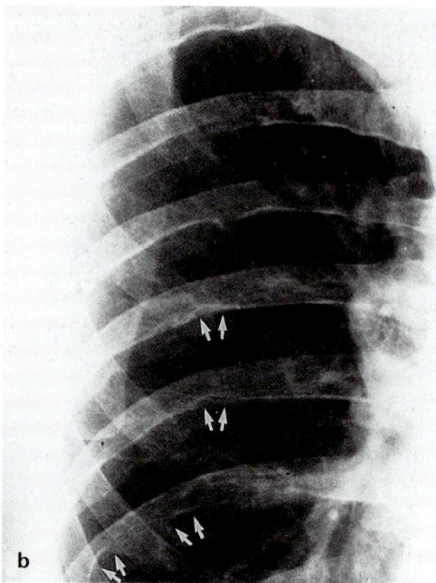

Abb. 18.1: Aortenisthmusstenose. [E283]
a) Die p.-a.-Thoraxaufnahme zeigt einen prominenten linken Herzrand und eine aufgeweitete linke A. subclavia (→).
b) Auf der Zielaufnahme sind an den Rippenunterkanten grübchenartige Arrosionen (Usuren) zu erkennen (→).

zweiten Intimariss wieder Anschluss zu dem echten Arterienlumen finden („re-entry"). Das Aneurysma dissecans tritt überwiegend in der thorakalen Aorta auf. Es wird nach Stanford oder DeBakey klassifiziert (▶ Abb. 18.3 und ▶ Abb. 18.5).

▶ Wegen der drohenden Komplikationen wie einer Ruptur oder einer Perikardtamponade ist die Aortendissektion Typ Stanford A ein chirurgischer Notfall.

Radiologische Diagnostik

▶ Bildgebendes Mittel der Wahl ist – besonders in der Notfalldiagnostik – die kontrastverstärkte CT. Sie erlaubt eine exakte Bestimmung von Längenausdehnung und Relation von durchströmtem Lumen und Außendurchmesser. Grenzwerte für das Aortenlumen sind thorakal 4 cm und abdominal 3 cm. Eine Operationsindikation besteht ab einem Durchmesser von 5 cm.

Thrombotische Wandauflagerungen sind als ringförmige oder wandständige Hypodensität vom kontrastierten Restlumen zu differenzieren. Der Nachweis einer **Intimaabhebung** und eines kontrastierten **falschen Lumens** sind sichere Zeichen einer

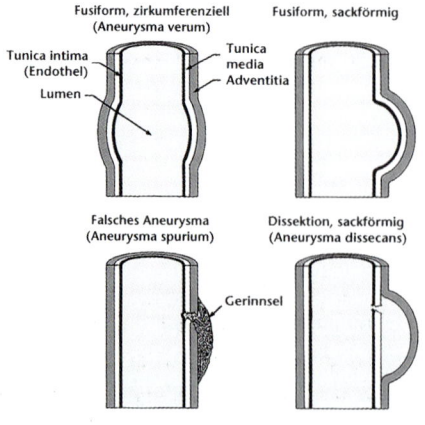

Abb. 18.2: Schematische Darstellung der Aneurysmaformen. [E514]

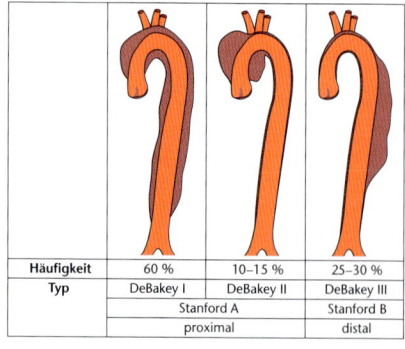

Abb. 18.3: Klassifikation der Aortendissektion nach Stanford. Typ A nach Stanford: Dissektion der Aorta ascendens. Der Aortenbogen und die gesamte weitere Aorta können betroffen sein. Typ B: Dissektion der Aorta descendens. [L141]

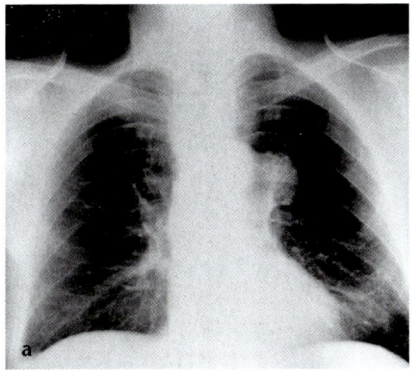 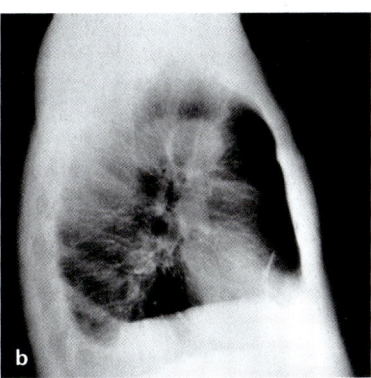 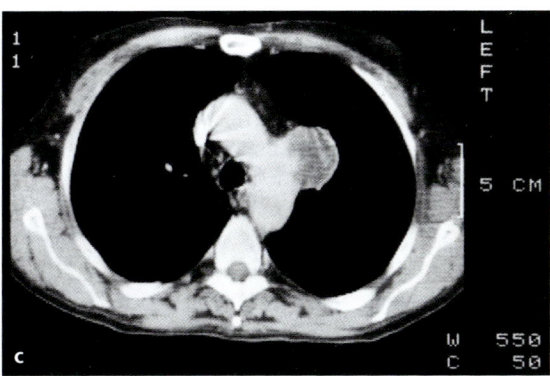

Abb. 18.4: Aneurysma spurium. [T407]
a), b) Die Röntgenthoraxaufnahme in zwei Ebenen zeigt auf Höhe des Aortenbogens eine kugelige, scharf begrenzte Verschattung mit Kalkeinlagerungen.
c) Computertomografisch ist an der Spitze des kontrastmittelgefüllten Aortenbogens eine nicht vollständig thrombosierte, aneurysmatische Erweiterung mit äußerem Kalkring zu erkennen.

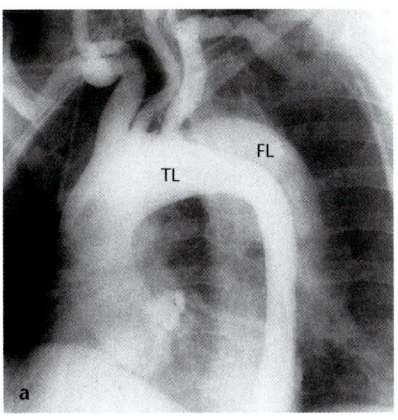 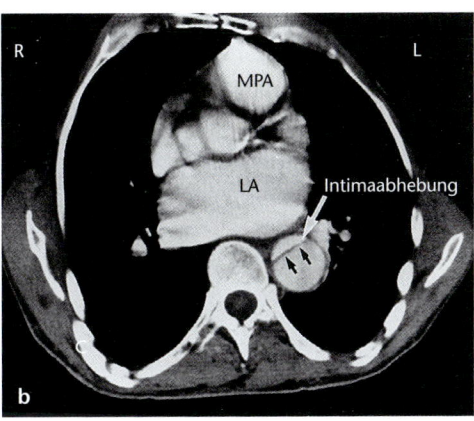 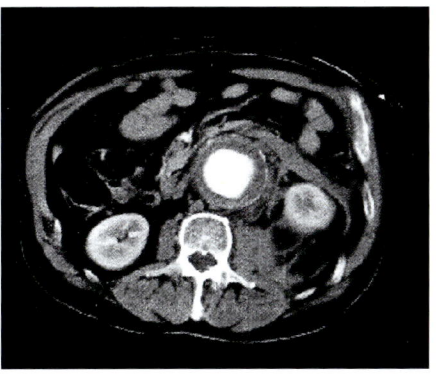

Abb. 18.6: Rupturiertes infrarenales Aortenaneurysma. In der kontrastverstärkten Oberbauch-CT stellt sich eine aufgeweitete Aorta abdominalis mit verkalkten Wänden dar. Das durchflossene, gut kontrastierte Lumen ist von thrombosierten Abteilen umgeben. Um das Gefäß erkennt man schlierige Streifen, die ausgetretenem Blut entsprechen. [T407]

Abb. 18.5: Aortendissektion (Stanford Typ B). [E283]
a) Die Katheterangiografie zeigt in LAO-Projektion ein kontrastiertes echtes (TL) und falsches Lumen (FL), das distal der brachiozephalen Gefäße abgeht und innerhalb der Aortenwand einen Kanal bildet.
b) Im axialen CT-Bild lässt sich nach KM-Gabe die zwischen echtem und falschem Lumen liegende Intimawand nachweisen (LA = linker Vorhof, MPA = Truncus pulmonalis).

Dissektion. Bei Ruptur des Aortenaneurysmas sind die Wandaußenkonturen des Aneurysmas unscharf. Es breitet sich ein weichteildichtes Hämatom aus, nach KM-Gabe kann das Leck identifiziert werden (▶ Abb. 18.6).
Zeichen eines thorakalen Aneurysmas auf der konventionellen **Thoraxübersichtsauf-** nahme sind Mediastinalverbreiterungen mit schalenförmigen Verkalkungen. Das Lumen ist ektatisch verbreitert.
Mitunter verursacht die Aortendissektion das Bild einer doppelten Aortenkontur im Seitbild. Rupturzeichen sind neben der Mediastinalverbreiterung eine unscharf konturierte Aorta und Verlagerung von Trachea und Speiseröhre, evtl. Hämatothorax oder Perikardtamponade.
Auch **transösophageale Echokardiografie (TEE)** bzw. **Abdomensonografie** eignen sich zum direkten Nachweis von thorakalen bzw. abdominellen Aneurysmen.

· Aortenruptur meist distal des Abgangs der linken A. subclavia

▶ Typische Zeichen einer postduktalen Aortenisthmusstenose im Röntgenbild sind das „3er-Zeichen" und Rippenusuren.
▶ Das Verfahren der Wahl zur Darstellung eines Aortenaneurysmas ist die kontrastverstärkte CT. Morphologisch werden Aneurysma verum, Aneurysma spurium und Aortendissektion unterschieden. Die Aortendissektion muss nicht mit einer aneurysmatischen Erweiterung der Aorta einhergehen.
▶ Eine Aortendissektion ist ein Notfall.

ZUSAMMENFASSUNG

Das klinische Bild des akuten Abdomens prägen
▶ starker, akuter Bauchschmerz und
▶ abdominelle Abwehrspannung.

Es gibt eine Vielzahl von möglichen Ursachen, v. a. aber kommen akute Entzündungen, Ileus, Organrupturen bzw. -perforationen und vaskuläre Perfusionsstörungen in Betracht.

> Das akute Abdomen kann (muss aber nicht) ein Notfall sein, der eine chirurgische Intervention verlangt. Deshalb sollte die Situation unverzüglich differenzialdiagnostisch geklärt werden.

Neben Anamnese, klinischer und laborchemischer Untersuchung ist der Einsatz bildgebender Verfahren zur Klärung der abdominalen Situation erforderlich. Dabei geben Sonografie und die Abdomenleeraufnahme in der Basisdiagnostik wichtige Hinweise. Kann hier die Ursache nicht gefunden werden, ist eine CT anzuschließen.

Abdomenübersichtsaufnahme
Die Aufnahme wird nativ in Linksseitenlage mit horizontalem Strahlengang und im Stehen oder bei dem meist schlechten Allgemeinzustand des Patienten in Rücken- und Linksseitenlage angefertigt. Das Abdomen sollte von Zwerchfell bis Beckenboden dargestellt werden. Hierbei ist v. a. auf extraluminale Luft (▶ Tab. 19.1), Dünn- und Dickdarmspiegel, erweiterte Darmabschnitte, Steine, Raumforderungen und Fremdkörper zu achten.

Ileus
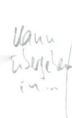
Den **mechanischen Ileus** verursachen Obstruktionen (z. B. Tumoren, entzündliche Stenosen, Fremdkörper) oder Strangulationen (z. B. Invagination, postoperative Briden, inkarzerierte Hernien).
Ein **paralytischer Ileus** kann reflektorisch (z. B. postoperativ, Pankreatitis), metabolisch (z. B. Diabetes mellitus) oder toxisch (z. B. Ischämie) bedingt sein.
Häufige Symptome, die aber in ihrer Ausprägung von Ursache und Lokalisation abhängen, sind abdominelle Schmerzen, Erbrechen, Stuhl- und Windverhalt.
In der **Abdomenübersichtsaufnahme** finden sich gashaltig geblähte Darmschlingen mit einem Flüssigkeitsspiegel. Das Verteilungsmuster kann auf die Verschlusslokalisation eines mechanischen Ileus hinweisen (▶ Abb. 19.1 und ▶ Abb. 19.2). Zur Unterscheidung von mechanischen und paralytischen Prozessen ist darauf zu achten, ob die

Tab. 19.1: Differenzialdiagnosen extraluminaler Luftansammlungen.

Lokalisation	Häufige Ursache
Freie Luft	Siehe bei Organperforation/-ruptur, physiologisch bis 14 Tage nach Bauchoperationen
Luft in der Darmwand (Pneumatosis intestinalis)	Ischämische Darmnekrosen, Entzündungen und Abszesse, posttraumatisch, Volvulus und Invagination
Luft im Gallengangsystem	Steinperforation bei Konkrementen, Tumoren, Cholezystitis, postoperativ/postinterventionell nach ERCP (▶ Kap. 24)
Luft im kleinen Becken	Douglas-Abszess, Kolon-Becken-Fistel

Luft-Flüssigkeitsspiegel zu beiden Enden einer Darmschlinge in gleicher (paralytisch) oder verschiedener Höhe (mechanisch) stehen (▶ Abb. 19.3). Zusätzliche Informationen liefert die **Sonografie** (erweiterte Darmschlingen, Hyper-/Hypo- oder fehlende Peristaltik, bei mechanischem Ileus typische Pendelperistaltik) oder je nach Lokalisation eine **Dünndarmuntersuchung nach Sellink** bzw. ein **retrograder KM-Einlauf** mit jodhaltigem, wasserlöslichem Kontrastmittel.

Akute Entzündungen
Entzündungen intraabdominaler oder retroperitonealer Organe wie eine akute Pankreatitis, Cholezystitis oder Divertikulitis können das klinische Bild eines akuten Abdomens verursachen.

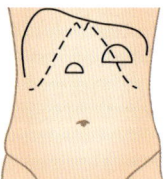
Duodenalileus „double bubble"

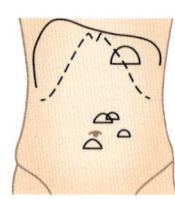
hochsitzender Dünndarmileus

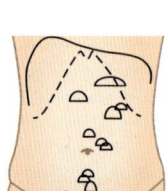
tiefsitzender Dünndarmileus

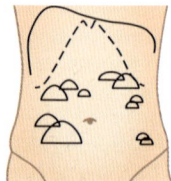
Dickdarmileus

Abb. 19.1: Schematische Darstellung der Spiegelverteilung bei Dünn- und Dickdarmileus. Multiple Spiegel im mittleren Abdomen sind ein Zeichen eines Dünndarmileus. Der Kolonrahmen ist hier frei. Ein Dickdarmileus verursacht entsprechend dem Verlauf des Kolons lokalisierte Spiegel. [L231]

Organperforation/-ruptur
Perforationen eines abdominellen Hohlorgans infolge von Ulzerationen (bevorzugt in Magen und Duodenum), Divertikulitiden, Traumen etc. führen zum radiologischen Bild von freier abdomineller Luft. Dabei zeigt sich in der **Abdomenübersichtsaufnahme** (evtl. auch in der **Thoraxaufnahme**) freie Luft nach Lage des betroffenen Organs intra- oder retroperitoneal, immer aber am höchsten Punkt:
▶ **Freie intraperitoneale Luft** findet sich im Stehen unter dem Zwerchfell, in Linksseitenlage als Luftansammlungen zwischen

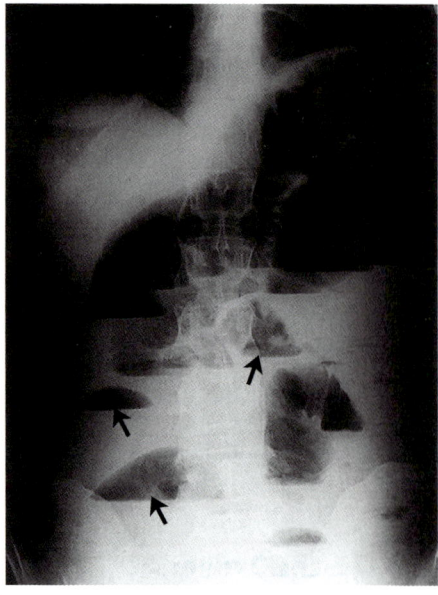

Abb. 19.2: Mechanischer Dickdarmileus. In der Abdomenübersichtsaufnahme im Stehen finden sich erweiterte Dünndarmschlingen und ein geblähter Kolonrahmen. [M508]

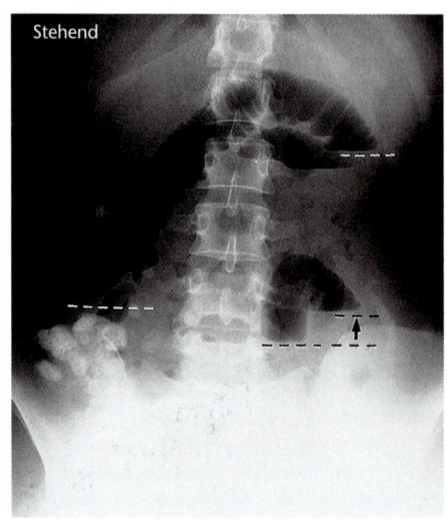
Stehend

Abb. 19.3: Dünndarmverschluss. In der Abdomenübersichtsaufnahme im Stehen befinden sich die Luft-Flüssigkeitsspiegel in einer Schlinge auf unterschiedlicher Höhe. Das spricht mehr für eine mechanische Ursache des Ileus. Das Bild kommt infolge der beim mechanischen Ileus auftretenden Pendelperistaltik zustande. [E283]

Ileus: 70% Adhäsionen (nach OP)
10% Tumor
5% Entzündungen
5% Hernien

Befundung: 1) Raumforderung
2) Luftverteilung (Pneumoperitoneum)
3) Verkalkungen
4) Knochen
5) Weichteile

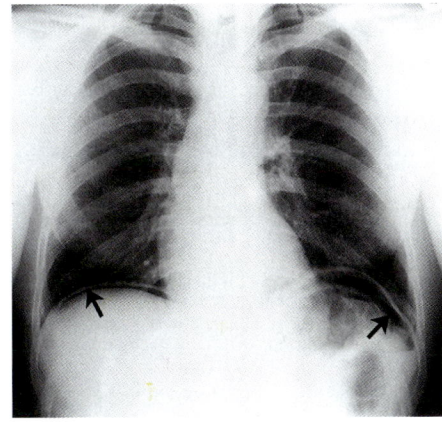

Abb. 19.4: Freie intraperitoneale Luft. In der Thorax-aufnahme ist freie Luft in Form von Luftsicheln unter dem re. und li. Zwerchfell nachweisbar (→). Die Magenblase ist unter dem linken Zwerchfell sichtbar. [M508]

Leber, Zwerchfell und lateraler Bauchwand (▶ Abb. 19.4).
▶ **Freie retroperitoneale Luft** zeigt sich als streifige Aufhellung entlang dem lateralen Psoasrand.

Differenzialdiagnostisch muss bei freier Luft in der Bauchhöhle auch an iatrogene Ursachen (nach Gastro-/Koloskopie als Komplikation, nach Laparotomie normal), an Peritonitis oder an einen rupturierten Abszess gedacht werden.

Ischämische Darmerkrankungen
Akute oder chronische arterielle Perfusions-störungen können zu ischämiebedingten Schäden des Darms führen. Die hochgradig stenosierte A. mesenterica inf. verursacht eine ischämische Kolitis, ein akuter Ver-schluss der A. mesenterica sup. führt zu ei-nem Darminfarkt. Dabei kommt es zu hefti-gen abdominellen Schmerzen, paralytischem Ileus und Durchwanderungsperitonitis.

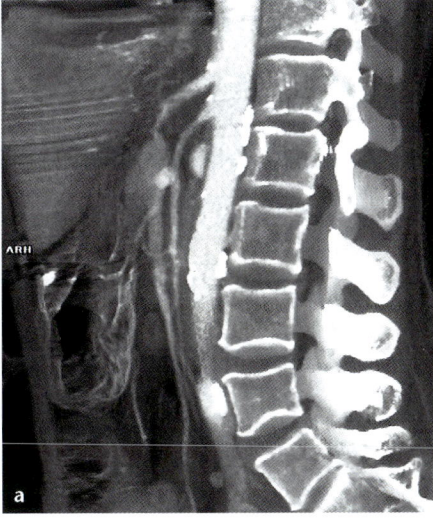
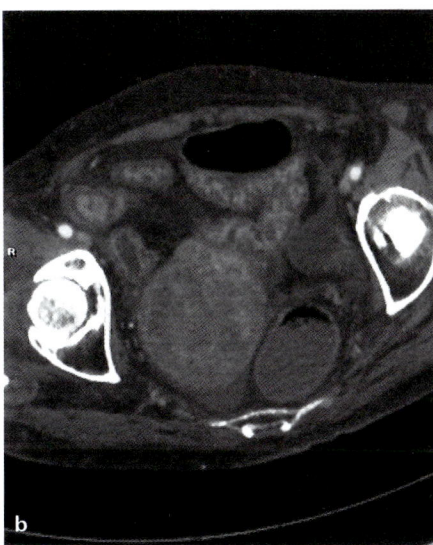

Abb. 19.5: Mesenterialarterienstenose. [F316]
a) Die sagittale Rekonstruktion einer CT-Angiografie zeigt den großen Thrombus im Anfangsteil der A. mesenterica superior als KM-Aussparung im Lu-men des Gefäßes.
b) Im transversalen CT-Schnitt zeigt sich eine Wand-verdickung des Sigmoids und der Dünndarmschlin-gen.

Ein Mesenterialinfarkt ist ein akuter Notfall, der einer raschen Diagnostik und Therapie bedarf. Die Ischämie-toleranz des Darms beträgt max. 6 h.

Die **Abdomenübersichtsaufnahme** zeigt als Zeichen eines paralytischen (Sub-)Ileus Blähung und Spiegelbildung des Darms so-wie eine Vergrößerung der Falten und eine Wandverdickung. In der **Abdomensono-grafie** finden sich stehende Darmschlingen. Ein Verschluss der **Mesenterialgefäße** lässt sich rasch in der **Angio-CT** (▶ Abb. 19.5) oder **Doppler-Sonografie** darstellen. **An-giografisch** zeigt sich ein umschriebener Abbruch der Kontrastmittelsäule im Gefäß. Die Angiografie liefert zwar die beste anato-mische Gefäßdarstellung, verbietet sich aber häufig aus Zeitgründen.

• Bauchschmerzen, Übelkeit, hohes Laktat (!)
– in jede Darmschlinge ist Luft in Darmwand (weil Darmwand abstirbt)
– Luftblasen in Leber (weil erstes Organ nach Darm)
↳ Truncus coeliacus kann isoliert blockiert sein (A. mesenterica sup. wird noch etwas durch A. mesenterica inf. versorgt)

• Mesenterialinfarkt zu 90% durch Thrombus in A. mesenterica superior
↳ Diagnostik durch CT in arterielle + venöse Phase
↳ Initialphase: Distanzierung der Darmschlingen
↳ Endphase: paralytische Ileus mit Gas in der Darmwand

▶ Das akute Abdomen ist ein Notfall und bedarf einer raschen diagnostischen Klä-rung. Bildgebende Mittel der Wahl sind Sonografie, Abdomenübersichtsaufnah-me und CT.
▶ Leitzeichen des Ileus ist Spiegelbildung in erweiterten Darmschlingen (Abdomen-übersichtsaufnahme).
▶ Freie Luft im Abdomen ist höchst verdächtig für eine Perforation/Ruptur.
▶ Infarkte der Mesenterialgefäße zeigen als indirektes Zeichen einen paralytischen Ileus. Doppler-Sonografie und Angio-CT können das verschlossene Gefäß nach-weisen.

ZUSAMMENFASSUNG

20 ÖSOPHAGUS

Engstellen: - Ringknorpel
- Aortenbogen
- Zwerchfell

Die radiologische Diagnostik bei Erkrankungen des Magen-Darm-Trakts spielt nur mehr eine additive Rolle zur überlegenen Endoskopie. Diese ermöglicht neben einer direkten morphologischen Beurteilung auch die histologische Aufarbeitung von Biopsien und interventionelle Maßnahmen. Zusätzlich bietet die Endoskopie über die **Endosonografie** die Möglichkeit einer transluminalen Wanddarstellung. Dazu wird ein Schallkopf oral oder rektal im Lumen des zu untersuchenden Darmabschnitts platziert.

Ösophagus-Breischluck

Standardverfahren zur radiologischen Darstellung des Ösophagus ist der sog. Breischluck unter Verwendung eines positiven Kontrastmittels (KM). Indikationen sind morphologische oder funktionelle Störungen. Gewöhnlich wird als KM Bariumsulfat verwendet.

> Ausgetretenes oder aspiriertes bariumhaltiges KM kann schwerste Entzündungsreaktionen verursachen. Deshalb muss bei einem Verdacht auf Schluckstörungen oder auf ösophagotracheale Fisteln mit Aspirationsgefahr bzw. auf eine Perforation wasserlösliches, jodhaltiges KM verwendet werden.

Während der Untersuchung werden Bilder in mehreren Ebenen (a.-p., seitlich und schräg) im Stehen angefertigt. Beurteilungskriterien sind Morphologie (Verlauf, Lumenweite und Faltenrelief) und Funktion (Passage) des Ösophagus. Die beste Schleimhautdarstellung gelingt im Doppelkontrast. Dazu schluckt der Patient Luft oder ein CO_2-haltiges Brausepulver. Im **Normalbefund** stellen sich Schleimhautfalten als paralleles Längsstreifenband dar.

> Physiologische Engen sind oberer Ösophagusmund, Kreuzungsstelle von Aortenbogen und linkem Hauptbronchus sowie Zwerchfelldurchtritt.

Achalasie

Die Achalasie ist eine seltene Innervationsstörung, bei der durch eine kongenitale Aplasie oder Dysfunktion des Auerbach-Plexus der distale Ösophagus dauerkontrahiert ist. Der Speisebrei bleibt so hängen und verursacht eine proximale Ösophaguserweiterung mit Dysphagie, retrosternalen Schmerzen und Aspiration.

Im **Breischluck** verjüngt sich die mäßig bis stark dilatierte Speiseröhre sektglasähnlich am ösophagogastralen Übergang (▶ Abb. 20.1).

Ösophagusdivertikel

Umschriebene Ausstülpungen im Verdauungstrakt betreffen die gesamte Wand (echte Divertikel) oder nur die Mukosa, die durch Muskellücken tritt (Pseudodivertikel).
Pulsionsdivertikel treten links zervikal als Zenker-Divertikel innerhalb des Killian-Dreiecks oder epiphrenisch dicht oberhalb des Zwerchfells auf. Das Zenker-Divertikel entspringt eigentlich im Hypopharynx, kann faustgroß werden und verursacht Dysphagien mit Speiseregurgitation (▶ Abb. 20.2), weshalb es meist bei den Ösophagusdivertikeln aufgeführt wird. Ursache ist ein erhöhter intraluminaler Druck.
Traktionsdivertikel treten als echte Divertikel meist auf Höhe der Trachealbifurkation auf (Bifurkationsdivertikel) und sind in der Regel asymptomatisch.
Der **Ösophagus-Breischluck** zeigt eine KM-gefüllte Aussackung der Ösophaguswand an den oben beschriebenen Lokalisationen.

Zwerchfellhernien

Angeborene oder erworbene Lücken des Zwerchfells erlauben eine Verlagerung von Magenanteilen nach intrathorakal. Es werden verschiedene Formen unterschieden (▶ Abb. 20.3 und ▶ Abb. 20.4). Kleine Hernien sind oft asymptomatische Zufallsbefunde, es können klinische Zeichen einer

Refluxösophagitis mit retrosternalen Schmerzen bestehen.
Die Darstellung der Hernien gelingt im **Röntgen-Breischluck,** bei großen Hernien ist in der nativen Thoraxübersichtsaufnahme eine rundliche, retrokardiale Verschattung mit Flüssigkeitsspiegel hinweisend. Weitere Zwerchfellhernien finden sich im meist linksseitigen Trigonum lumbosacrale (Bochdalek) und seltener im rechtsseitigen Trigonum sternocostale (Morgagni).

Ösophaguskarzinom

Häufigster maligner Tumor des Ösophagus ist das Plattenepithelkarzinom, das meist im mittleren bis distalen Drittel der Speiseröhre lokalisiert ist (▶ Abb. 20.5). Wichtige klinische Symptome sind Dysphagie und retrosternales Druckgefühl. *, Husten*
Aussagekräftigste Untersuchung ist aufgrund der unterschiedlichen Echogenität von Tumor und Wand die **Endosonografie** (▶ Abb. 20.6). Sie erlaubt die Darstellung der ösophagealen Wandschichten und damit mit großer Treffsicherheit eine Wandinfiltration des Tumors.
Ergänzend dazu finden sich im **Ösophagus-Breischluck** als Zeichen des tumorösen Wanddefekts lokale Änderungen des Faltenreliefs mit unregelmäßigen KM-Depots (Ulzerationen) und Faltenabbrüchen. Bei einem vorwiegend intramuralen Wachstum erkennt man zirkuläre, unregelmäßig konturierte Stenosierungen mit proximaler Dilatation und Wandstarre der Speiseröhre. Fisteln zu Trachea oder Bronchus als Komplikation eines Ösophaguskarzinoms lassen

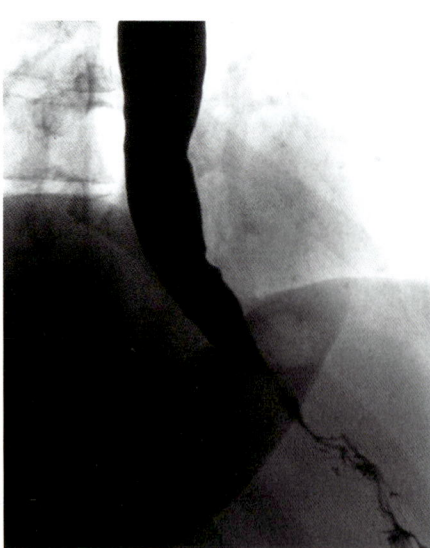

Abb. 20.1: Die Aufnahme zeigt eine ausgeprägte Dilatation des proximalen Ösophagus. Die KM-Säule verjüngt sich auf Höhe der Kardia. Die glatt konturierte Wand spricht für eine Achalasie und gegen eine Tumorstenose. [E393]

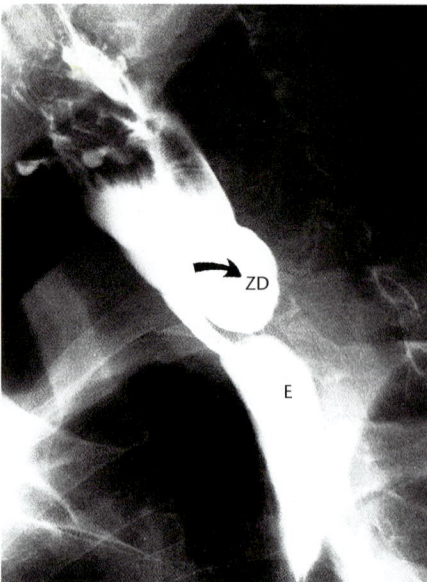

Abb. 20.2: Die seitliche Aufnahme zeigt ein Zenker-Divertikel. Man erkennt eine KM-gefüllte, sackförmige Ausstülpung (ZD) an der Hinterwand des zervikalen Ösophagus (E). [E283]

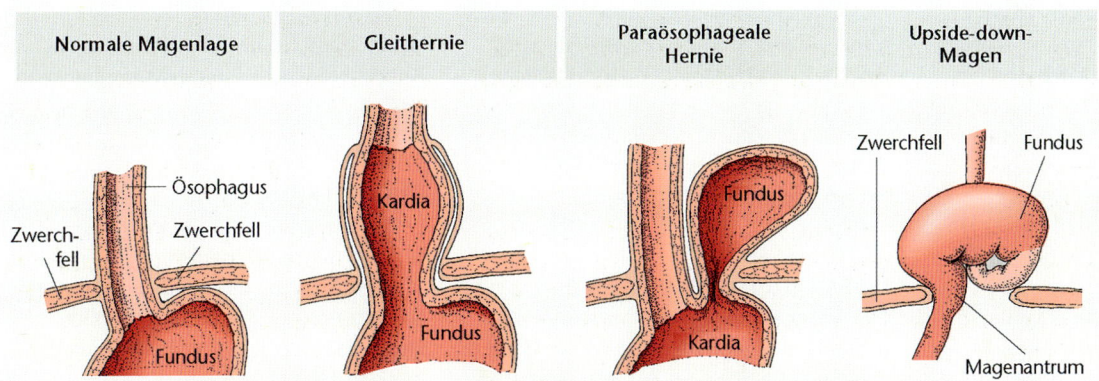

| Normale Magenlage | Gleithernie | Paraösophageale Hernie | Upside-down-Magen |

Abb. 20.3: Axiale Gleithernie: reversible Verlagerung des ösophagogastralen Übergangs nach intrathorakal. Paraösophageale Hernie: Verlagerung des Magenfundus mit peritonealem Bruchsack neben die Speiseröhre in den Thorax. Weiter können Mischformen aus axialer Gleit- und paraösophagealer Hernie auftreten oder der komplette Magen verlagert sein (Upside-down stomach). [L190]

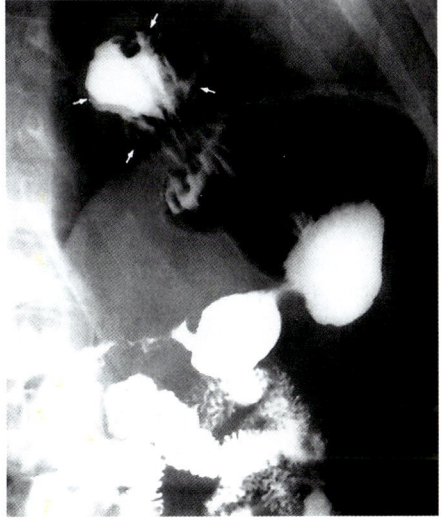

Abb. 20.4: Axiale Gleithernie: Es findet sich ein Teil des Magens (Pfeile) oberhalb des Zwerchfells. [E507]

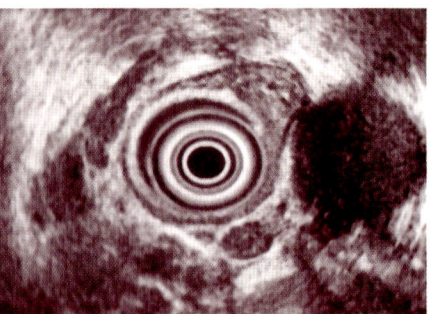

Abb. 20.6: Ösophaguskarzinom in der Endosonografie. Hier zeigt sich ein nach dorsal wachsender Tumor mit assoziiertem pathologisch vergrößertem Lymphknoten. Dorsolateral steht die Aorta. [T463]

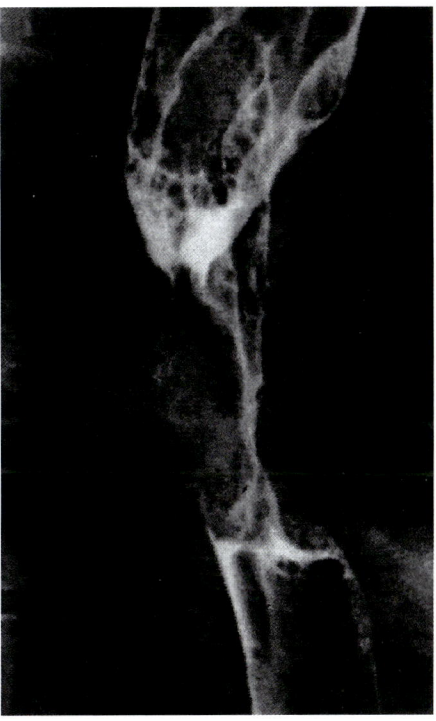

Abb. 20.5: Ösophaguskarzinom. Im Doppelkontrast zeigt sich ein Tumor im mittleren Ösophagusdrittel mit unregelmäßiger, polypoider Oberfläche. Das Lumen ist stenosiert, das Faltenrelief ist zerstört, prästenotisch ist der Ösophagus dilatiert. [T463]

sich leicht als extraluminale KM-Straßen dokumentieren.

CT und **MRT** erlauben die Darstellung der genauen Tumorausdehnung, einen Nachweis von möglichen Tumoreinbrüchen in mediastinale Strukturen. Eine mögliche Metastasierung in paraösophageale Lymphknoten oder eine Fernmetastasierung lässt sich am besten mittels **PET/CT** diagnostizieren.

→ für Magen + Darm ist Endoskopie der Radiologie überlegen

► Methoden der Wahl zur bildgebenden Ösophagus-Diagnostik: Endosonografie, Ösophagus-Breischluck, CT/MRT.
► Klassischer Aspekt einer Achalasie im Röntgen-Breischluck: „sektglasartig" verformte, dilatierte Speiseröhre mit distal liegender, glatter, symmetrisch konischer Enge.
► Das Ösophaguskarzinom zeigt dagegen eine fixierte, unregelmäßig konturierte Enge.
► Das Zenker-Divertikel imponiert in der Bildgebung als dorsal der zervikalen Speiseröhre gelegener bariumgefüllter Sack.

ZUSAMMENFASSUNG ◀

helle Magen (auch im CT/MRT) - KM geschluckt

Magen-Darm-Passage (MDP)

Zur Darstellung von funktionellen Störungen und morphologischen Veränderungen kann eine orale Kontrastdarstellung des Magens und Duodenums (Magen-Darm-Passage/MDP) angefertigt werden (▶ Abb. 21.1 und ▶ Abb. 21.2). Die MDP wird in Mono- wie Doppelkontrast durchgeführt. Dazu verwendet man ein bariumsulfathaltiges KM (positiver Kontrast) und ein CO_2-Granulat als Gasbildner (negativer Kontrast). Bei Verdacht auf Perforation oder Ileus muss ein jodhaltiges KM zur Anwendung kommen. Zur besseren morphologischen

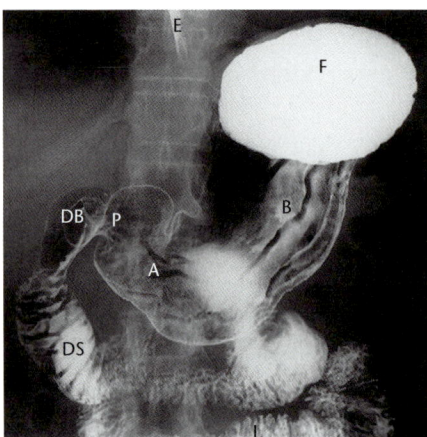

Abb. 21.1: Normalbefund einer MDP. Bei Rückenlage sammelt sich KM im Fundus (F). Im Doppelkontrast sind weiter Ösophagus (E), Korpus (B) und Antrum (A) das Magens zu erkennen. Die Magenschleimhautfalten verlaufen längs vom oberen Magenpol zum Pylorus (P). Das Schleimhautrelief des duodenalen C (DS) prägen die quer verlaufenden, ringförmigen Kerckring-Falten, die distal des Bulbus duodeni (DB) nachzuweisen sind. Weiter aboral liegt das Jejunum (J). [E283]

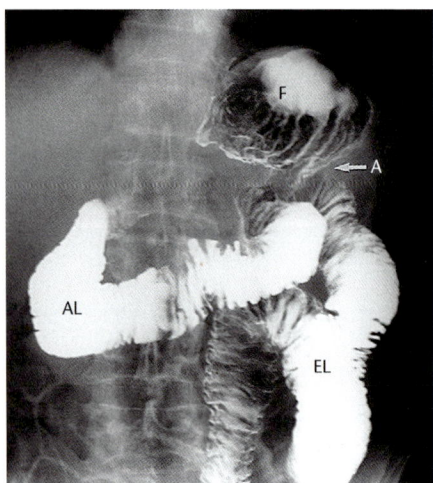

Abb. 21.2: Billroth-II-Magen. Die MDP eignet sich auch zur Beurteilung postoperativer Veränderungen des Magens. Dabei kann die Morphologie dargestellt und nach Anastomoseninsuffizienzen (austretendes KM), Stenosen, Rezidiven und Entleerungsstörungen gefahndet werden. Hier erkennt man den verbliebenen Magenfundus (F), die Anastomose (A) sowie zuführende (AL) und abführende Jejunumschlinge (EL). [E283]

Darstellung des Hohlorgans wird dem nüchternen Patienten zusätzlich ein Spasmolytikum (z. B. Butylscopolamin i. v.) appliziert. Vor Anfertigen der Aufnahmen dreht sich der liegende Patient mehrfach um die eigene Achse – so wird ein gleichmäßiger Beschlag der Wände mit dem KM erreicht.

Gastroduodenale Ulzera

Die umschriebenen Substanzdefekte der Schleimhaut sind bevorzugt an der kleinen Kurvatur auf Höhe des Angulus ventriculi bzw. an der Vorderwand des Bulbus duodeni lokalisiert. 95 % der Ulzera sind benigne, 5 % maligne und meist durch ein Karzinom bedingt.

> Ein Ulkus an der großen Magenkurvatur ist karzinomverdächtig.

Tab. 21.1: Merkmale von benignen und malignen Ulzera in der MDP.

Benignes Ulkus	Malignes Ulkus
Aufsichtsbild (en face)	
▶ Scharf begrenztes KM-Depot (Ulkusnische), umgeben von einem Ulkusrandwall ▶ Konzentrisch auf das Ulkus zulaufende Schleimhautfalten ▶ Ulkusfinger: Einziehung der gegenüberliegenden Magenwand	▶ Irreguläre Begrenzung des Ulkus ▶ Unregelmäßige/abrupt abbrechende Magenfalten
Profilbild	
▶ Außerhalb der Magenkontur liegende Ulkusnische ▶ Glatter, strahlentransparenter Saum um das Ulkus (Ulkuskragen) ▶ Hampton-Linie: schmale, transparente Linie zwischen Ulkusnische und Ulkuskragen (▶ Abb. 21.3)	▶ Innerhalb des Magenlumens liegende Ulkusnische ▶ Keine Hampton-Linie (▶ Abb. 21.4)

Direktes Zeichen eines Ulkus in der MDP ist ein Wanddefekt, der in Profilansicht und Aufsicht (en face) dargestellt werden kann (▶ Tab. 21.1).

Magentumoren

Bei den **benignen Raumforderungen** des Magens stehen Adenome und Polypen im Vordergrund. Sie zeigen sich in der MDP als Füllungsdefekt in der Prallfüllung, im Doppelkontrast ragen sie breitbasig oder gestielt in das Magenlumen hinein.

> Breitbasige Polypen sind malignomverdächtig.

Bei den **malignen Tumoren** werden die auf Mukosa und Submukosa beschränkten Frühkarzinome von tiefer infiltrierenden, fortgeschrittenen Tumoren unterschieden. Typische Röntgenzeichen in der MDP sind die Merkmale maligner Ulzera (s. o. und ▶ Abb. 21.5), große Füllungsdefekte und Stenosen sowie eine Wandstarre. Liegt eine ausgeprägte Stenose des mittleren Magenabschnitts vor, spricht man von einem Sanduhrmagen. Linitis plastica bezeichnet den Befall der gesamten Magenwand mit massiver, rigider Schrumpfung des Organs. In der CT sind Malignome des Magens als umschriebene oder unregelmäßig begrenzte Wandverdickung mit streifiger Infiltration in das umliegende Fettgewebe erkennbar. Die Schnittbildgebung in Kombination mit dem PET eignet sich außerdem zur Darstellung von Metastasen in den regionären Lymphknoten und Organen (bevorzugt Leber, Lunge, Nebenniere) (▶ Abb. 21.6).

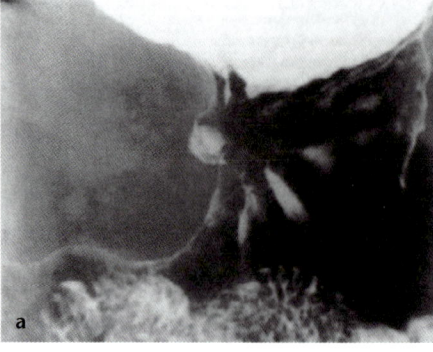
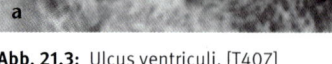
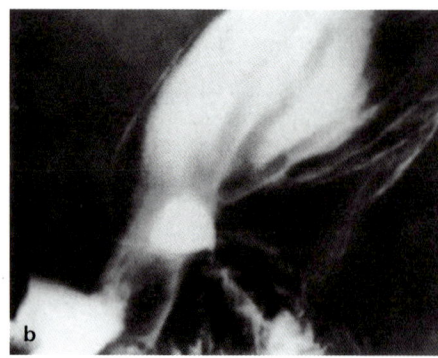

Abb. 21.3: Ulcus ventriculi. [T407]

a) An typischer Lokalisation (kleine Magenkurvatur) findet sich ein Ulkus. Für seine Benignität spricht die außerhalb der Magenkontur liegende, glatt begrenzte Ulkusnische. Sie ist von einem weniger kontrastierten Ulkuswall umgeben.

b) In der Profilansicht laufen die Schleimhautfalten regelmäßig auf die Läsion zu, man beachte die transparentere Hampton-Linie.

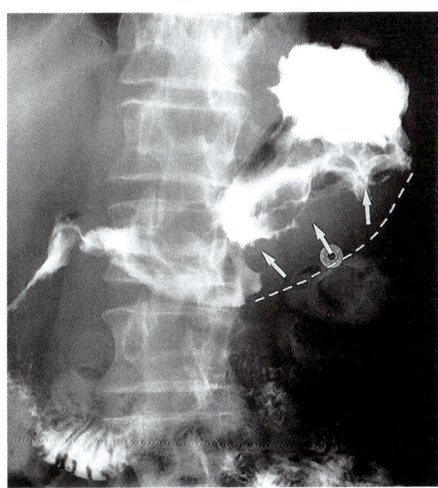

Abb. 21.4: Malignes Magenulkus infolge eines gro-ßen ulzerierenden Magenkarzinoms. Längs der großen Magenkurvatur befinden sich mehrere un-regelmäßige, höckrig begrenzte Ulzera. Im Profil liegen sie im Magenlumen (gestrichelte Linie ent-spricht der gedachten großen Kurvatur), das Lu-men des Magens ist also durch den Tumor einge-engt. [E283]

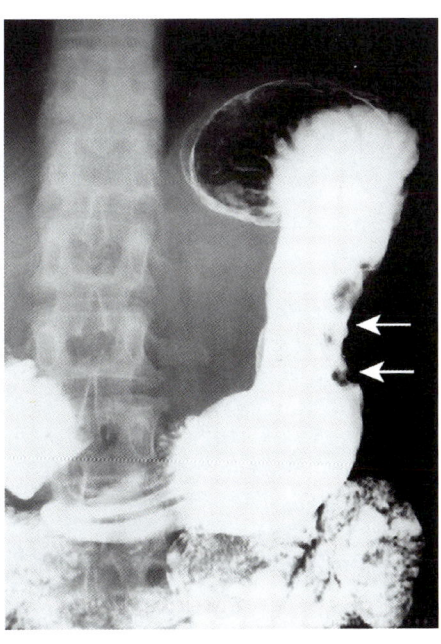

Abb. 21.5: Das an der großen Kurvatur wachsende Magenkarzinom zeigt im Barium-Breischluck eine Aussparung in der Kontur (→). [E467]

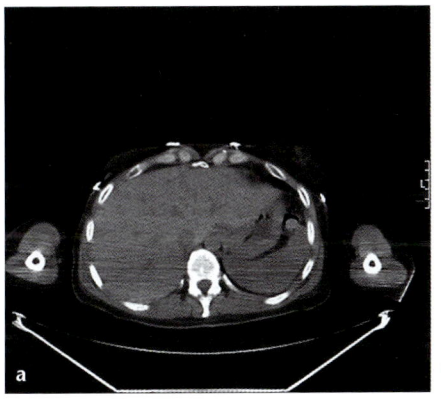

Abb. 21.6: In der nativen CT (a) ist eine verdickte Magenwand zu erkennen. Im FDG-PET/CT (b) reichert das MALT-Lymphom des Magens deutlich an. [E393]

[handschriftliche Notizen:]

GIST: - meist im Magen
- häufig Zufallsbefund
- Harnstau
- Narbe
- maligne Tumor

intraperitoneale Luft im Abdomen:
• in Rücken- und Linksseitenlage
• CT

► Die MDP eignet sich zur Darstellung von morphologischen und funktionellen Ver-änderungen des Magens und Duodenums.
► Benigne Magenulzera zeichnen sich v. a. durch Hampton-Linie, Ulkuskragen und Ulkuswall aus.
► Klassischer Aspekt des Magenkarzinoms in der Bildgebung ist ein polypoider oder zirkulär wachsender, ulzerierter Tumor, durch den keine Peristaltik verläuft (Wandstarre).

ZUSAMMENFASSUNG

Kontrastmitteldarstellung von Dünn- und Dickdarm

Dünn- wie Dickdarm lassen sich mittels kontrastverstärkter konventioneller Röntgentechnik oder Schnittbildgebung beurteilen. Als enterales Kontrastmittel wird i. d. R. eine Bariumsulfatlösung bzw. Gadolinium eingesetzt. In der **Akutdiagnostik** mit Perforationsgefahr und präoperativ darf nur wasserlösliches, jodhaltiges KM verwendet werden.

Es werden Lumenweite und Darmwanddicke beurteilt. Zusätzlich sollte auf Füllungsdefekte, Einziehungen und Ausbuchtungen des Darmlumens geachtet werden. Weitere diagnostische Kriterien sind: Verziehung und Distanzierung von Darmschlingen (Dünndarm), Motilitätsstörungen und Veränderungen in der Umgebung des Darms wie Fisteln und Abszesse.

Kontrastmitteldarstellung des Dünndarms

Einfachste Methode zur Darstellung des Dünndarms ist die fraktionierte **MDP**, die allerdings in Jejunum und Ileum nur im Monokontrast möglich ist. So kann die Untersuchung lediglich zur Orientierung dienen, feine morphologische Details können nur im Doppelkontrast dargestellt werden. Dazu wird die **Dünndarmuntersuchung nach Sellink (Enteroklysma)** eingesetzt. Alternativ lässt sich der Dünndarm mittels kontrastmittelverstärkter CT oder MRT (Hydro-MRT) darstellen (▶ Abb. 22.4). **Indikationen** für eine Dünndarmdarstellung sind u. a. akute entzündliche Darmveränderungen und Obstruktionen. Über die Duodenalsonde wird KM appliziert. Ein Doppelkontrast wird durch zusätzliches Verabreichen einer Methylzellulose-Lösung erzielt. In Übersichts- und Zielaufnahmen kann der Dünndarm dann abschnittsweise beurteilt werden.

Im **Normalbefund** verjüngt sich der Lumendurchmesser im Verlauf von rund 4,5 cm (Jejunum) auf 3 cm (Ileum). Die Wanddicke sollte 2 mm nicht überschreiten, der Abstand zweier Darmschlingen < 4–5 mm sein. Das Faltenrelief prägen die feinen, gefiederten Kerckring-Falten, die an Höhe und Breite nach aboral abnehmen.

Kontrastmitteldarstellung des Dickdarms

Der **retrograde KM-Einlauf** erlaubt eine Beurteilung des Kolons in Einfach- und Doppelkontrast (▶ Abb. 22.1). Nach gründlichem Abführen des Patienten über 1–2 Tage wird ein Katheter im Rektum platziert. Darüber läuft KM ein, es werden Aufnahmen im Einfachkontrast angefertigt. Nach Ablaufen des KM wird dann dosiert Luft

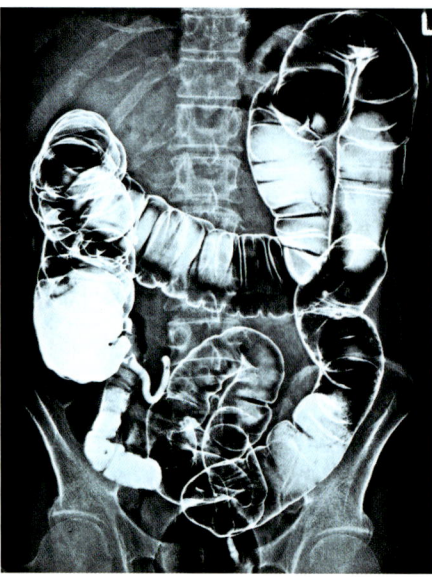

Abb. 22.1: Dickdarm im Doppelkontrast (retrograder KM-Einlauf). Im Normalbefund findet sich eine homogene, durchgehende Wandstruktur mit einer kräftigen Haustrierung. Die quer liegenden Ausbuchtungen verändern sich mit der Peristaltik und nehmen nach rektal ab. Ein Haustrenverlust in Colon descendens und Sigmoid ist physiologisch. [M419]

insuffliert, es kommt zur Doppelkontrastdarstellung mit einem feinen KM-Beschlag der Darmwand.

Die Kontrastmitteldarstellung des Dickdarms ist v. a. dann indiziert, wenn wegen eines Passagehindernisses nicht das gesamte Hohlorgan endoskopisch untersucht werden kann.

Virtuelle Endoskopie

Die virtuelle Endoskopie ist eine dreidimensionale Rekonstruktion von Hohlorganen (Bronchialsystem, Magen-Darm-Trakt) aus CT oder MRT-Bildern. Zurzeit ist die virtuelle **Kolonografie** am weitesten entwickelt. Nach der Vorbereitung des Darms durch Abführmaßnahmen wird der Darm mit Luft oder CO_2 bzw. Gadolinium gefüllt. Dann erfolgt die Aufnahme der Bilder in Rücken- und/oder Bauchlage (▶ Abb. 22.2). Alternativ zur endoskopischen Koloskopie ist die virtuelle Koloskopie ein etabliertes Verfahren zur frühzeitigen Detektion von kolorektalen Neoplasien. Klinisch relevante Entzündungsprozesse und Raumforderungen > 5 mm werden sicher diagnostiziert. Durch Weiterentwicklungen wird die virtuelle Endoskopie als diagnostisches Verfahren in Zukunft sicher einen größeren Stellenwert einnehmen.

Chronisch entzündliche Darmerkrankungen (CED)

Hauptvertreter der CED sind Morbus Crohn (MC) und Colitis ulcerosa (CU).

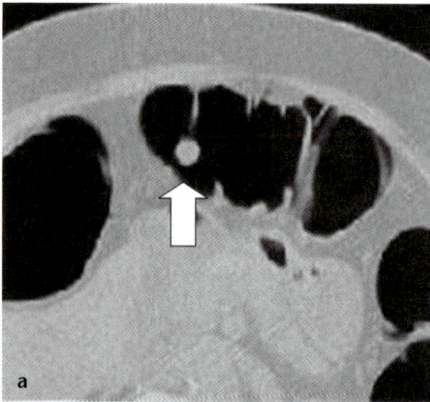

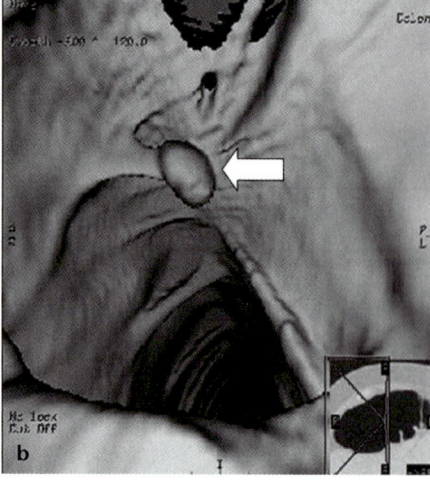

Abb. 22.2: Virtuelle CT-Kolonografie. [E601]
a) Der axiale Schnitt zeigt einen gestielten Polypen, der in das mit CO_2 gefüllte Colon transversum ragt.
b) Die 3-D-Rekonstruktion bietet einen endoskopieähnlichen intraluminalen Blick mit guter Erkennbarkeit des Polypen.

→ blutige Durchfälle

Der MC zeigt ein segmentales Befallsmuster mit nicht betroffenen Abschnitten („Skip Lesions") und tritt bevorzugt im terminalen Ileum und Kolon, generell aber in jedem Abschnitt des Gastrointestinaltrakts auf. Zu den Komplikationen zählen Stenosen, Abszesse und Fisteln.

Die CU beginnt meist im Rektum und breitet sich von dort kontinuierlich nach proximal in das Kolon aus.

▶ Patienten mit Colitis ulcerosa tragen ein erhöhtes Kolonkarzinomrisiko.

Radiologische Diagnostik

Die Diagnose einer CED wird immer histologisch nach Ileo-/Koloskopie und Gewinnung von Probebiopsien gestellt. Dennoch gehört zur Basis- und Verlaufsdiagnostik stets die **Abdomensonografie,** die Hinweise auf entzündliche Veränderungen des Darms (verdickte Darmwand, vergrößerte mesenteriale Lymphknoten bis zu ausgedehnten entzündlichen Konglomerattumoren) gibt. Der Schwerpunkt der Schnittbildgebung liegt bei der diagnostischen Klärung von

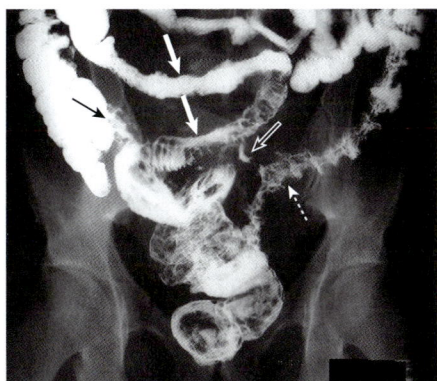

Abb. 22.3: Morbus Crohn. Die markierten Dünndarmbereiche (weiße →) zeigen ulzeröse Veränderungen und eine Distanzierung der einzelnen Schlingen. Im terminalen Ileum erkennt man eine langstreckige Stenose mit Pflastersteinrelief (schwarzer →). Weiter findet sich eine interenterische Fistel zwischen Ileum und Kolon (offener →). [E513]

Komplikationen. Fisteln lassen sich anhand der bandförmigen extraluminalen KM-Depots im **CT** oder **MRT** nachweisen. Abszesse stellen sich als zentral hypodense Raumforderung mit einem umgebenden hyperdensen Randwall dar. Lufteinschlüsse sind für einen Abszess beweisend.

Morbus Crohn — *kann ganzen Darm diskontinuierlich betreffen*
Hier empfiehlt sich eine erweiterte Dünndarmdiagnostik nach **Sellink**, die konventionell oder mittels CT/MRT durchgeführt werden kann. Man sieht eine entzündlich-ödematöse Darmschwellung mit Abnahme, Distanzierung und Verbreiterung der Kerckring-Falten. Die Darmwand ist verdickt. Aphthoide Ulzera imponieren als Vorwölbung mit zentralem KM-Depot („Schießscheibenaspekt"). Durch eine lymphonoduläre Hyperplasie entsteht das Bild des „Pflastersteinreliefs" (knötchenförmige KM-Aussparungen).
— *fuchsbauartige Fistelbildung*

> Leitzeichen des Morbus Crohn sind tiefe fissurale Ulzera, Fisteln (KM-Straßen) und der diskontinuierliche Befall (► Tab. 22.1).

Von stenotischen „Skip Lesions" sind durch Hypersekretion spastisch eng gestellte Area-
→ häufig extraintestinale Symptome

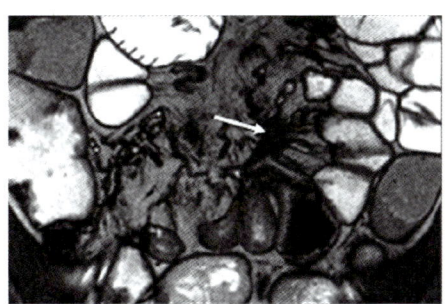

Abb. 22.4: Morbus Crohn. Im koronaren Schnitt einer Hydro-MRT können multiple, sternförmig angeordnete enteroenterische Fisteln nachgewiesen werden (→). [E393]

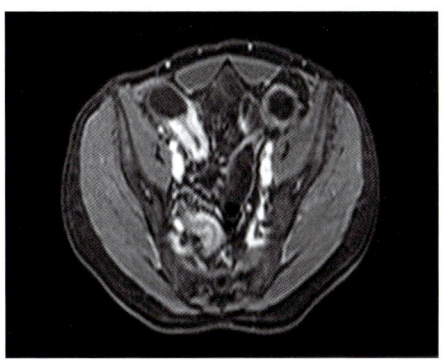

Abb. 22.5: MRT-T_1-gewichtet post KM-Gabe (Gd-DTPA) mit Nachweis einer Konstrastanreicherung im terminalen Ileum als Zeichen eines entzündlichen Geschehens bei Morbus Crohn. [M908]

le zu unterscheiden („String Sign"). Mit Fortschreiten der Erkrankung entwickelt sich eine Fibrosierung der befallenen Abschnitte. Die Darmwand ist starr, das Lumen eingeengt und die Haustrierung geht verloren. Das Spätstadium charakterisieren Stenosen mit prästenotischer Dilatation, Pseudodivertikel und eine starke Distanzierung der Darmschlingen (► Abb. 22.3, ► Abb. 22.4 und ► Abb. 22.5).

Colitis ulcerosa *→ kontinuierlich*
Akute Veränderungen im **Bariumeinlauf** sind ein samtartiger Beschlag des Reliefs und eine getüpfelte Mukosa (punktförmige KM-Depots) als Folge von feinen Schleimhautulzerationen. Im weiteren Verlauf entstehen kolbenartige, größere „Kragenknopf-

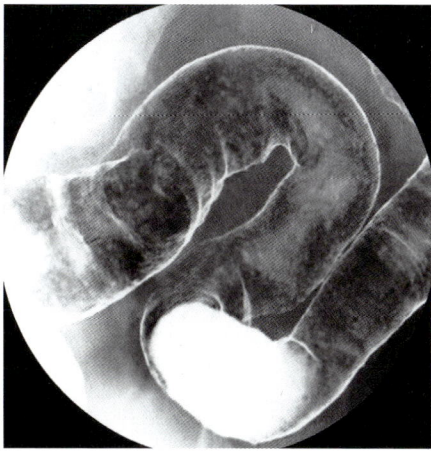

Abb. 22.6: Colitis ulcerosa. Doppelkontrastbild mit granulärer Zeichnung im rectosigmoidalen Übergang, die durch ein Ödem und Hyperämie der Mukosa verursacht wird. [F317]

Tab. 22.1: Wichtige radiologische differenzialdiagnostische Kriterien von Morbus Crohn und Colitis ulcerosa.

Morbus Crohn	Colitis ulcerosa
► Segmentärer Befall, vom terminalen Ileum ausgehend, mit antegrader Ausbreitungstendenz	► Kontinuierlicher Befall, vom Rektum ausgehend, mit retrograder Ausbreitungstendenz
► Aphthöse Ulzera	► Flache Ulzera
► Pflastersteinrelief, Pseudodivertikel	► Pseudopolypen
► Fisteln und Stenosen häufig	► Fisteln und Stenosen selten

ulzera". Das Schleimhautödem führt zu einer Abflachung der Haustrierung. Das Nebeneinander von erhaltenen Schleimhautinseln und Ulzera verursacht ein pseudopolypöses Bild (► Abb. 22.6).

> Die fulminante Verlaufsform der Colitis ulcerosa zeichnet ein toxisches Megakolon aus. Es kommt zu einer Dilatation (> 5,5 cm) insbesondere des Colon transversum. Perforationsgefahr!

Charakteristisch für das chronische Stadium sind der Verlust der Haustrierung und die Ausbildung eines starren, engen Darmrohrs („Fahrradschlauchbild", ► Kap. 3).
→ toxisches Megakolon

Divertikel

Divertikel sind umschriebene Ausstülpungen der Darmwandschichten, die selten im Dünndarm und häufig im Kolon, bevorzugt im Sigma, lokalisiert sind. Es handelt sich in der Regel um Pseudodivertikel, bei denen sich die Schleimhaut durch eine Lücke in der Muscularis propria wölbt. Multiples Auftreten im Kolon wird als **Divertikulose** bezeichnet. Eine häufige Komplikation ist die **Divertikulitis** mit intermittierenden, linksseitig abdominellen Schmerzen und Fieber. Außerdem kann es zu Blutungen, Perforationen, Abszessbildung und Stenosen bis zum Ileus kommen.

In der **Kontrastmitteldarstellung** fallen Divertikel in der Profilansicht als kontrastierte, extramurale Aussackungen mit schmalem Hals zum Darmlumen auf (▶ Abb. 22.7). Orthograd getroffen, zeigen sie sehr scharfe Ränder (▶ Abb. 22.8). Im akuten Stadium einer Divertikulitis haben die Aus-

stülpungen einen eng gestellten Hals. Infolge einer Schleimhautschwellung ist die Darmwand verdickt (▶ Abb. 22.9). Die als Komplikation auftretenden Fisteln lassen sich als KM-Straße nachweisen, ein Abszess verursacht eine Einwölbung (Pelottierung) der Darmwand.

Zur Evaluierung der Komplikationen eignet sich auch die mit rektalem und/oder i. v. Kontrastmittel verstärkte **CT**.

> Im Akutstadium einer Divertikulitis sollte wegen der Perforationsgefahr die Untersuchung nur mit wasserlöslichem KM und ohne Luftinsufflation (also kein Doppelkontrast!) durchgeführt werden. Zeichen einer Perforation sind freie intraabdominelle Luft oder extraluminales KM.

im CT kein schwarzes sondern graues Fettgewebe
↳ geschwollene Darmwand

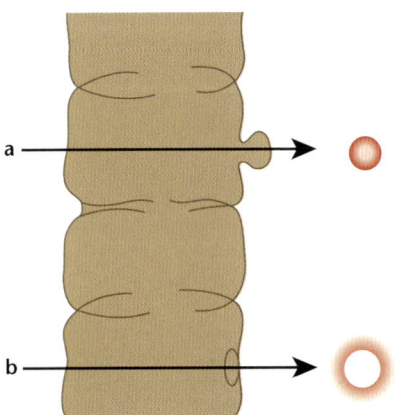

Abb. 22.7: Divertikel/Divertikulitis. Im Kontrastmitteleinlauf zeigen sich neben glatt begrenzten, pilzförmigen Divertikeln (schwarze →) auch deformierte Divertikel mit eng gestellten Hälsen. Diese sind wie die verbreiterten Schleimhautfalten (weiße →) und die asymmetrische Einengung des Kolonlumens Zeichen einer Entzündung. [M500]

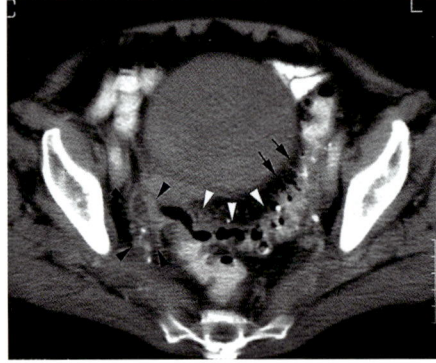

Abb. 22.9: Divertikulitis. Das axiale CT-Bild zeigt die Wand des Sigmas auffällig verbreitert (weiße Pfeilspitzen) und multiple Divertikel (→). Zusätzlich ist in unmittelbarer Nachbarschaft als Komplikation ein Abszess zu sehen (schwarze Pfeilspitzen). [M500]

Im chronischen Stadium einer Divertikulitis imponieren mitunter narbige Stenosierungen mit abgeflachtem Schleimhautrelief und aufgehobener Haustrierung.

Tumoren des Darms

Dünndarmtumoren

Benigne wie maligne Neoplasien des Dünndarms sind extrem selten. Häufigstes Malignom ist das Karzinoid, das in der **Kontrastmittelpassage** zu KM-Aussparungen und Füllungsdefekten in Ileum oder Appendix führt. Das regionäre Faltenrelief ist zerstört. Fortgeschrittene Karzinoide zeigen eine Stenose mit vorgeschalteter Dilatation. In der **CT** ist allein ein Darmwandödem mit gleichzeitiger Verdickung und/oder eine Aufweitung der proximalen Darmschlingen hinweisgebend. Eine **nuklearmedizinische Untersuchung** (Octreotid-Szintigrafie bzw. DOTATOC-PET/CT) kann die Diagnosestellung deutlich erleichtern. Zudem ist nach einem Austausch des Nuklids bei vorliegender Speicherung eine Therapie möglich.

Kolonpolypen

„Polypen" ist ein Sammelbegriff für umschriebene, gestielte oder wandständige (villös oder breitbasig wachsende) Raumforderungen der Darmschleimhaut unterschiedlicher histologischer Genese. Sie können solitär wie multipel auftreten. Bevorzugte Lokalisationen sind Rektum und Sigma.

Meist sind Polypen klinisch stumm, sie können jedoch Blutungen und Obstipation

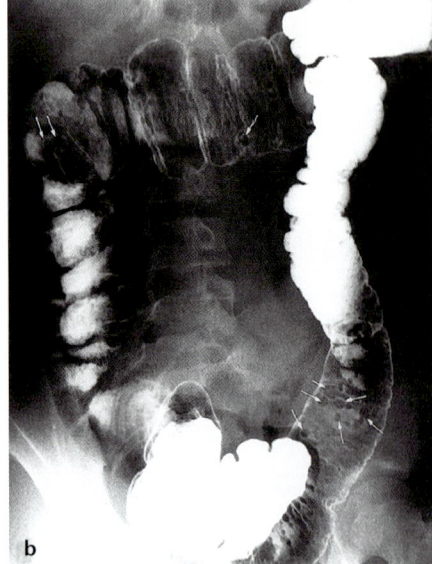

Abb. 22.8: Radiologische Unterscheidung von Divertikel und Polyp. [L231]
a) Divertikel: in der Aufsicht verschwommener Innenrand, scharfer Außenrand.
b) Polyp: in der Aufsicht scharfer Innenrand, verschwommener Außenrand.

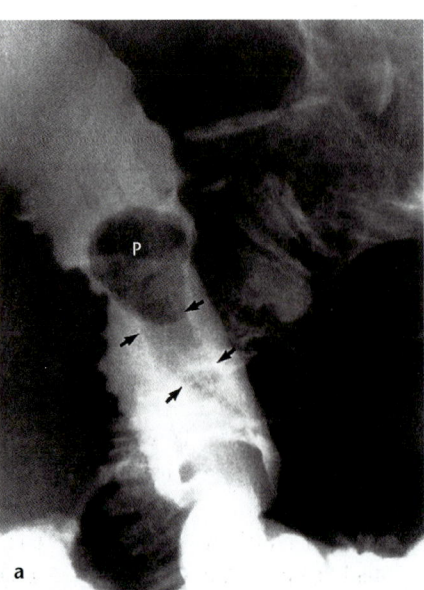

Abb. 22.10: Kolonpolypen. [E283]
a) Die Einfachkontrastdarstellung zeigt einen großen gestielten Polypen in Profilansicht.
b) Multiple, über das ganze Kolon verstreute Aussaat von kleinen Polypen (Doppelkontrastdarstellung).

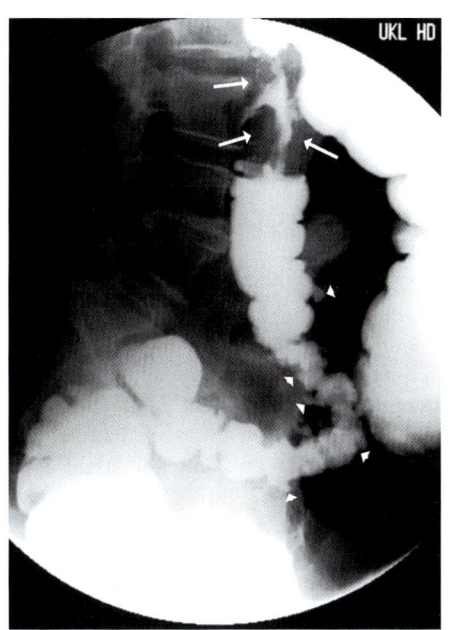

Abb. 22.11: Die Monokontrastdarstellung mit wasserlöslichem KM zeigt ein kolorektales Karzinom im Colon descendens. Der Tumor stenosiert das Darmlumen weitgehend und hat so das für ein Karzinom typische „Apfelbutzenzeichen" (⇢). Im Sigma finden sich einzelne Divertikel (Pfeilspitzen). [M506]

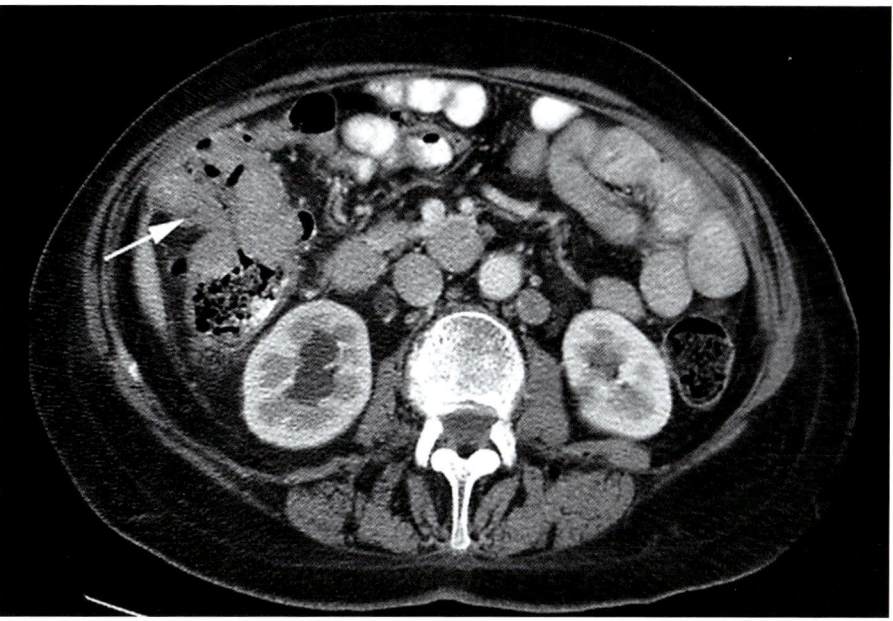

Abb. 22.12: Kolonkarzinom. Das CT-Bild zeigt eine Raumforderung an der rechten Kolonflexur, die über die Außenkontur des Darms hinauswächst. Die großen paraaortal liegenden Lymphknoten sind Hinweis auf Lymphknotenbefall. [E393]

verursachen. Da eine Verbindung zwischen Polypen und Tumoren besteht (Adenom-Karzinom-Sequenz), ist ggf. eine engmaschige Verlaufskontrolle oder die endoskopische Abtragung erforderlich.

In der **Monokontrastmitteldarstellung** zeigen sich Polypen als scharf konturierter Füllungsdefekt. Im **Doppelkontrast** fallen sie als in das Darmlumen ragende, kontrastbeschlagene Raumforderung auf (Profilansicht), in der Aufsicht sind Polypen im Zentrum weniger transparent und haben einen unscharf ausklingenden Rand (▶ Abb. 22.10).

Mit zunehmender Größe der Polypen steigt das Entartungsrisiko. So gelten Polypen mit einem Durchmesser > 1 cm, unregelmäßiger Oberfläche und eingezogener Basis als malignomverdächtig.

Kolorektales Karzinom

Das kolorektale Karzinom gehört zu den häufigsten Malignomen des Menschen. Prädilektionsstellen sind Rektum und Sigmoid. Die Tumoren bleiben lange asymptomatisch, später prägen Obstruktionen und transrektale (oft okkulte) Blutungen das klinische Bild.

Der **Kolonkontrasteinlauf** zeigt eine polypoide oder anuläre Schleimhautläsion, die sich auf das Lumen projiziert und glatt oder ulzerös begrenzt ist. Außerdem finden sich Faltenabbruch und lokale Wandstarre. Im fortgeschrittenen Stadium können zirkulär wachsende Läsionen das Bild eines rundum angebissenen Apfels („Apfelbutzenzeichen") mit einer prästenotischen Dilatation verursachen (▶ Abb. 22.11).

Zum Staging werden sowohl die **Schnittbilddiagnostik** als auch die **(Endo-)Sonografie** eingesetzt. Dabei können Wandinfiltrationen und die Tiefenausdehnung, z. B. eine Metastasierung in Lymphknoten und Leber, nachgewiesen werden (▶ Abb. 22.12).

[handschriftliche Notiz:]
Staging des Rectum-Ca:
T₁ = Tumor hat sich in Rew-Schicht unterhalb der Submukosa ausgebreitet
T₂ = Tumor hat sich in Muskelschicht unterhalb der Muskularis propria ausgebreitet
T₃ = Tumor hat sich über Muskelschicht hinaus in Subserosa oder Fettgewebe ausgebreitet
T₄ = Tumor hat andere Organe oder Bauchfell befallen

[handschriftliche Notiz links:]
Appendizitis:
- rechtsseitige Unterbauchschmerzen
- diffus geschwollene Darmwand mit Ödem

(HUF)

▶ Methode der Wahl zur radiologischen Diagnose von Divertikeln und Divertikulitis ist der KM-Einlauf.

▶ Polypen haben im KM-Einlauf das Bild von kleinen bis mäßig großen, strahlentransparenten Füllungsdefekten. Insbesondere große, deformierte Polypen können entarten.

▶ Im KM-Einlauf imponieren kolorektale Karzinome als flache oder gestielte, irregulär begrenzte Läsion. Für ringförmig wachsende Tumoren ist im fortgeschrittenen Stadium der Apfelbutzen-Aspekt typisch.

ZUSAMMENFASSUNG

[handschriftliche Notiz oben:] Pfortader = sehr echogen (weiß), weil viel Bgw. drum
Lebervene = ohne Bgw und meist nicht rund sondern längs

Methoden zur Darstellung der Leber

Sonografie

Die Sonografie steht gewöhnlich am Beginn der bildgebenden Leberdiagnostik. Dabei werden Lebergröße und -form sowie Echogenität beurteilt. Zudem können fokale Läsionen wie diffuse Parenchymveränderungen erfasst werden. Die farbkodierte Doppler-Sonografie (FKDS) erlaubt die Diagnose von vaskulären Pathologien (z. B. Lebervenenverschluss). Im **Normalbefund** sollte die Leber ein mitteldichtes Echomuster mit einer feinen, gleichmäßigen Textur haben. Die Echogenität ist ähnlich wie die der Nierenrinde und steigt mit zunehmender Verfettung. Das Organ zeigt scharfe Grenzen und eine glatte Oberfläche.

CT/MRT

Die **CT** ermöglicht ebenfalls die Beurteilung diffuser wie auch umschriebener Lebererkrankungen. Da sich viele fokale Läsionen in ihrem Perfusionsverhalten vom Leberparenchym unterscheiden, werden Sensitivität und artdiagnostische Aussagekraft der CT durch eine biphasische, kontrastmittelverstärkte Untersuchungstechnik weiter verbessert. Dabei wird die Perfusion in der arteriellen (20–25 s nach KM-Gabe) und portalvenösen (50–70 s nach KM-Gabe) Phase dokumentiert. Bei einer **triphasischen Untersuchung** wird eine Spätphase mehrere Minuten nach KM-Gabe angeschlossen.
Die **normale Leber** liegt direkt unter dem rechten Zwerchfell, ist scharf und glatt konturiert und weist Dichtewerte von rund 55 HE auf. Die Parenchymbinnenstruktur ist homogen, es sind keine fokalen Veränderungen nachweisbar.

Mit Entwicklung von „schnellen" Sequenzen, die eine Bilderstellung während einer Atemanhaltephase erlauben, sowie neuen, leberspezifischen Kontrastmitteln bietet die **MRT** zunehmende Möglichkeiten in der Leberdiagnostik. Sie kann Hinweise zur Differenzialdiagnose fokaler Leberläsionen geben.

[handschriftliche Notiz:] → Im Vergleich zur Nierenrinde homogen helle Echostruktur der Leber =

Diffuse Lebererkrankungen

Diffuse Lebererkrankungen führen zu Veränderungen von Größe und Textur des gesamten Organs.

▶ **Fettleber (Steatosis hepatis):** Die Fettleber ist die häufigste, oft nebenbefundliche diffuse Leberveränderung verschiedenster Ätiologie. In der **Sonografie** zeigen sich eine vermehrte Echogenität und abgerundete Konturen. In der **CT** findet sich eine Dichteminderung. *[handschriftlich:]* echoreich!

▶ **Leberzirrhose:** Diese chronische Lebererkrankung mit Zerstörung des Leberparenchyms und reaktiver Fibrose ist häufig alkoholtoxisch bedingt. **Sonografisch** fällt ein inhomogenes Echomuster auf, das Organ hat eine höckrige Kontur und stumpfe Ränder. Mitunter lassen sich Umgehungskreisläufe und Aszites nachweisen (▶ Abb. 23.1). Das CT dient v. a. dem Nachweis eines hepatozellulären Karzinoms als wichtige Komplikation einer Zirrhose (bei unklarer, sonografisch gesehener Raumforderung).

[handschriftliche Notiz:] ↳ Hypertrophie des li. Leberlappens + Lobus caudatus!

Fokale Lebererkrankungen

Solide Tumoren

Unter die soliden Raumforderungen (RF) der Leber fallen gutartige wie maligne Tumoren. Die Variabilität des Erscheinungsbildes lässt manchmal eine genaue Klassifikation der Läsionen nicht zu. Auch ist die Grenze zwischen benignen und malignen Prozessen nicht immer exakt zu ziehen (▶ Tab. 23.1).

> Bei unklarer Dignität muss die Diagnose mittels Biopsie gesichert werden, die oft unter sonografischer Kontrolle gewonnen werden kann.

Maligne Raumforderungen werden in primäre Tumoren wie das HCC (hepatozelluläres Karzinom) und sekundäre Lebermetastasen unterteilt. Metastasen sind dabei um ein Vielfaches häufiger. Primärtumoren sind dabei häufig Tumoren des GI-Trakts sowie Bronchial- und Mammakarzinome.

> Lebermetastasen imponieren äußerst vielfältig. Die Befunde von Sonografie und CT lassen keine Rückschlüsse auf den Primärtumor zu.

Zystische Leberveränderungen

▶ **Angeborene Leberzysten:** Die meisten dysontogenetischen Zysten können solitär oder multipel das Leberparenchym durchsetzend auftreten und haben keine klinische Relevanz. **Sonografisch** sind sie echofrei mit glatter Wandbegrenzung und dorsaler Schallverstärkung. In der **CT** imponieren sie als runde bis ovale Läsionen mit wasseräquivalenten Dichtewerten und zeigen kein KM-Enhancement (▶ Abb. 23.5).

▶ **Echinokokkuszyste:** Bei Befall der Leber mit Echinococcus granulosus finden sich solitäre oder multiple Zysten, die Wandverkalkungen aufweisen können. Sie können durch **Sonografie** und **CT** nachgewiesen

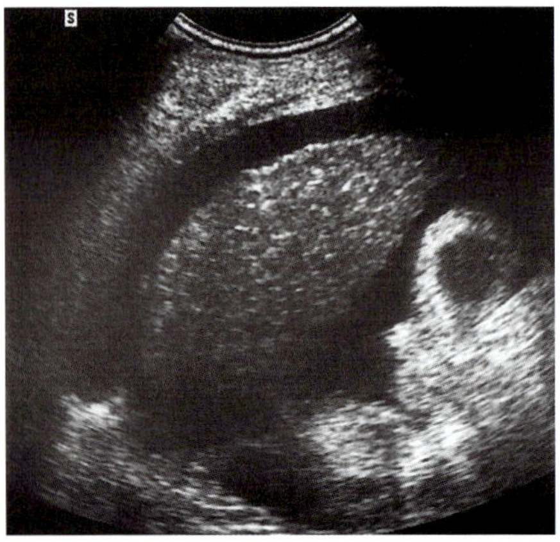

Abb. 23.1: Leberzirrhose. Die deutlich geschrumpfte Leber zeigt sonografisch ein verstärktes Reflexionsmuster, die Organoberfläche hat eine höckrige Kontur. Umgebend lässt sich Aszites nachweisen. [E531]

Tab. 23.1: Radiologische Diagnosekriterien solider Lebertumoren.

	Sonografie	Schnittbildgebung
Benigne solide Tumoren		
Hämangiom	Gut abgrenzbare, echoreiche, homogene Raumforderung mit dorsaler Schallverstärkung (Ausnahme: Atypische Hämangiome sind echoarm.)	**CT:** nativ: hypodens, homogene RF Irisblendenphänomen: frühes Randenhancement mit später zunehmender zentraler Anreicherung (▶ Abb. 23.3)
Fokal noduläre Hyperplasie (FNH)	Runde bis ovale, scharf begrenzte RF, homogen echoarm bis echogleich *[handschriftlich: zentrale Narbe, Radspeichenstruktur]*	**CT:** kräftige, früharterielle KM-Anreicherung mit zentralem hypodensem Areal (Gefäßnidus)
Maligne solide Tumoren		
Hepatozelluläres Karzinom (HCC)	Schlecht abgrenzbare, echoinhomogene RF, evtl. zentrale Nekrosen, *[handschriftlich: Halo (=Saum) um Tumor]* Differenzierung zu Metastasen ist sonografisch schwierig	**CT** und **MRT:** inhomogenes KM-Verhalten, oft Nekrosen und Fettanteile (▶ Abb. 23.2)
Metastasen	Unscharfe RF, echoreich bis echoarm, meist inhomogenes Reflexmuster, teils auch zystisch oder mit Verkalkungen	**CT:** meist hypodense RF mit uneinheitlichem Dichteverhalten nach KM-Gabe (▶ Abb. 23.4)

[handschriftliche Notizen unten:]
„Irisblendenphänomen" = im KM-verstärkten MRT/CT fortschreitende KM-Aufnahme
↳ Metastasen = kreisrund zeigt das Hämangiom eine vom Rand ausgehende zur Mitte

Keine einfache Zyste wenn:
- klare Begrenzung, dünnwandig
- klarer Inhalt
- gefäßinduziert

Zyste = 5-10 ROI
eher keine Zyste = >20 ROI

werden und zeigen ein KM-Enhancement der Zystenwand.

Leberabszess

Leberabszesse entstehen durch hämatogene Streuung oder als abszedierende Infektion. Bei einem septischen Krankheitsbild erfolgt die diagnostische Klärung **sono- oder computertomografisch.** Dabei stellt sich der Abszess mit inhomogener hypodenser bzw. reflexarmer Binnenstruktur und unscharfem Rand dar. Ein kräftiges KM-Enhancement im Randbereich und Gaseinschlüsse gelten als nahezu beweisend für einen Abszess.

→ werden punktiert + drainiert

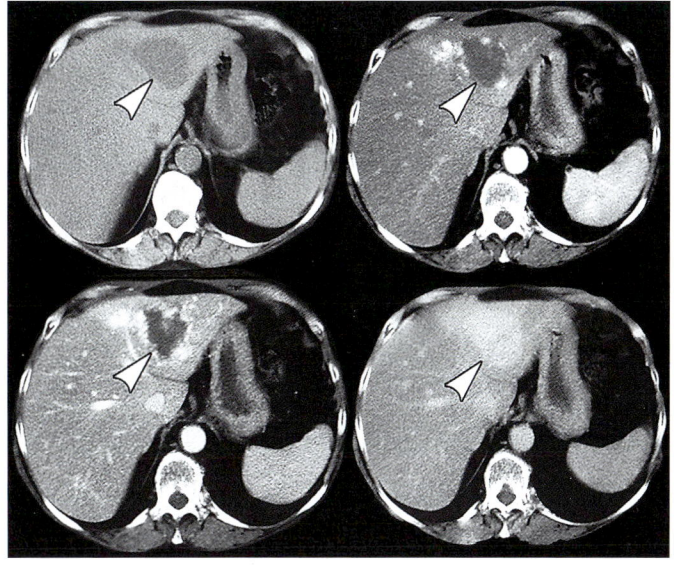

Abb. 23.3: Leberhämangiom. Der häufigste gutartige solide Lebertumor besteht aus multiplen kavernösen Gefäßen und ist meist ein Zufallsbefund. Im nativen CT-Bild (links oben) stellt sich eine große hypodense RF dar. Nach i. v. KM-Gabe reichert der Tumor in der arteriellen und portalvenösen Phase (nach 15 bzw. 40 s) von peripher nach zentral an (Irisblendenphänomen). In der Spätphase sieht man ein intensives Enhancement der Läsion. [E314]

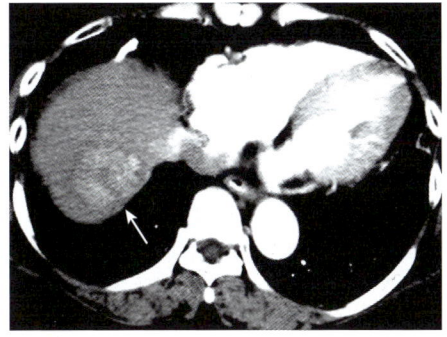

Abb. 23.2: Hepatozelluläres Karzinom. Der häufigste primäre Lebertumor ist mit einer Leberzirrhose und chronischer Hepatitis B assoziiert. Es kann solitär, multifokal und diffus verteilt auftreten. Hier zeigt die früharterielle CT-Phase eine inhomogene, kräftig anreichernde, solitäre Läsion mit zentraler Nekrose. [E513]

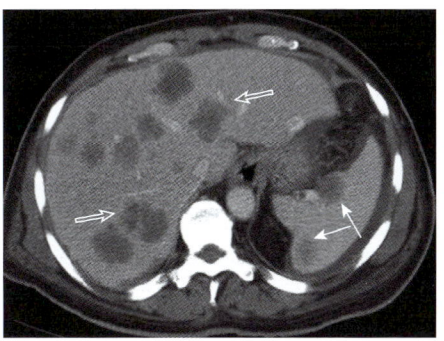

Abb. 23.4: Metastasenleber. Im axialen CT-Schnitt nach i. v. KM-Gabe zeigen sich multiple, teils konfluierende, hypodense intrahepatische Raumforderungen (offene →). In der Milz finden sich ebenfalls Filiae des bekannten Kolonkarzinoms (→). [E513]

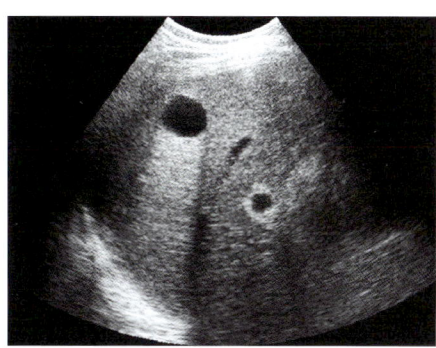

Abb. 23.5: Solitäre Leberzyste. Sonografisch haben Zysten eine echofreie Binnenstruktur mit dorsaler Schallverstärkung. [E683]

* arteriell anreichernde Tumor = HCC
→ nimmt viel von KM in der Frühphase an und wird schnell wieder ausgewaschen
(arterielle Phase)
• in arterieller Phase = Aorta ganz hell, Leber noch dunkel, Niere etwas hell
• venöse Phase = Aorta normal

• Milzruptur:
- Saum um Milz
- helles Würmchen in Milz (= Kontrastmittel) = Blutaustritt
- nach Verkehrsunfällen
- wird in Parenchymphase der CT dargestellt (nicht arterielle Phase)
- zweizeitige Milzruptur → Kontroll-Sono nach 6h

• Bauchaortenaneurysma:
- viel Blut im Abdomen
- plötzliche Rückenschmerzen

Stumpfes Bauchtrauma
50% Milz
20% Leber (rechter Lappen)
10% Niere
5% Pankreas/Duodenum

- Bildgebende Methoden der Wahl bei Lebererkrankungen sind Sonografie und CT/MRT.
- Eine Leberzirrhose verursacht eine Organschrumpfung mit irregulärer Parenchymstruktur.
- Ermöglicht die Bildgebung keine eindeutige Diagnose eines fokalen Leberprozesses, muss eine Biopsie angeschlossen werden.

ZUSAMMENFASSUNG

Methoden zur Darstellung des biliären Systems

Sonografie

In der klinischen Routine ist die Sonografie die einfachste und kostengünstigste Methode zur Beurteilung der Gallenblase, des Gallenblasenbettes und der Weite der intra- und extrahepatischen Gallenwege (▶ Tab. 24.1). Der Patient wird nüchtern (gefüllte Gallenblase und weniger Darmüberlagerung!) in Seiten- und Rückenlage untersucht. Normalerweise findet sich die Gallenblase bei subkostaler Schnittführung in Verlängerung des Interlobärseptums, Darmgasüberlagerungen können aber die Beurteilung erschweren.

ERCP

Durch die endoskopisch retrograde Cholangiopankreatikografie (ERCP) ist die direkte Darstellung der Feinarchitektur von Gallen- und Pankreasgang möglich. Hierzu wird die Papilla Vateri mit einem Endoskop sondiert und unter Durchleuchtungskontrolle Kontrastmittel in Pankreasgang und Ductus choledochus injiziert (▶ Abb. 24.1). Das kontrastierte Hohlsystem wird nach Weite (Stenosen, Dilatationen), Füllungsdefekten (Steine) und Obstruktionen (Tumoren, Strikturen) beurteilt. Die ERCP ermöglicht in der gleichen Sitzung therapeutische Interventionen wie Steinextraktionen oder Papillotomien sowie die Entnahme von Biopsien.

> Mögliche Komplikationen der ERCP sind Pankreatitiden und eine septische Cholangitis.

In seltenen Fällen ist die direkte **perkutane, transhepatische Punktion** (PTC) der Gallenwege unter sonografischer oder Durchleuchtungskontrolle notwendig. Nach Injektion von KM können die Gallenwege beurteilt werden.

Orale und i. v. Cholezystografie

Galle und Gallengänge lassen sich nach oraler oder i. v. Applikation eines gallengängigen, jodhaltigen KM unter Durchleuchtung darstellen. Es gelten die gleichen Beurteilungskriterien wie bei der ERCP. Heute werden diese Verfahren nur noch selten verwendet.

MRT/CT

Des Weiteren kommen auch MRT und CT als Schnittbildverfahren häufig zur Anwendung. Die **MR-Cholangiopankreatikografie (MRCP)** ist ein zusätzliches, nichtinvasives Aufnahmeverfahren, für das kein i. v. KM erforderlich ist. Es ermöglicht eine selektive, signalreiche Darstellung flüssigkeitsgefüllter Strukturen wie Gallenwege

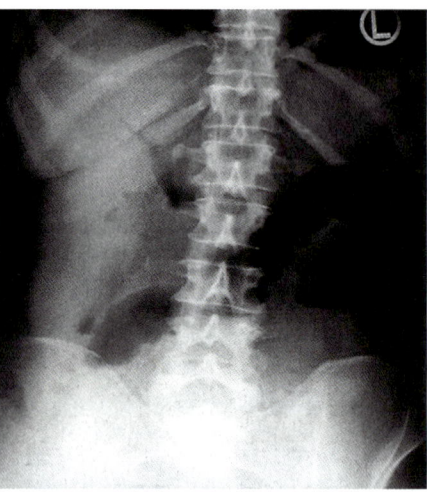

Abb. 24.2: Aerobilie. In der Abdomenübersichtsaufnahme demarkieren sich die intrahepatischen Gallenwege als verzweigte Aufhellung. Luft im Gallengangsystem kann u. a. Folge von Steinperforationen, Tumoren oder einer Cholezystitis sein. [T407]

oder Pankreasgang. Aus den Daten werden mehrdimensionale Bilder berechnet, die denen der ERCP sehr ähnlich sind.

Abdomenübersichtsaufnahme

Die native Röntgenübersichtsaufnahme des rechten Oberbauchs zeigt, falls vorhanden, röntgendichte Strukturen wie kalkhaltige Steine, Verkalkungen der Gallenblasenwand oder pathologische Luftansammlungen in den Gallenwegen (Aerobilie, ▶ Abb. 24.2).

Gallensteinerkrankungen

Gallenblasenkonkremente bilden sich bei einer Übersättigung der Galle mit Cholesterin oder Pigment. Etwa 10 % der Bevölkerung, bevorzugt Frauen, sind Steinträger. Liegen Steine in der Gallenblase, spricht man von einer **Cholezystolithiasis**,

Tab. 24.1: Sonografische Normkriterien von Galle und Gallenwegen.

Gallenblase	Gallenwege
▶ Durchmesser: Länge < 10 cm, Breite < 4 cm ▶ Volumen: bis 100 ml (große Variabilität) ▶ Gallenblasenwand: < 4 mm ▶ Morphologie: glatte Organbegrenzung, zarte Wand, beim nüchternen Patienten echofreie Binnenstruktur	▶ Intrahepatische Gallengänge nur bei Erweiterung sichtbar ▶ Weite des Ductus hepatocholedochus: 4–7 mm, nach Cholezystektomie bis 9 mm ▶ Leeres Lumen, Wände zeigen helle Reflexbänder

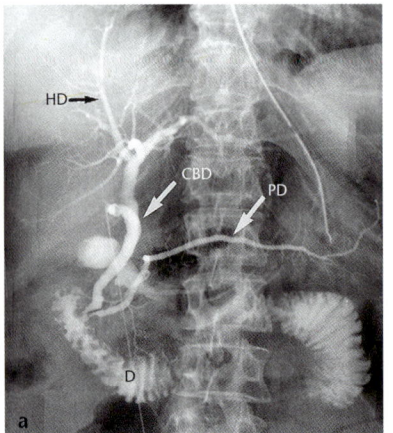

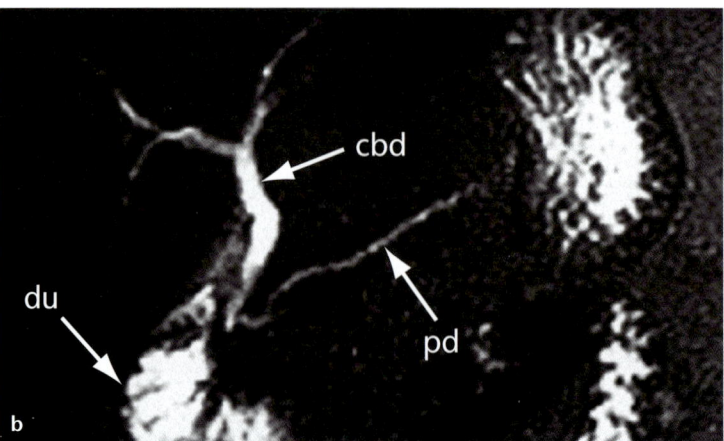

Abb. 24.1: Normalbefund einer ERCP. [E595]
a) Nach retrograder Kontrastmittelinjektion lassen sich Ductus choledochus (CBD), Ductus pancreaticus major (PD) und die intrahepatischen Gallengänge (HD) darstellen. Das Endoskop, mit dem die Papilla Vateri kanüliert wurde, ist entfernt worden, in den Darm gelangtes KM kontrastiert Duodenum (D) und proximales Jejunum.
b) In der MRCP (Normalbefund) werden die gleichen Strukturen, allerdings ohne Applikation von Kontrastmittel dargestellt.

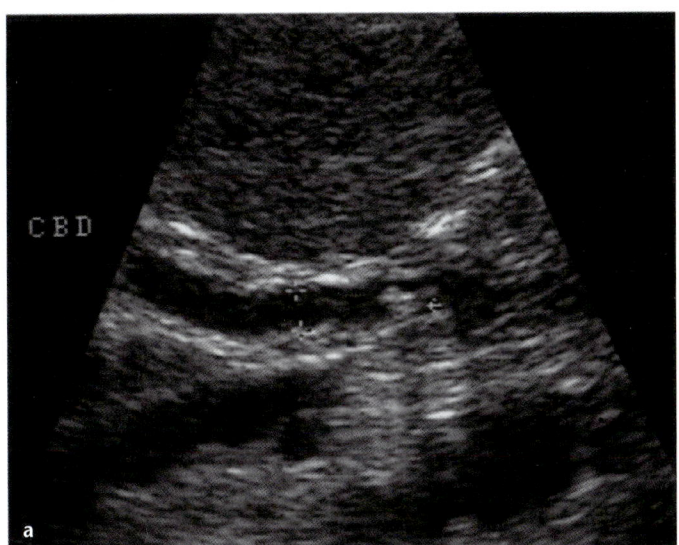

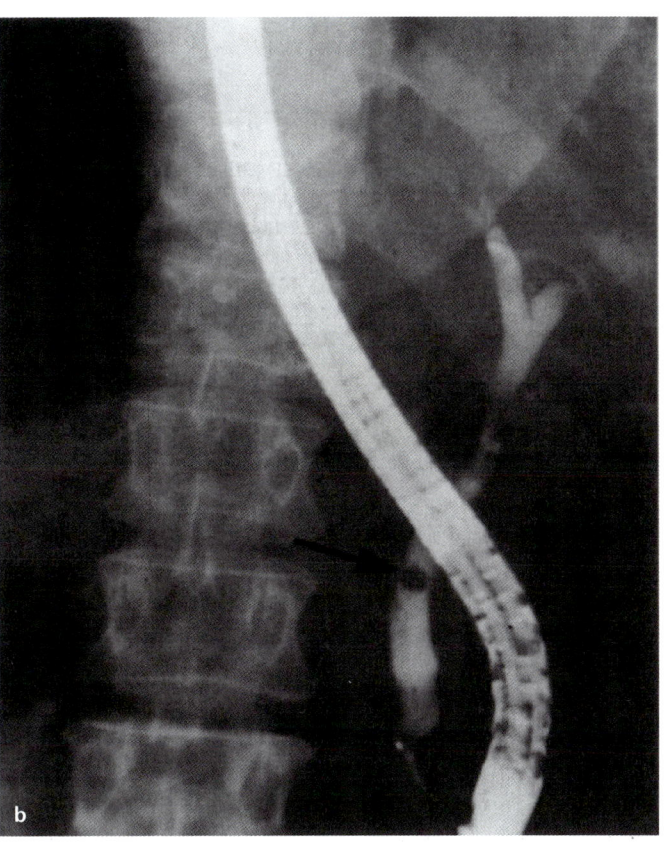

Abb. 24.3: Choledocholithiasis. [E531]
a) In der Oberbauchsonografie erkennt man einen obstruierenden kleinen Stein im Ductus choledochus. Die irregulär konturierte und verdickte Wand des Gangs ist Hinweis auf eine entzündliche Veränderung (Cholangitis). Unterhalb des DHC bildet sich die Pfortader als echoarme Struktur ab.
b) In der ERCP wird im KM-gefüllten Lumen des Ductus choledochus ein Stein sichtbar.

bei Lage in den Gallengängen von einer **Choledocholithiasis.** In der Mehrzahl handelt es sich um reine oder gemischte Cholesterinsteine, seltener treten Pigmentsteine auf.

Meist bleiben die Steine asymptomatisch, sie können aber eine Cholezystitis bzw. Cholangitis oder bei Abgang eine Kolik und einen Verschluss der Gallenwege verursachen.

Radiologische Diagnostik

Unabhängig von der chemischen Zusammensetzung der Konkremente ist die Sonografie die sensitivste Methode zum Nachweis von Gallensteinen.

Ab einer Größe von 2–3 mm ist ein Nachweis der Konkremente als echoreiche, intraluminale Strukturen mit einem dorsalen Schallschatten in der echofreien Gallenflüssigkeit möglich (▶ Abb. 24.3).

Da die Steine mobil sind, können sie durch Umlagerung des Patienten von randständigen Tumoren oder Polypen differenziert werden.

Als „Sludge" wird stark eingedickte Galle bezeichnet. Sludge zeigt sich als echoreichere, gleichmäßig feinkörnige Masse in den abhängigen Partien der Gallenblase ohne Schallschatten. Ist die Gallenblase komplett mit Konkrement gefüllt (Steingallenblase), ist

das gesamte Organ echoreich mit einem Schallschatten. Die davon nicht immer abzugrenzende Porzellangallenblase (Verkalkung der Gallenblasenwand) zeigt ein ähnliches Bild. Man kann bei Stein- oder Porzellangallenblase das Organ leicht übersehen, da Binnenstruktur und Rückwand aufgrund der totalen Schallauslöschung nicht sichtbar sind. Gallengangsteine sind häufig sonografisch nur schwer darstellbar – es fehlt der Kontrast der echoarmen Gallenflüssigkeit. Eine intra- und/oder extrahepatische Gallengangserweiterung kann aber auf eine Obstruktion durch Steine hinweisen.

Cholestase (Rückstau von Galle)
• Bei extrahepatischer Cholestase sind im Sono die intrahepatischen Gallengänge erweitert
↳ die intrahepatischen Gallengänge verlaufen parallel zu den Aufzweigungen der Pfortader, die aber erst durch den Rückstau sichtbar werden : „Doppelflintenphänomen"

In der **CT** liegt die Nachweisgrenze für Gallensteine bei 2 mm. Kalkhaltige Konkremente stellen sich sehr dicht dar, nicht verkalkte Steine imponieren eher schießscheibenartig weichteildicht. Sind die Konkremente isodens zur Gallenflüssigkeit, ist ein Nachweis nicht möglich. Gallengangkonkremente werden mittels CT meist nur zufällig entdeckt, der Fokus liegt auf dem Nachweis einer intra- und extrahepatischen Cholestase.

Die **MRCP** stellt Steine unabhängig von ihrer Zusammensetzung als signalfreie Aussparung in Galle und Gallenwegen dar (▶ Abb. 24.4).

Ist neben der Diagnostik eine interventionelle Therapie geplant, sollte die **ERCP** zum Einsatz kommen. Steine in den Gallenwegen erkennt man zuverlässig als KM-Aussparung. Die Gallenblase lässt sich dagegen nicht immer ausreichend kontrastieren, sodass sich die ERCP hier zum Nachweis von Konkrementen weniger eignet.

Entzündliche Veränderungen

Cholezystitis

Die akute Entzündung der Gallenblase wird in 95 % der Fälle durch ein Konkrement, das den Ductus cysticus verlegt, verursacht. Das klinische Bild ist durch Schmerzen im rechten Oberbauch und Fieber gekennzeichnet.

Bildgebendes Standardverfahren bei Verdacht auf eine akute Cholezystitis ist die **Sonografie**: Klassische Aspekte sind eine gestaute Gallenblase und ein im Ductus cysticus oder Infundibulum der Gallenblase eingeklemmter echoreicher Stein. Die Gallenblasenwand ist bandförmig mit charakteristischer Dreischichtung verdickt (*wym Ödem*) (> 4 mm). Im Gallenblasenbett findet sich ein Ödem. Löst der Schallkopf über der Gallenblase einen fokalen Druckschmerz aus, spricht man von einem positiven sonografischen Murphy-Zeichen (▶ Abb. 24.5). In der kontrastmittelverstärkten **CT** liegt die Gallenblase mit verdickter, anreichernder Wand in einem ödematös veränderten Gallenblasenbett.

Sonderformen und Komplikationen

▶ **Gallenblasenempyem:** Aus der akuten Verlaufsform kann sich ein Gallenblasenempyem entwickeln, das **sonografisch** eine verstärkte Echogenität im Gallenblasenlumen aufweist.

▶ **Chronische Cholezystitis:** Bei einem chronischen Verlauf der Entzündung kann es zu Kalkablagerungen in der Gallenblasenwand kommen (Porzellangallenblase). Gelegentlich verliert die Galle durch die anhaltende Entzündung ihr Lumen, es entsteht eine Schrumpfgallenblase.

▶ **Emphysematöse Cholezystitis:** Luftblasen in Gallenblasenlumen oder -wand sind Zeichen einer Infektion mit gasbildenden Bakterien. Sonografisch sind kleine echogene Einschlüsse und ein intraluminaler Luft-Flüssigkeitsspiegel sichtbar.

▶ **Perforation der Gallenblase:** Sonografisch und auch im CT findet sich perivesikale Flüssigkeit und eine Kontinuitätsunterbrechung der Wand.

Cholangitis

Ursachen einer Entzündung der intra- bzw. extrahepatischen Gallenwege können Steinleiden (meist), Tumoren oder postoperative Strikturen sein. Das klinische Bild ähnelt dem der Cholezystitis, häufig tritt auch eine ikterische Verlaufsform auf. Komplikationen eitriger Cholangitiden sind partielle Fibrosierungen der Gallenwege, ein Übergreifen der Entzündung auf das Leberparenchym und ein zirrhotischer Umbau des Organs.

CT und **MRT** zeigen bei der akuten Cholangitis eine Gangerweiterung und Hyperämie der Gangwand, im chronischen Stadium ein „Perlenkettenbild": Erweiterten Gangabschnitten folgen umschriebene zirkuläre Gangstenosen. Ein pericholangitischer Abszess der Leber als Komplikation der eitrigen Cholangitis imponiert als hypodense Struktur im Leberparenchym. Außerdem kann die Ursache der Abflussstörung diagnostiziert werden. Die **ERCP** erlaubt u. U. eine Intervention (▶ Abb. 24.6).

Tumoren des biliären Systems

Gallenblasentumoren

Zu den **benignen Tumoren** der Gallenblase zählen die als Präkanzerosen geltenden echten Adenome, die Adenomyomatose (hyperplastische, glatte Muskulatur der Gallenblasenwand) sowie Cholesterinpapillome. Nur selten verursachen sie eine Cholezystitis. Die Diagnose beruht auf einer **sonografisch** oder **computertomografisch** nachweisbaren, wandständigen, teilweise gestielten, nicht lagebeweglichen Raumforderung im Gallenblasenlumen (▶ Abb. 24.7 und ▶ Abb. 24.8). Bei den **Malignomen der Gallenblase** steht das mit einer Cholezystitis vergesellschaftete Adenokarzinom im Vordergrund. Das Karzinom wächst infiltrativ entlang den Gallenwegen und kann umgebende Strukturen (Leber, Gefäße, Pankreas) befallen. Die Diagnose wird meist erst im fortgeschrittenen Stadium bei Auftreten der zunächst unspezifischen, dann ikterischen Symptomatik gestellt.

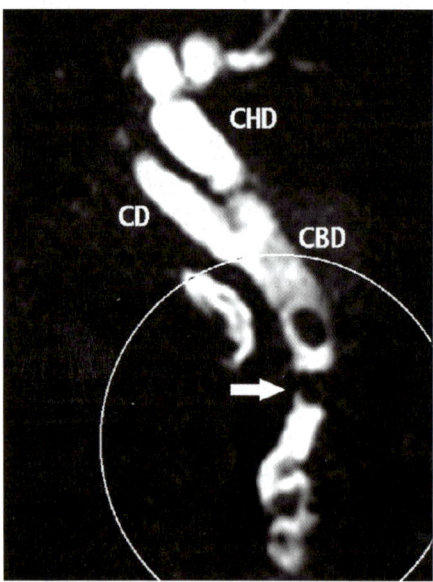

Abb. 24.4: Choledocholithiasis in der MRCP. Die koronare Rekonstruktion zeigt einen Stein (hypointens) als Aussparung im signalreichen Ductus choledochus (CBD). Die weiter proximal liegenden intra- und extrahepatischen Gallenwege (CHD) werden erweitert abgebildet. [E595]

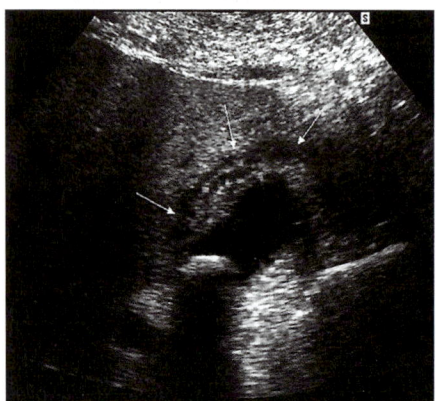

Abb. 24.5: Akute Cholezystitis im Ultraschall. Der Transversalschnitt zeigt eine deutliche ödematös verdickte Gallenblasenwand. Im Lumen liegt ein Stein. [E531]

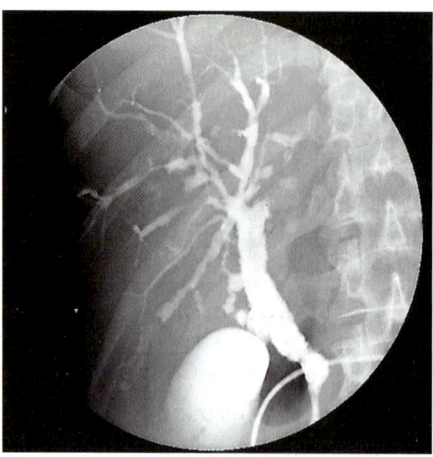

Abb. 24.6: Cholangitis: Die ERCP zeigt unregelmäßige Bereiche von Dilatationen und Strikturen der intrahepatischen Gallenwege. [M513]

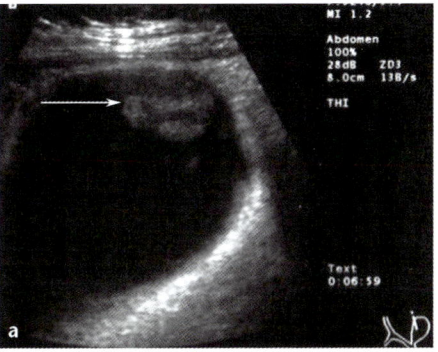
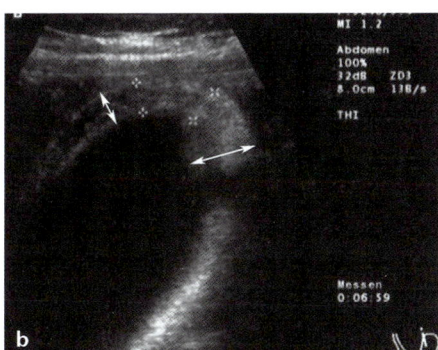
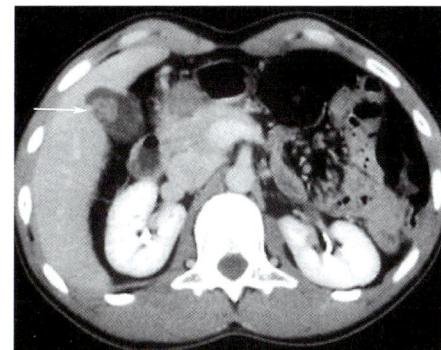

Abb. 24.8: Gallenblasenpapillom. In der KM-verstärkten CT findet sich eine KM-aufnehmende, schmalbasig der Gallenblasenwand aufsitzende Raumforderung. Eine Infiltration in das Leberparenchym ist nicht nachzuweisen. [M505]

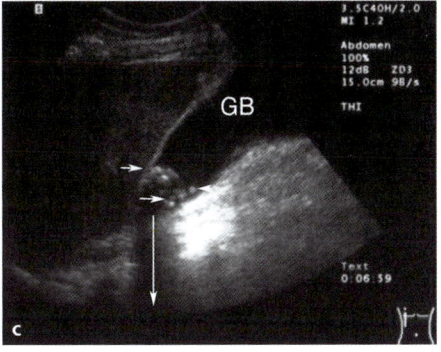

Abb. 24.7: Gallenblasenkarzinom. [M505]
a) Der transversale sonografische Schnitt durch die Gallenblase zeigt eine echoreiche, invasiv in das Gallenblasenlumen einwachsende Raumforderung.
b) Bei chronischer Cholezystitis ist die Gallenblasenwand deutlich wandverdickt (↔).
c) Zusätzlich ist ein Stein (kurze →) mit Schallschatten (↓) nachweisbar.

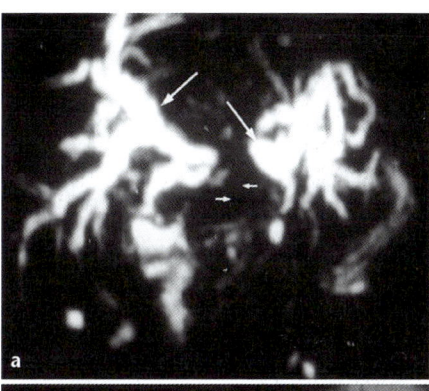
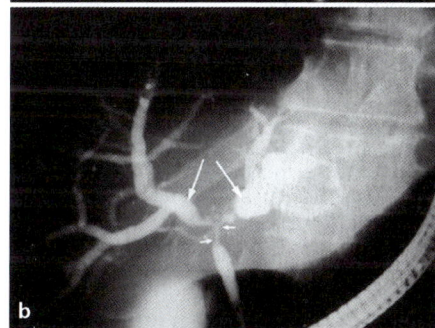

Abb. 24.9: Klatskin-Tumor. [F377]
a) Der an der Hepatikusgabel lokalisierte Tumor (kurze →) zeigt in der MRCP eine Aufweitung der intrahepatischen Gallenwege.
b) Im zugehörigen Cholangiogramm sind dilatierte intrahepatische Gallenwege und ein plötzlicher Abbruch beim Zusammenfluss von Ductus hepaticus dexter und sinister nachzuweisen.

Der Tumor führt **sonografisch** zu echoarmen und gemischt echogenen Wandveränderungen, die sich nach intra- und/oder extravesikal ausdehnen (► Abb. 24.8). Exophytisch in das Gallenblasenlumen wachsende Malignome sind von benignen polypösen Tumoren nicht zu unterscheiden. Diagnostisches Kriterium in der **CT** ist eine isodense oder inhomogene Wandverdickung, die das ganze Gallenblasenlumen ausfüllen kann. Infiltriert der Tumor das Leberparenchym, ist die Leber-Gallenblasen-Grenze unscharf, es können Lymphknoten im Gallenblasenbett oder in der Leberpforte nachgewiesen werden. Auch mittels **MRT** gelingt häufig eine direkte Darstellung der Raumforderung.

Gallengangstumoren

Benigne Gallenwegstumoren sind selten. Häufigstes **Malignom** der Gallenwege ist das cholangiozelluläre Karzinom, das schon bei geringer Größe zu Cholestase und Ikterus führen kann. Eine Sonderform ist der Klatskin-Tumor an der Hepatikusgabel (► Abb. 24.9).

> Mit bildgebenden Verfahren ist eine Differenzierung von benignen und malignen Tumoren nur schwer möglich. Es sollte eine histologische Abklärung angestrebt werden.

Sonografisch sind Raumforderungen der Gallengänge meist nur indirekt nachweisbar. Verdächtige Befunde sind Zeichen eines Verschlusses wie Gangabbrüche und umschriebene Aufweitungen.
Auch in der **CT** steht die Dilatation des vorgeschalteten Gallengangsystems im Vordergrund. Erst ab einer Größe von 2 cm lässt sich der Tumor direkt als hypodense Läsion darstellen.
Mittels **ERCP** und **MRCP** gelingt eine Lokalisationsdiagnostik. Die Tumoren imponieren als umschriebener Füllungsdefekt im erweiterten Hohlsystem.

► Beste Methode zur Darstellung von Pathologien in Gallenblase und -wegen ist die Sonografie.
► ERCP und die nichtinvasive MRCP werden häufig für die Darstellung von Gallen- und Pankreasgangsystem angewendet.
► Bei einer akuten Cholezystitis findet sich das sonografische Bild einer verdickten und geschichteten Gallenblasenwand. Häufig ist die Gallenblase gestaut und ein Stein verlegt den Ductus cysticus.
► Gallenblasentumoren imponieren sono- oder computertomografisch als fixierte Raumforderung. Steine in der Gallenblase dagegen sind lagebeweglich.

ZUSAMMENFASSUNG

▶ 25 PANKREAS

Handwritten note at top:
* • evt. Stein im Ductus choledochus
  • V. linealis Verschluss (Bildung von Varizen)

Methoden zur Darstellung des Pankreas

Sonografie

Neben der CT ist die Sonografie das entscheidende bildgebende Verfahren zur Diagnose von Erkrankungen des Pankreas. Die Sonografie gibt als Screening-Methode wichtige Hinweise. Dabei wird das Parenchym nach Kontur, Echotextur und Organgröße beurteilt. Das normalerweise 12–15 cm lange Organ läuft S-förmig von Duodenum zu Milz und hat ein feinkörniges, homogenes Echomuster.

> Oft können Kontursprünge der einzige Hinweis auf pathologische Veränderungen des Pankreas sein.

Allerdings ist der Pankreasschwanz durch Luftüberlagerungen häufig nur eingeschränkt darstellbar.

CT/MRT

In der CT gelingt eine überlagerungsfreie Darstellung des glatt begrenzten Organs mit einer Dichte um 40 HE. Der zentral gelegene Pankreasgang weist eine Breite von 1–3 mm mit einem Lumen ohne Kalibersprünge auf. Domänen der CT sind die Darstellung von Pankreastumoren sowie die Diagnostik der Pankreatitis. Die MRT spielt eine untergeordnete Rolle.

Konventionelle Röntgenuntersuchungen

In der **Abdomenübersicht** lassen sich Verkalkungen, wie sie beispielsweise bei einer chronischen Pankreatitis auftreten, nachweisen. Bei Pankreatitiden ist ein linksseitiger Pleuraerguss mit Zwerchfellhochstand ein häufiger Begleitbefund.
Bei großen pankreatischen Raumforderungen stellt die **Magen-Darm-Passage** Impressionen und eine Verlagerung der angrenzenden Hohlorgane dar (▶ Abb. 25.1). Als Malignitätskriterium gelten Kontur- und Reliefzerstörungen des dargestellten Magen-Darm-Areals.
ERCP und **MRCP** erlauben einen Einblick in das Gangsystem des Pankreas (▶ Kap. 23).

Pankreatitis

Akute Pankreatitis

Meist werden akute Entzündungen des Pankreas durch Gallensteine verursacht oder sind alkoholinduziert. Das klinische Bild prägen heftige Oberbauchschmerzen, Übelkeit, Erbrechen und später ein paralytischer Ileus.

Sonografisch und in der CT stellt sich das ödematöse, meist diffus vergrößerte Pankreas mit einem reflexarmen bzw. gering veränderten Dichtemuster dar. Die Organkonturen sind unscharf. Ist der Pankreasgang verlegt, können eine prästenotische Gangerweiterung und u. U. intraduktale Konkremente nachgewiesen werden (▶ Abb. 25.2). Bei einer exsudativen Verlaufsform sammelt sich entzündliche Flüssigkeit entlang

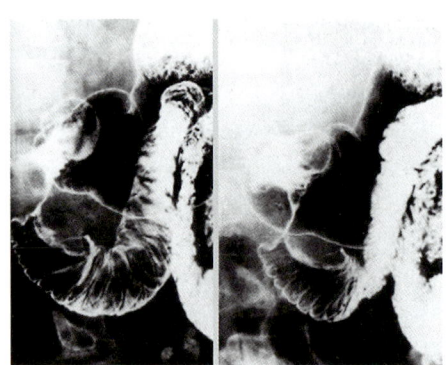

Abb. 25.1: Das Pancreas anulare gehört zu den Entwicklungsstörungen des Pankreas. Dabei umschließt Parenchym ringförmig das Duodenum. Hier findet sich das typische Bild in der Magen-Darm-Passage: eine sanduhrförmige Einengung des Duodenums. [T407]

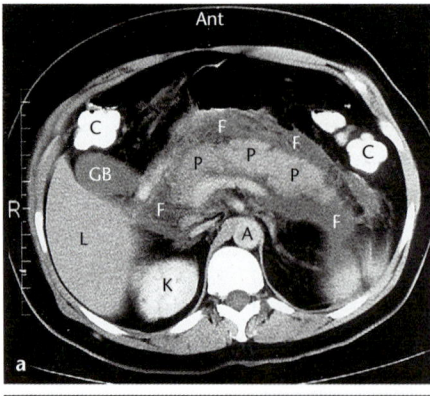

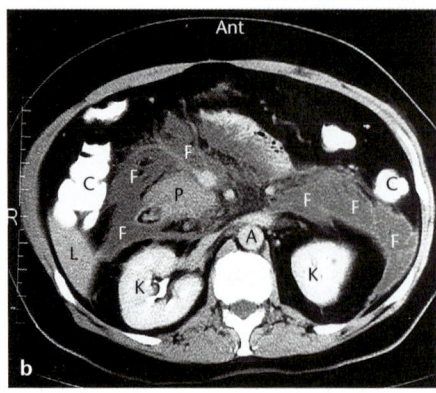

Abb. 25.2: Akute Pankreatitis. [E283]
a) Die KM-verstärkte CT zeigt ein ödematöses Pankreas (P) mit unscharfer Organkontur, das von entzündlicher Flüssigkeit (F) umgeben ist.
b) Der weiter kaudal liegende Schnitt zeigt weitere, den Processus uncinatus umgebende und bis in die parakolische Rinne ziehende Flüssigkeit.

von Peritoneum und Gerota-Faszie, in der Bursa omentalis, parakolisch, im Milzhilus und im Douglas-Raum. Kapseln sich Pseudozysten ab, sind sie intra- oder extrapankreatisch als hypodense Raumforderungen mit einer KM-anreichernden Membran zu erkennen. Aus sekundär infizierten Pseudozysten entstehen Abszesse, die als inhomogene, teils echoarme bzw. hypodense Bezirke mit Lufteinschlüssen imponieren. Nekroseareale stellt die CT als Kontrastmittel aussparenden Substanzdefekt im vitalen, gut anreichernden Pankreasparenchym dar. Die **Thoraxaufnahme** kann einen begleitenden, häufig linksseitigen Pleuraerguss zeigen.

Chronische Pankreatitis

Die in rund 80 % der Fälle alkoholtoxisch bedingte prolongierte Verlaufsform der Pankreatitis ist gekennzeichnet durch Nekrosen, eine segmentale oder diffuse Fibrose mit Organvergrößerung (später -atrophie) und Kalzifikationen.
Typischer Untersuchungsbefund in der **Sonografie** ist ein höckrig konturiertes Organ mit einem inhomogenen, groben Schallmuster. Verkalkungen sind an feinen, streifenförmigen, hyperreflexiven Zonen im Parenchym zu erkennen. Auch Pseudozysten können auftreten.

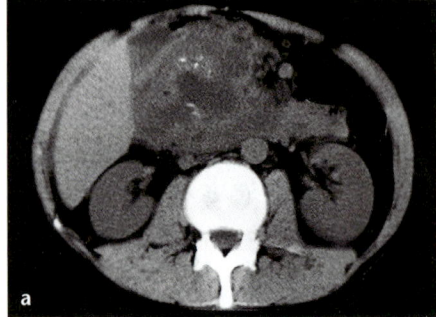

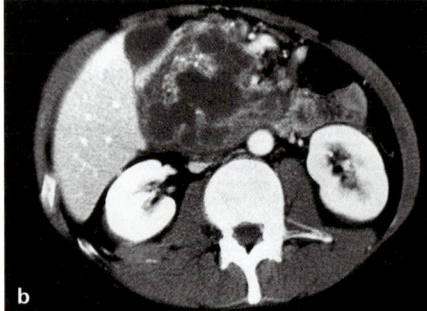

Abb. 25.3: Chronische Pankreatitis im CT vor und nach i. v. KM-Gabe. [T407]
a) Nativ zeigt das deutlich unregelmäßig vergrößerte Organ eine inhomogene Parenchymstruktur und Verkalkungen.
b) Nach KM-Gabe lässt sich das anreichernde, vitale Gewebe von hypodensen Nekrosen und Pseudozysten (mit leicht kontrastierter Membran) differenzieren.

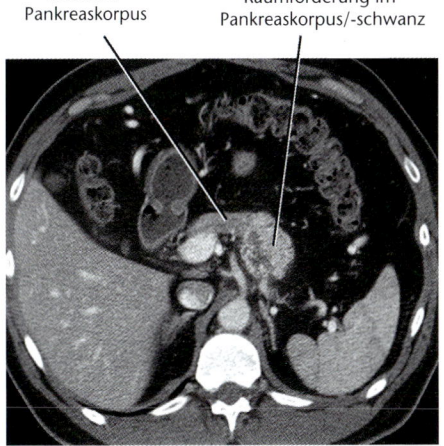

normaler
Pankreaskorpus

heterogen anreichernde
Raumforderung im
Pankreaskorpus/-schwanz

Abb. 25.4: Pankreaskorpuskarzinom. In der CT ist ein großer, inhomogener Tumor im Verlauf des Pankreas zu erkennen, der Pankreaskopf erscheint normal. [E379]

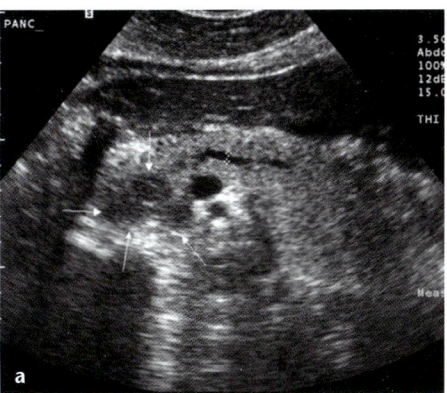

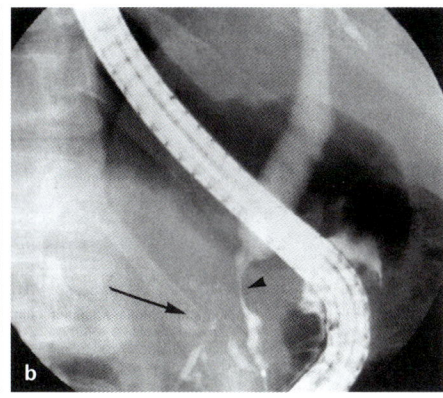

Abb. 25.5: Pankreaskarzinom. [E531]
a) In der Oberbauchsonografie zeigt sich eine echoarme Masse am Pankreaskopf (→), der Pankreasgang ist erweitert.
b) Die ERCP zeigt einen langstreckigen Abbruch des Ductus pancreaticus und seiner Äste (→) infolge der raumfordernden Wirkung des Tumors. Der Ductus hepaticus communis ist stenosiert und proximal gestaut (Pfeilspitze).

In der nativen **CT** sind, neben den Veränderungen von Organkontur und -größe, Verkalkungen des Parenchyms wegweisend. Narbige und zystische Veränderungen sowie Gangstenosen verursachen Pankreasgangveränderungen (► Abb. 25.3).

> Die perlschnurartigen Dilatationen und Einengungen des Pankreasgangs bzw. seiner Seitenäste und intraduktale Steine lassen sich v. a. in ERCP und MRCP darstellen.

Als mögliche Komplikationen sind in der Bildgebung Milzvenenthrombosen, Pleura- und Perikarderguss, Aszites sowie eine distale Choledochusstenose nachzuweisen.

Pankreaskarzinom

Häufigster Vertreter der Malignome des Pankreas ist das Adenokarzinom. Bevorzugt betrifft der vom Epithel der kleinen Pankreasgänge und -azini ausgehende Tumor den Pankreaskopf. Da Frühsymptome meist fehlen, wird das Pankreaskarzinom insgesamt erst spät diagnostiziert. Neben unspezifischen klinischen Zeichen wie in den Rücken ausstrahlenden Oberbauchschmerzen und Gewichtsverlust kann ein schmerzloser Ikterus richtungweisend sein.
Bildgebende Methoden der Wahl sind **Sonografie, CT** und **ERCP/MRCP** (► Abb. 25.4 und ► Abb. 25.5). Typisch ist eine umschriebene Organvergrößerung mit Konturunregelmäßigkeiten. Dabei weist der Tumor eine verminderte Echogenität bzw. erniedrigte Dichte auf und reichert nur wenig KM

an. Indirekte Zeichen sind Dilatationen der Pankreas- und Gallenwege ohne Steinnachweis sowie Metastasen in den regionären Lymphknoten oder der Leber. Gefäßthrombosen in der V. lienalis/V. portae lassen sich in der **FKDS** nachweisen oder zeigen sich in der CT als deutliche hypodense Ausparungen.

> Eine Abgrenzung zu einer umschriebenen chronischen Pankreatitis ist nicht immer zuverlässig möglich. Daher bestätigt im Zweifelsfall eine sonografisch oder CT-gesteuerte Biopsie die Diagnose.

• Lufteinschlüsse = Zeichen eines Pankreasabszesses bei einer nekrotisierenden Pankreatitis

• Erweiterung von Pankreas- und Gallengang = Hinweis auf Pankreas-Ca (double duct sign)

Milz:
• Nebenmilz ist häufig
• Milzläsionen = Lymphome, Sarkome, Metastasen

> ▶ Methoden der Wahl zur Darstellung von pankreatischen Pathologien sind Sonografie, CT/MRT und ERCP/MRCP.
> ▶ Den klassischen Aspekt der Pankreatitis zeichnen ein vergrößertes, ödematöses Organ (später Organatrophie), peripankreatische Flüssigkeitsansammlung, Gangdilatationen und intraduktale Konkremente aus.
> ▶ Schlüsselzeichen eines Pankreaskarzinoms in der Bildgebung ist ein schwach anreichernder, unregelmäßiger, inhomogener Tumor, evtl. mit Verlegung von Pankreasgang und/oder Ductus choledochus.

ZUSAMMENFASSUNG ◀

Etwa jede zehnte Frau erkrankt im Laufe ihres Lebens an Brustkrebs. Mit über einem Viertel aller neu diagnostizierten Malignome ist das Mammakarzinom in Deutschland die häufigste Krebserkrankung bei Frauen (Inzidenz etwa 50 000/Jahr BRD). Die Erkrankung ist in den vergangenen 20 Jahren häufiger und die Patientinnen bei Erstdiagnose sind jünger geworden.
Bei verdächtigem Befund besteht die Basisdiagnostik aus klinischer Untersuchung, Bildgebung und histologischer Verifizierung.
Die Röntgenmammografie ist das wichtigste bildgebende Verfahren. Eine ganze Reihe prospektiver randomisierter Studien haben gezeigt, dass mit der Einführung einer Screeningmammografie die altersabhängige brustkrebsspezifische Mortalität um 20–40 % gesenkt werden kann. Dieser Effekt ist für Frauen zwischen dem 50. und 70. Lebensjahr eindeutig belegt.
In Deutschland gibt es ein flächendeckendes Screeningprogramm, bei dem Frauen dieser Altersstufe alle 2 Jahre zur Mammografie aufgerufen werden. Die gesetzlichen Krankenkassen übernehmen die Kosten für dieses Programm, bei dem zur Qualitätssicherung immer zwei Radiologen unabhängig voneinander die Mammografie beurteilen.

Bildgebende Verfahren

Mammografie
Die Dichteunterschiede der verschiedenen Weichteilstrukturen der weiblichen Brust sind nur gering. Um eine ausreichend kontrastreiche Aufnahme zu erzielen, wird die Mammografie in Weichstrahltechnik (25–35 kV) durchgeführt. Die Brüste werden sorgfältig komprimiert und jeweils eine Aufnahme in kraniokaudaler und mediolateral-obliquer Ebene angefertigt.

▶ Die Mammografie wird von beiden Brüsten in zwei Ebenen durchgeführt. Es ist darauf zu achten, dass der Drüsenkörper komplett und die Mamille im Profil dargestellt ist.

Zur weiteren Abklärung können Zielaufnahmen angeschlossen werden.

Indikation
Als Vorsorgemaßnahme werden zwischen dem 40. und 70. Lebensjahr 1- bis 2-jährliche Kontrolluntersuchungen empfohlen. Bei Risikofaktoren wie familiärer Disposition wird zu jährlichen Untersuchungen geraten. Das optimale Risiko-Nutzen-Verhält

nis hat das Mammografie-Screening zwischen dem 50. und 70. Lebensjahr.

▶ Regelmäßige Kontrolluntersuchungen zur Früherkennung können die Mortalität des Mammakarzinoms um 20–40 % senken. Der Nutzen überwiegt gegenüber der Erhöhung des Brustkrebsrisikos durch die Strahlenbelastung ab dem 40. Lebensjahr.

Bei einem verdächtigen klinischen Befund (unklare Knoten, Haut- oder Mamillenveränderungen) ist die Mammografie Verfahren der Wahl zur Abklärung. Bei Frauen unter 40 Jahren sollte jedoch primär eine Abklärung mittels Ultraschall erfolgen, da das Drüsengewebe dann noch sehr dicht ist. Eine (Basis-)Mammografie in einer Ebene ist sinnvoll und indiziert, wenn der Ultraschall zu keinem Ergebnis führt.

Beurteilung
Das Parenchym der Brust ist alters- und funktionsabhängig erheblichen Veränderungen ausgesetzt. Dementsprechend ist das Er

scheinungsbild in der Mammografie variabel. Bei der jungen Frau ist die Mamma durch das stark entwickelte Binde-Stützgewebe und Drüsenparenchym homogen und röntgendicht. Infolge des zunehmenden Fettgewebsanteils mit fortschreitendem Alter (Altersinvolution) wird die Brust strahlentransparenter. Dies erleichtert die mammografische Beurteilbarkeit (▶ Abb. 26.1). Tumorsuspekte Leitbefunde sind v. a. neu aufgetretene Verdichtungsherde und Mikroverkalkungen (▶ Tab. 26.1).

Sonografie
Die Sonografie ist als adjuvantes Verfahren entweder bei unklarem Mammografiebefund oder bei aufgrund dichten Drüsengewebes vermindert aussagekräftiger Mammografie anzusehen. Es werden hochfrequente Schallköpfe (> 7,5 MHz) verwendet. Der Ultraschall hat den Vorteil der breiten Verfügbarkeit, niedrigen Kosten und fehlenden Strahlenbelastung. Er bietet zusätzliche diagnostische Möglichkeiten, eignet sich aber nicht als Screeningmethode. Er wird vor allem bei jungen Frauen und schwangeren oder stillenden Patientinnen

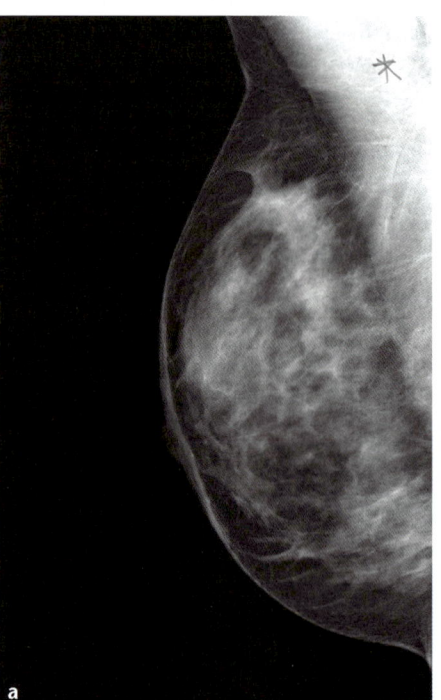
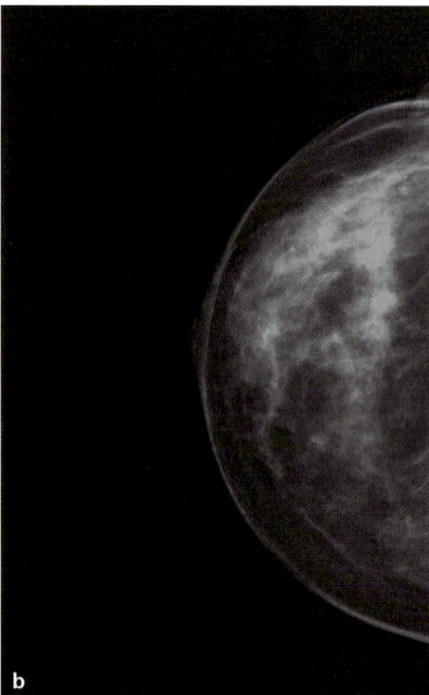

Abb. 26.1: Normale Mammografie in mediolateral-obliquem (a) und kraniokaudalem (b) Strahlengang. Das gesunde Drüsenparenchym zeigt eine mäßige Dichte, fibröse Septen durchziehen das Gewebe. Die Mamille ist auf beiden Bildern optimal im Profil abgebildet. [E393]

⤷ im obliquen Bild sind oft Lymphknoten (*) sichtbar

Tab. 26.1: Unterscheidungskriterien benigner und maligner Tumoren in der Mammografie, ▶ Abb. 26.3 und ▶ Abb. 26.4.

Benigne Tumoren	Maligne Tumoren
Scharfe, glatte Begrenzung	Unscharfe Kontur
Aufhellung um Verdichtung (Halozeichen)	Sternförmiger Tumorschatten („Krebsfüßchen")
Diffus verteilte, uniforme Mikroverkalkung	Gruppiert angeordnete, polymorphe Mikroverkalkung

Befundung: 1) Raumforderung
2) Symmetrie
3) Mamillenneinziehung
4) Aktisverdickung
5) Parenchymasymmetrie
6) Mikroverkalkungen (nur in Mammographie)
7) vermehrte Durchblutung (nur MRT)

eingesetzt. Zudem werden die meisten Befunde sonografisch gesteuert biopsiert. Die Schwäche des Ultraschalls liegt im fehlenden Nachweis von Mikroverkalkungen als wichtigem Malignitätskriterium.

Indikation
Die Hauptstärke der Sonografie liegt in der Differenzierung von Zysten und soliden Tumoren (▶ Tab. 26.2). Außerdem wird sie zur Verlaufskontrolle benigner Prozesse oder Knoten ohne mammografisches Korrelat eingesetzt. Sie ermöglicht auch eine kontrollierte Punktion von Zysten.

MRT
Die MRT spielt als Screening-Verfahren keine Rolle, bietet aber eine diagnostische Möglichkeit in der Tumornachsorge und zum Auffinden sehr kleiner Tumoren. Wichtigster Malignomhinweis ist eine rasche und deutliche Kontrastmittelanreicherung (▶ Abb. 26.4). Da es hier Ausnahmen gibt, ist die Frage der Dignität eines Mehranreicherungsherdes in der MRT jedoch nicht immer eindeutig zu klären.

Indikation
Die MRT wird bei Hochrisikopatienten (BRCA-Mutation, starke familiäre Brustkrebsbelastung), in einigen Fällen präoperativ zur Zweittumorsuche oder zum Ausschluss von Rezidiven in der Tumornachsorge eingesetzt. Auch dient die MRT zur Tumorsuche bei histologisch gesicherten Lymphknotenmetastasen und – trotz Mammografie – unklarem Primärtumor (Carcinoma of unknown primary = CUP).

Mastopathie
Der Begriff „Mastopathie" umfasst nicht neoplastische, hormonell oder altersbedingte Veränderungen von Drüsenparenchym, Binde-, Stütz- und Fettgewebe, die

Tab. 26.2: Unterscheidungskriterien zur sonografischen Beurteilung von Raumforderungen in der Mamma.

Solide Prozesse		Zysten (▶ Abb. 26.2)
Benigne Tumoren	**Maligne Tumoren**	
Echoarm, homogen	Echoarm, inhomogen	Echofrei
Scharfe Kontur	Unscharfe, gezackte Kontur	Scharfe Kontur
Dorsale Schallverstärkung	Dorsaler Schallschatten	Dorsale Schallverstärkung

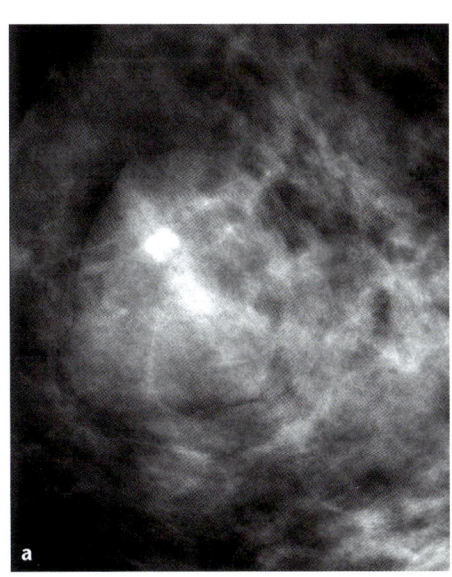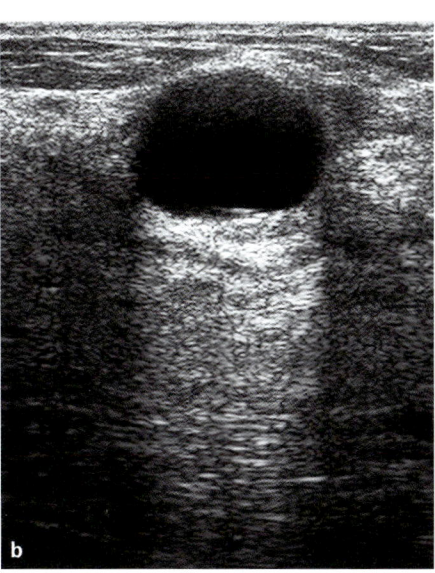

Abb. 26.2: Nachweis einer flüssigkeitsgefüllten Mammazyste. [E393]
a) Die Mammografie zeigt einen rundlichen, homogenen Befund mit Halo.
b) In der Sonografie zeigt sich die Läsion echofrei und scharf begrenzt mit dorsaler Schallverstärkung.

das Regelbild überschreiten. Es treten involutive wie hyperplastische Mammaveränderungen auf. Die Patientinnen klagen gehäuft prämenstruell über ziehende Schmerzen und Spannungsgefühl in der Brust. Oft findet sich ein knotiger Tastbefund.
In der Regel ist die Mastopathie gutartig. Ist die Dignität nicht sicher zu klären, ist eine Biopsie indiziert. Erhöhtes Risiko für den Übergang in ein Mammakarzinom besteht nur, wenn in der Histologie Zellatypien nachgewiesen werden können.

Radiologische Diagnostik
In der **Mammografie** zeigt sich der Brustkörper dicht mit homogenen Streifenschatten (bei Fibrose) oder mit klein- bis grobknotigen Fleckschatten (bei zystischen Veränderungen). Mastopathische Mikroverkalkungen stehen meist einzeln und sind gröber und rundlicher als bei einem Karzinom.
In der **Sonografie** ist eine Differenzierung zwischen zystischen und soliden Raumforderungen möglich (▶ Tab. 26.2).

ACR-Stadien (Sensitivität der Beurteilbarkeit)

1 = < 25% Drüsengewebe
2 = 25 - 50% "
3 = 50 - 75% "
4 = > 75% "

Brustuntersuchung am besten am 5. bis 7. Tag
nach Einsetzen der Regel (1. Zyklushälfte)

BI-RADS

0 = nicht beurteilbar
1 = unauffällig
2 = gutartiger Nebenbefund
3 = wahrscheinlich gutartig
4 = möglicherweise bösartig
5 = wahrscheinlich bösartig
6 = gesichertes Karzinom

Benigne Tumoren der Mamma

Fibroadenome

Das Fibroadenom besteht aus lockerem Stroma, Bindegewebe und Drüsen. Als häufigster benigner Tumor der weiblichen Brust tritt es meist zwischen dem 20. und 40. Lebensjahr auf. Klinisch fällt eine nicht schmerzende, gut abgrenzbare und verschiebliche Resistenz auf.

Radiologische Diagnostik

Mammografisch entsprechen Fibroadenome dichten, glatt begrenzten, rundlichen oder ovalen Verschattungen. Häufig weisen sie einen schmalen Fettsaum („Halo") auf. Diese Aufhellungszone oder auch charakteristische popcornartige, grobschollige Verkalkungen erlauben eine Abgrenzung zum Mammakarzinom (▶ Abb. 26.3).
Sonografisch imponiert das Fibroadenom echoarm und glatt begrenzt mit keiner bis geringer dorsaler Schallverstärkung.

[Handschriftliche Notizen am Rand: Mikro-Verkalkung? ↳ oft oval ↳ kein Schallschatten ↳ es sei denn es ist verkalkt dann keine Schallverstärkung]

Zysten

Zysten treten häufig im Rahmen von fibrozystischen Mastopathien zwischen dem 30. und 50. Lebensjahr auf. Bei der Palpation ist die Zyste elastisch, glatt begrenzt und mitunter schmerzhaft.

Radiologische Diagnostik

Zysten zeigen in der **Mammografie** das Bild einer scharf begrenzten, runden oder ovalen Verschattung. Das Vorliegen eines Halozeichens gilt als Benignitätskriterium.
Findet sich in der **Sonografie** eine glatt begrenzte, echofreie Raumforderung mit dorsaler Schallverstärkung, kann ein solider Tumor weitestgehend ausgeschlossen werden. Nicht eindeutig einzuordnende Zysten sollten unter sonografischer Kontrolle punktiert werden. Das Punktat muss zytologisch untersucht werden.

Mammakarzinom

Das Mammakarzinom ist die häufigste maligne Tumorerkrankung der Frau, in der Altersgruppe der 40- bis 60-Jährigen sogar die häufigste Todesursache. In Deutschland erkrankt etwa jede 10. Frau im Laufe ihres Lebens an einem Mammakarzinom. 1 % der Mammakarzinome betrifft Männer. Histologisch sind lobuläre Karzinome (Entartung des Epithels der Drüsenlobuli) und duktale Karzinome (Entartung des Epithels der Milchgänge) zu unterscheiden. Da die Prognose auch von der Tumorausdehnung bei Diagnose abhängig ist, entscheidet v. a. die Früher-kennung über das Outcome. Über alle Tumorstadien gemittelt beträgt die 5-Jahres-Überlebensrate heute etwa 78 %.

> Bevorzugte Lokalisation des Mammakarzinoms ist der äußere obere Quadrant, da dort entwicklungsgeschichtlich mehr Drüsengewebe vorliegt.

Bei der Palpation findet sich ein knotiger, derber, unscharf begrenzter und nicht verschieblicher Tastbefund. Weitere Malignitätskriterien sind Einziehungen der Haut und/oder der Mamille („Orangenhaut") und eine axilläre Lymphknotenschwellung.

Sonderformen des Mammakarzinoms

Bezüglich ihres Ausbreitungsweges, nicht aber des histologischen Befunds werden folgende zwei Sonderformen unterschieden:
▶ **Paget-Karzinom:** duktales Mammakarzinom mit intraepidermaler Ausbreitung im Bereich der Mamille. Klinisches Kennzeichen ist eine nässende, ekzematöse Mamille.
▶ **Inflammatorisches Karzinom:** diffuse Ausbreitung in den subepidermalen Lymphspalten und Blutkapillaren. Da bei diesem meist hochmalignen Karzinom die

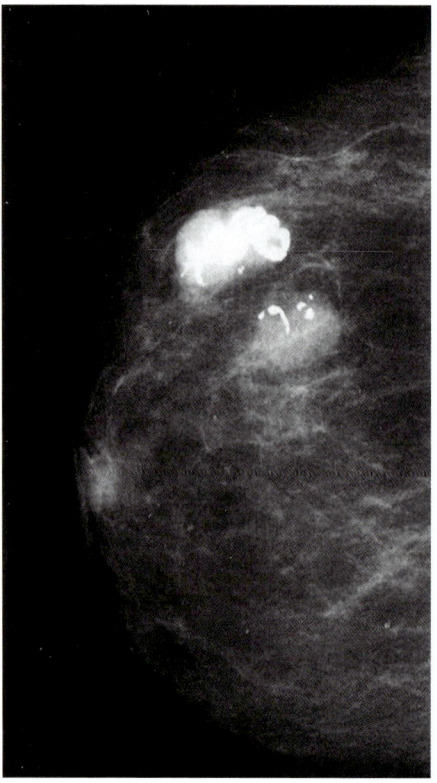

Abb. 26.3: Mammografie im mediolateralen Strahlengang. Es finden sich zwei knotige Verdichtungen. Die grobschollig popcornartigen Verkalkungen innerhalb der Tumoren sind typisch für ein Fibroadenom. [T407]

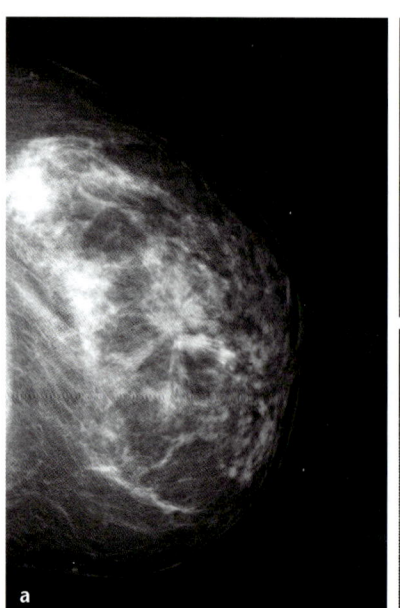
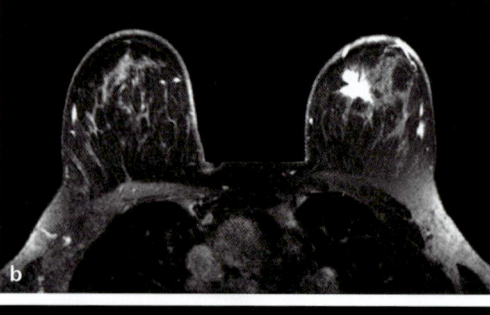
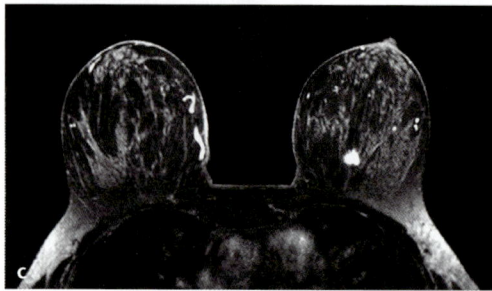

Abb. 26.4: a) Kraniokaudale Mammografie bei Mammakarzinom. Mittig im Bild zeigt sich ein knollig wachsender Tumor. Er ist unscharf begrenzt und infiltriert mit feinen, strahlenförmigen Ausläufern („Spikulae") das umgebende Fettgewebe. Zum Arzt führte die Patientin ein knolliger Tastbefund in der linken Brust.
b) In der MRT imponiert der Tumor als unregelmäßige, Kontrastmittel anreichernde Struktur.
c) In einer anderen MR-Schnittebene zeigt sich ein zweiter Prozess mit Signalanreicherung, der sich bioptisch ebenfalls als Karzinom herausstellte. [E393]

[Handschriftliche Notiz am unteren Seitenrand: → Mikrokalk ist sonografisch nicht zu erkennen!]

Brust gerötet und geschwollen ist, besteht die Verwechslungsgefahr mit einer Mastitis.

Radiologische Diagnostik

Die Malignitätskriterien einer Raumforderung in der **Mammografie** zeigt
▶ Tabelle 26.1.

> Gruppiert stehende polymorphe (punkt-, komma- oder y-förmige) Mikroverkalkungen unterschiedlicher Größe sind höchst malignomverdächtig.

Weiteres Kennzeichen eines malignen Prozesses sind Asymmetrien im Seitenvergleich.
Sekundär können Verdickungen und Retraktionen von Haut oder Mamille zu sehen sein (▶ Abb. 26.4).
In der **Sonografie** stellen sich maligne Neoplasien meist echoarm und unscharf begrenzt mit breitem dorsalen Schallschatten — *Schallauslöschung*
dar. *↳ irreguläre Form und Ausdehnung in die Tiefe (nach unten)*

DCIS (duktales Carcinoma in-situ)
· Mikroverkalkung nur im Röntgen/sichtbar ohne ovale Verschattung (sonst wie Fibroadenom/
Mammographie   Mamma-Ca)

Fettgewebsnekrose nach Narbenbildung
· im Sono Verkalkung und Schallschatten

In der **MRT** ist die rasche und intensive Kontrastmittelaufnahme hinweisend auf ein Karzinom.

> Bei unklarer Dignität einer Raumforderung ist die histologische Diagnose immer mit einer Biopsie zu sichern!

Für die histologische Abklärung sollte, wenn möglich, ein minimalinvasives Verfahren angestrebt werden (z. B. Stanzbiopsie). Die Biopsie wird unter Lokalanästhesie, sono- oder mammografisch, in Einzelfällen MR-tomografisch geführt, gewonnen.

▶ Methode der Wahl zur Früherkennung und Diagnose von Brustkrebs ist die Mammografie. Sie ist mit einer Sensitivität von 85–95 % allen anderen Verfahren überlegen.
▶ Frauen ab dem 40. Lebensjahr sollten in 1- bis 2-jährigen Abständen eine Routinemammografie erhalten.
▶ Das Mammografie-Screening reduziert das Brustkrebsmortalitätsrisiko altersabhängig um 20–40 %.
▶ **Die wichtigsten Malignitätskriterien des Mammakarzinoms in der Bildgebung:**
  – Unregelmäßig konturierter Knoten mit strahligen Ausläufern („Spikulae")
  – Gruppierte polymorphe Mikrokalzifikationen (punkt-, komma- oder y-förmig)
  – Fokale Retraktion der Haut und Verdickungen der Kutis
  – Lymphknotenvergrößerungen

ZUSAMMENFASSUNG ◀

Bildgebung

Radiologische Diagnostik
Abdomenleeraufnahme

Die Röntgen-Übersicht des Abdomens dient v. a. der Darstellung schattengebender Konkremente im Bereich der Niere und der ableitenden Harnwege. Die Abgrenzung der Nierenschatten selbst ist durch Überlagerungen wie Darmluft häufig nur erschwert möglich. Der Vorteil der Röntgenübersicht liegt in der zusammenhängenden Darstellung des Harnsystems. Zusätzlich können Psoasrandschatten und Skelett, soweit dargestellt, mit beurteilt werden.

Ausscheidungsurografie

Auch wenn die Zahl der Ausscheidungsurografien zugunsten von anderen bildgebenden Verfahren zurückgegangen ist, stellt die i. v. Urografie neben der Sonografie eine Basisuntersuchung der Harntraktdiagnostik dar (▶ Abb. 27.1). Ihre Indikation liegt im Wesentlichen bei der Steindiagnostik und der anatomischen Darstellung von Nierenbeckenkelchsystem und Ureteren.

> Kontraindikation für die Durchführung eines i. v. Urogramms ist eine akute Kolik. Es besteht die Gefahr der Kelchruptur durch eine KM-induzierte Diurese. Des Weiteren sind die klassischen Kontraindikationen für eine kontrastmittelgestützte Untersuchung wie KM-Allergien und Niereninsuffizienz zu beachten.

Untersuchungstechnik

▶ Vor Gabe des Kontrastmittels wird beim nüchternen Patienten eine Abdomenübersichtsaufnahme in Rückenlage angefertigt.
▶ Nach i. v. Applikation eines nierengängigen, jodhaltigen Kontrastmittels werden nach 5 min und im weiteren Verlauf weitere Aufnahmen gemacht. Dabei sollen Nierenbecken, Ureteren und Harnblase kontrastiert dargestellt sein.
▶ Bei unklaren Befunden können Zielaufnahmen oder Spätaufnahmen bei verzögerter Ausscheidung angefertigt werden.

Der **Normalbefund** des i. v. Pyelogramms zeigt eine beidseitig homogene Kontrastierung des Nierenparenchyms ohne Auffälligkeiten bezüglich Form, Lage und Größe. Das KM wird seitengleich und zeitgerecht in beide Nierenbecken ausgeschieden und strömt ungehindert über regelrecht liegende Ureteren in die normal groß konfigurierte Blase ab.

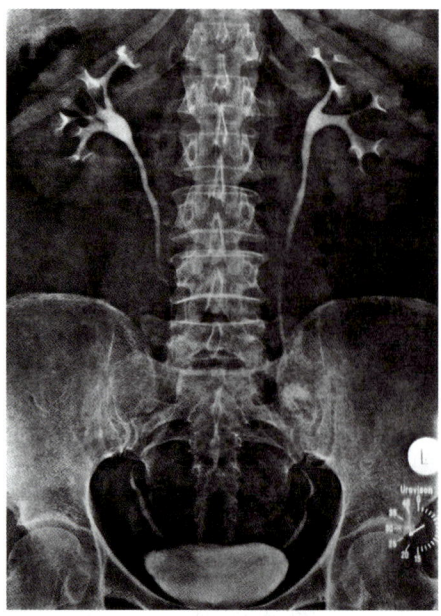

Abb. 27.1: Normales Ausscheidungsurogramm mit Aufnahme 10 min p. i. Es sind sowohl das NBKS als auch die Ureteren und die Blase kontrastiert. [T407]

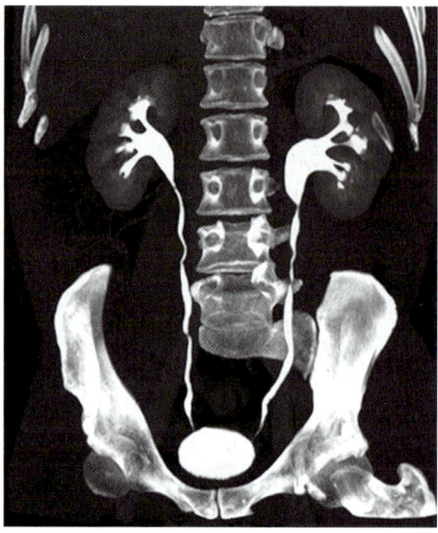

Abb. 27.2: CT-Urografie in koronarer Schichtung. Das Bild wurde 10–12 min nach i. v. Applikation des Kontrastmittels aufgenommen und zeigt einen Normalbefund. [E393]

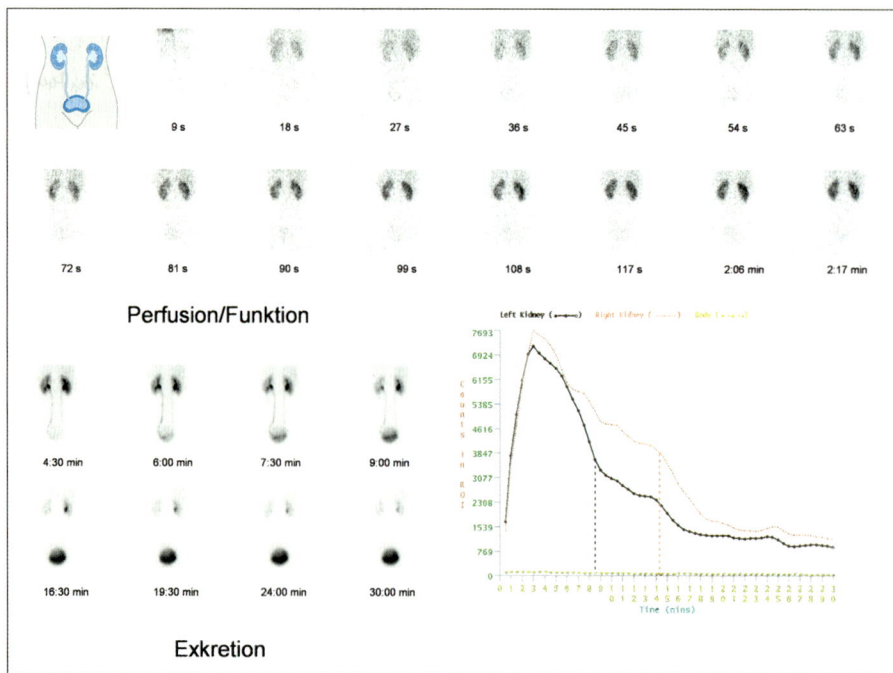

Abb. 27.3: Normale Nierenfunktionsszintigrafie. [M478]

> Physiologische Engstellen der Ureteren liegen am Abgang aus dem Nierenbecken, am Kreuzungspunkt mit den großen Beckengefäßen und bei der Einmündung in die Harnblase.

Sonografie

> Die Sonografie ist eine Basisuntersuchung in der Harntraktdiagnostik.

Als Standardverfahren erlaubt sie eine morphologische Beurteilung von Niere, Nierenbecken und bei ausreichender Füllung auch der Harnblase. Dabei werden beide Nieren in longitudinaler und transversaler Achse durchmustert. Mögliche pathologische Befunde sind Harnstauung, Nephrolithiasis, Raumforderungen (Tumoren, Zysten), Abszesse und Blutungen. Die Harnleiter lassen sich i. d. R. nicht darstellen, nur bei Stauungen können erweiterte Ureteren mitunter bis zum okkludierenden Konkrement verfolgt werden.

CT/MRT

Die CT kann in Niedrigdosistechnik zum Steinnachweis oder als CT-Urografie kontrastmittelunterstützt durchgeführt werden.

Tab. 27.1: Häufige Fehlbildungen der Niere.

Nierenagenesie	Fehlende Organanlage
Nierenaplasie	Angelegte, aber unterentwickelte funktionslose Niere
Hypoplastische Niere	Verkleinerte Niere, aber funktionsfähig
Dystopie	Gekreuzte Dystopie: Verlagerung der Niere zur Gegenseite
	Kaudale Dystopie: Niere liegt im Becken
Doppelniere (▶ Abb. 27.4)	Ureter fissus: zwei Nierenbeckenkelchsysteme mit zwei getrennt abgehenden Ureteren, die sich vereinigen (ein Ureterostium in der Harnblase)
	Ureter duplex: zwei Nierenbeckenkelchsysteme mit zwei komplett getrennt verlaufenden Ureteren (zwei Ureterostien in der Harnblase)
Hufeisenniere	Bindegewebige oder parenchymatöse Verschmelzung der beiden unteren Nierenpole

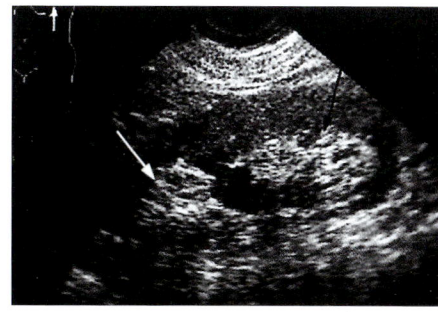

Abb. 27.4: Doppelniere mit zwei getrennten Nierenbecken (→) im Sonogramm. [E531]

Sie ist das Standardverfahren bei Diagnostik und Staging von Malignomen und ist der konventionellen Ausscheidungsurografie beim Nachweis von Konkrementen überlegen (▶ Abb. 27.2). Die MRT bietet ein ähnliches Informationsspektrum und ist insbesondere bei Kontraindikationen zur jodhaltigen KM-Gabe indiziert. Zusätzlich ermöglichen die Schnittbildverfahren ebenso eine Beurteilung der größeren Nierengefäße mittels Angio-CT bzw. MRT.

Nierenangiografie
Die Darstellung der Nierenarterien ermöglicht eine Aussage über Lumen, Perfusion und Morphologie der arteriellen Gefäße. Sie ist insbesondere bei geplanten Gefäßinterventionen (z. B. Dilatation einer Nierenarterienstenose) indiziert.

Szintigrafie
Nuklearmedizinische Methoden mit radioaktiv markierten harnpflichtigen Substanzen dienen einer Nierenfunktionsbestimmung. Sie liefern nur sehr eingeschränkte Informationen über die Morphologie, jedoch exzellente, seitengetrennte Informationen über die Sekretionsleistung, Lage, Form und Harnabflussverhältnisse der Nieren (▶ Abb. 27.3).

Fehlbildungen
Fehlbildungen der Niere und der ableitenden Nierenwege sind häufig Zufallsbefunde

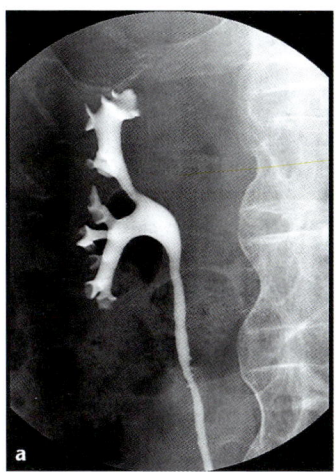 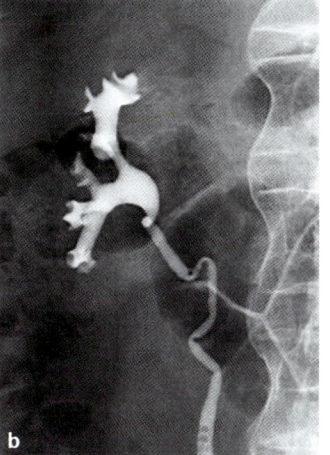

Abb. 27.5: Nephroptose. Der Vergleich der Ausscheidungsurogramme im Liegen (a) und Stehen (b) erbringt den Nachweis einer Kaudalverlagerung der linken Niere mit Abknicken des Ureters. [E393]

der sonografischen Untersuchung. Ihr Bild ist vielfältig und teilweise ohne klinische Relevanz (▶ Tab. 27.1).

Ureterozele
Die Ureterozele gehört zu den Mündungsanomalien des distalen Harnleiters. Der terminale Ureteranteil ist dabei sackartig ausgeweitet und in das Blasenlumen prolabiert. Häufig ist sie mit anderen Fehlbildungen wie Doppelnieren vergesellschaftet. Klinisch auffällig sind rezidivierende Harnwegsinfekte und Steinbildung infolge der Abflussbehinderung. **Sonografisch** imponiert der in die Blase gefallene Ureteranteil als „Zyste in der Blase". Im **Pyelogramm** ist die Ureterozele durch

einen schmalen Aufhellungssaum in der KM-gefüllten Harnblase abzugrenzen.

Nephroptose
Kennzeichen einer abnorm beweglichen „Wanderniere" ist eine Verlagerung beim Aufrichten aus dem Liegen um mehr als zwei Wirbelkörper nach kaudal. Folge kann ein Abknicken der Ureteren mit konsekutiver Harnabflussstörung bis zur Hydronephrose sein (▶ Abb. 27.5).
Die Diagnose wird mit **i. v. Urogramm** oder **sonografisch** gestellt, wobei die Lage der Nieren im Liegen und Stehen bestimmt wird.

▶ Die führenden bildgebenden Verfahren bei der Diagnostik von Erkrankungen der Niere und der ableitenden Harnwege sind Sonografie, Ausscheidungsurogramm und CT.

▶ Das Ausscheidungsurogramm ist ein kostengünstiges Verfahren zur genauen Lokalisation einer Obstruktion der Harnwege. Mittel der Wahl zum Steinnachweis ist aber die CT.

▶ Schattengebende Konkremente in der Abdomenübersichtsaufnahme sind in der i. v. Pyelografie von Kontrastmittel überlagert und so nicht mehr zu erkennen.

▶ Die Sonografie ermöglicht eine unmittelbare Darstellung eines Harnstaus (gestaute Nierenbecken).

ZUSAMMENFASSUNG ◀

Nierenzysten

Nierenzysten sind flüssigkeitsgefüllte, von einer dünnen Kapsel umgebene Hohlräume, die sich meist im kortikalen oder medullären Nierenparenchym finden.

Die häufig auftretenden erworbenen **solitären Nierenzysten** sind meist asymptomatisch. **Polyzystische Nierendegenerationen** dagegen zählen zu den schwersten angeborenen Nierenfehlbildungen, die durch das Auftreten zahlreicher Zysten charakterisiert sind. Sie führen je nach Ausmaß des Parenchymverlusts zu fortschreitender Niereninsuffizienz und arterieller Hypertonie.

Bei der **Markschwammniere** sind die Sammelrohre aufgrund einer embryonalen Fehlbildung zystisch erweitert. Innerhalb der ektatischen Sammelrohre finden sich kleinste Konkremente (Nephrokalzinose). Bei dieser Anomalie fehlt eine klinische Symptomatik.

Radiologische Diagnostik

> Die asymptomatischen solitären Nierenzysten sind meist ein sonografischer Zufallsbefund.

Nierenzysten imponieren als glatt konturierte, echofreie Raumforderungen, sind vom umgebenden Parenchym gut abgrenzbar und zeigen eine dorsale Schallverstärkung (▶ Tab. 28.1 und ▶ Abb. 28.1). Bei polyzystischen Nierenerkrankungen ist das Nierenparenchym von multiplen Zysten durchsetzt, die Nieren sind bilateral vergrö-ßert. Einblutungen in die Zysten heben die Echogenität bzw. Densität an.

In der **CT** weisen Zysten homogene, wasseräquivalente Dichtewerte (0–15 HE) auf und nehmen nach i. v. KM-Gabe kein KM auf. Sie lassen sich glatt vom Nierenparenchym abgrenzen (▶ Abb. 28.2).

Bei der Markschwammniere erscheinen die normalerweise echoarmen Markpyramiden echoreich.

Zusätzlich können gruppierte stecknadelkopfgroße Kalkherde auftreten.

Nierentumoren

Benigne Tumoren

Bei den benignen soliden Neoplasien des Nierenparenchyms stehen **Adenome** und **Angiomyolipome** im Vordergrund. In der Mehrzahl sind sie klein und asymptomatisch und werden deshalb meist nur zufällig entdeckt.

> Die Differenzierung zwischen Adenom und Nierenzellkarzinom ist mit keinem bildgebenden Verfahren sicher möglich. Auch die Biopsie bringt oft kein sicheres Ergebnis. Daher müssen entweder engmaschige Kontrollen oder eine primäre chirurgische Resektion durchgeführt werden.

Angiomyolipome sind bildgebend meist sicher zu diagnostizieren. **Sonografisch** imponieren sie wegen ihres hohen Fettgehalts als reflexreiche, intraparenchymatöse Tumoren. Für die **CT** sind sehr niedrige, fettäquivalente Dichtewerte charakteristisch.

Maligne Tumoren

Das **Nierenzellkarzinom** (auch „Hypernephrom") ist mit rund 80 % der häufigste maligne Nierentumor. Im Kindesalter wird das **Nephroblastom** (auch „Wilms-Tumor") als mesenchymaler Tumor beobachtet. Erstes Krankheitszeichen ist eine schmerzlose Hämaturie, beim Nephroblastom auch eine palpable abdominelle Raumforderung.

Radiologische Diagnostik

Ähnlich wie bei den zystischen Nierenveränderungen steht die **Sonografie** bei der Diagnostik im Vordergrund (▶ Tab. 28.1 und ▶ Abb. 28.3).

In der kontrastverstärkten **CT** reichern durchblutete Tumoranteile weniger KM an als das umgebende Nierenparenchym. Nekrosen lassen sich als hypodense Tumoranteile identifizieren. Durch das infiltrative Wachstum ist die Tumorkontur unregelmäßig und möglicherweise nicht exakt zu definieren (▶ Abb. 28.4). In der T_2-gewichteten **MRT**-Sequenz erlaubt ein deutlicher Tumor-Parenchym-Kontrast meist eine gute Differenzierung zum gesunden Gewebe.

Für das Staging werden Tumorausdehnung und ein möglicher Tumoreinbruch in Gefäße (V. renalis/V. cava) bestimmt und es wird nach Metastasen in den retroperitonealen Lymphknoten gesucht.

Angiografisch charakterisiert die hypervaskularisierten Malignome der Niere ein pathologisches, irregulär verlaufendes Gefäßnetz mit Kaliberschwankungen, arteriovenösen Kurzschlüssen und aneurysmatischen Erweiterungen (▶ Abb. 28.5).

↳ Nierenzell-Ca haben oft zentrale Nekrosen in denen KM-Anreicherung geringer ist als am Tumorrand!
↳ metastasiert in Lunge + Skelett (hämatogen)

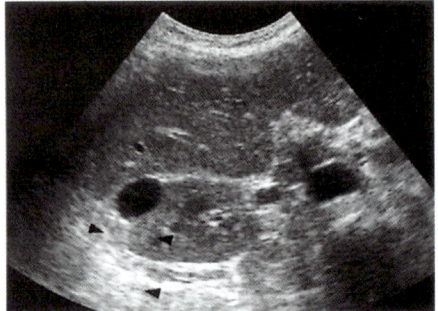

Abb. 28.1: Die solitäre, dem Nierenparenchym aufgesetzte Zyste zeigt ein echofreies Binnensignal, eine glatte, runde Begrenzung und die typische dorsale Schallverstärkung (Pfeilspitzen). [E531]

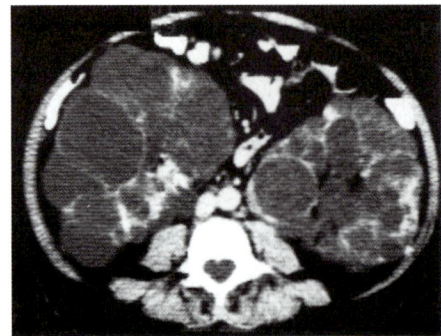

Abb. 28.2: Polyzystische Nierendegeneration. Die in beiden Nieren liegenden multiplen Zysten sind hypodens, das Restparenchym zeigt ein deutliches Enhancement. CT nach i. v. KM-Gabe. [T407]

Tab. 28.1: Ultraschallkriterien solider Malignome im Vergleich zur Zyste.

Maligne solide Nierentumoren	Nierenzysten
▶ Isoechogen/hyperechogen	▶ Echofrei
▶ Unregelmäßige Begrenzung	▶ Glatte Begrenzung
▶ Inhomogene Binnenechostruktur (Nekrosen, Einblutungen)	▶ Dorsale Schallverstärkung
▶ Gelegentliche Tumorverkalkungen	
▶ Überragen der Nierenaußenkontur	

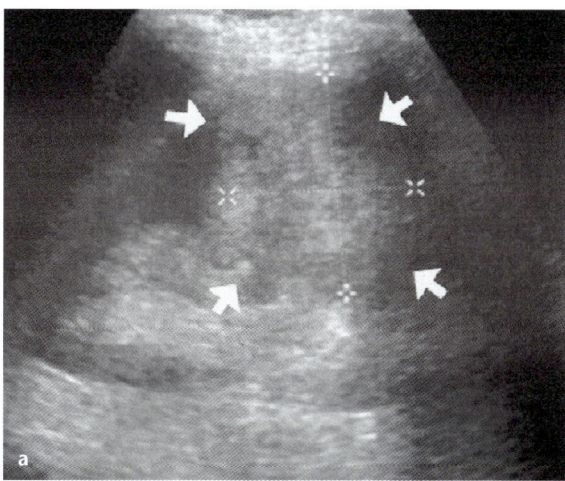

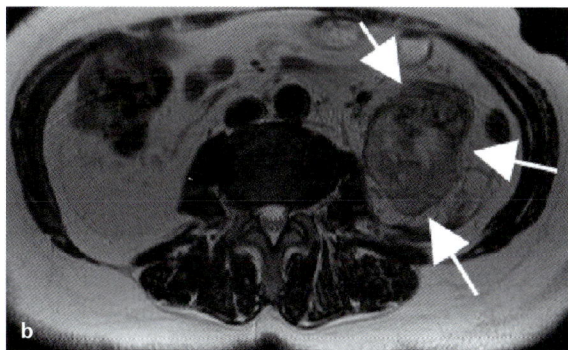

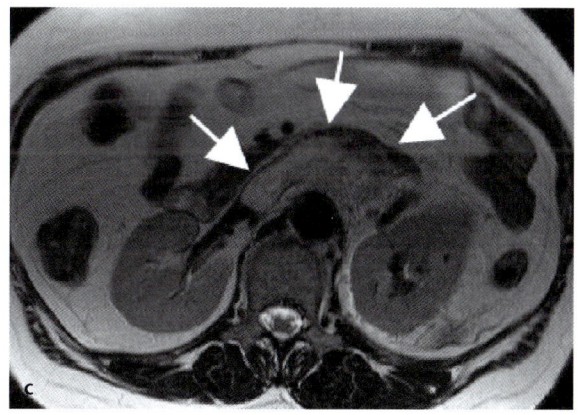

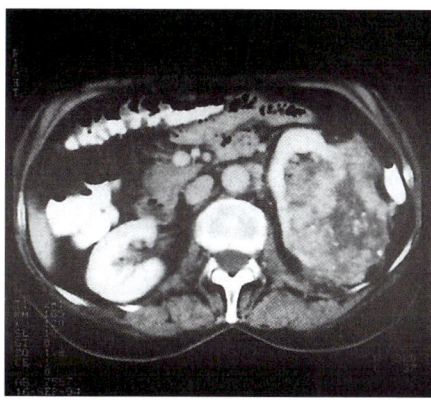

Abb. 28.4: Malignom der Niere. In der kontrastmittelverstärkten CT lässt sich die inhomogene Tumormasse vom stark anreichernden Parenchym der linken Niere abgrenzen. Es finden sich Nekrosen und Kalzifikationen im Tumor, dessen z. T. unregelmäßiger Rand zur Niere Ausdruck des infiltrativen Wachstums ist. [E531]

Abb. 28.3: Nierenzellkarzinom. [M500]
a) In der Sonografie findet sich ein unregelmäßig begrenzter Tumor mit inhomogener Echostruktur (→).
b) Im MRT (T$_2$-gewichtet) zeigt der Tumor am Unterpol der linken Niere ein inhomogenes Signalverhalten.
c) Tumorinfiltration in Nierenvene und V. cava inferior: Die Gefäße sind deutlich verdickt und mit Tumormasse ausgefüllt.

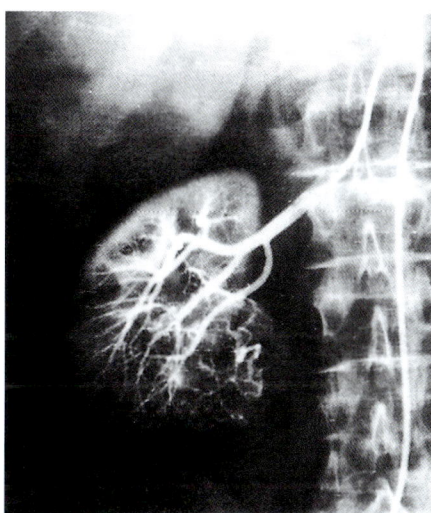

Abb. 28.5: Nierentumor in der Angiografie. Am unteren Nierenpol finden sich tumortypische, irregulär verlaufende Gefäße und ein weniger kontrastiertes Parenchym. [T407]

rundliche KM-Aussparung in Niere:
- *Zyste → nimmt kein KM auf (keine Dynamik)*
- *Ca → nimmt KM auf (Dynamik)*

▶ Führende bildgebende diagnostische Verfahren bei renalen Raumforderungen sind Sonografie und CT.
▶ Die Sonografie ermöglicht meist eine Unterscheidung zystischer und solider Tumoren. Einzelne solide Anteile in zystischen Tumoren lassen sich jedoch am besten in der CT beurteilen. Merkmale von Zysten in der CT: rund, homogen und glatt begrenzt, wasseräquivalente Dichtewerte, keine KM-Anreicherung.
▶ Während benigne Nierentumoren das Nierenbeckenkelchsystem verdrängen, brechen die infiltrativ wachsenden Malignome in Nierenparenchym und -becken ein.

ZUSAMMENFASSUNG

Vesikoureteraler Reflux

Bei Insuffizienz der Ureterostien entsteht schon bei physiologischen Harndrücken in der Blase ein vesikoureteraler Reflux (VUR). Je nach Ausprägung läuft Harn aus der Blase in die Ureteren oder bis in das Nierenbeckenkelchsystem zurück. Ursachen können angeborene Fehlbildungen der Harnleitereinmündung, Tumoren, neurogene Störungen oder chronische Entzündungen sein. Klinisch auffällig wird ein Patient mit VUR durch rezidivierende Harnwegsinfekte. Komplikation des ausgeprägten und länger anhaltenden VUR ist die Refluxnephropathie. Der VUR wird mittels **Sonografie** und **Miktionszystourethrografie** (Goldstandard) diagnostiziert.

Miktionszystourethrografie

Zur Miktionszystourethrografie wird die Harnblase unter sterilen Bedingungen katheterisiert und mit einer kontrastmittelhaltigen Lösung angefüllt, bis der Patient einen starken Harndrang verspürt. Der Katheter wird nun entfernt. Während der folgenden Miktion werden Aufnahmen von Urethra, Blase und dem oberen Harntrakt angefertigt. **Normalbefund** ist eine kugelige und glatt begrenzt kontrastierte Harnblase. Unter Miktion zeigt sich eine normal weite Harnröhre, die Harnblase entleert sich zügig und vollständig. Die Ureteren lassen sich nicht kontrastieren. Ein geringer VUR weist normal weite, aber kontrastierte Ureteren auf. Bei höhergradigen Störungen zeigen sich dilatierte, geschlängelte Harnleiter und ein gestautes Nierenbeckenkelchsystem (▶ Abb. 29.1).

Entzündliche Nierenerkrankungen

Pyelonephritis

Die Pyelonephritis ist eine vom unteren Harntrakt aszendierende Infektion des Nierenbeckens und Parenchyms. Typische klinische Zeichen können Fieber, Dysurie und Klopfschmerzen über den Nierenlagern sein. Die akute Form der Pyelonephritis zeigt nur unspezifische Veränderungen, wie eine infolge des Begleitödems leicht vergrößerte Niere. Hier liegt die Bedeutung der Bildgebung v. a. bei der Suche nach der Ursache wie vesikoureteralem Reflux oder Fehlbildungen.
Bei der chronischen Verlaufsform zeigen **Ausscheidungsurogramm, Sonografie** und **CT** narbige Einziehungen des Nierenparenchyms und ein verplumptes Nierenbeckenkelchsystem. Im Spätstadium nimmt die Nierengröße immer mehr ab – es liegt eine funktionslose, pyelonephritische Schrumpfniere vor.
Mögliche Komplikation einer Pyelonephritis ist ein **Nierenabszess**, der sich **sonografisch** meist als echoarme, rundliche Raumforderung im Nierenparenchym darstellen lässt (▶ Abb. 29.2). Mittels **CT** lässt sich ein zum Nierengewebe hypodenser Herd nachweisen, der nach i. v. KM-Gabe ein ringför-

miges Enhancement zeigt. Gaseinschlüsse sprechen für gasbildende, anaerobe Erreger. Mitunter kann die Abgrenzung zu einem zentral nekrotischen Tumor schwierig sein.

Nierentuberkulose

Durch hämatogene Streuung von Mycobacterium tuberculosis entsteht die Nierentuberkulose als sekundäre Organmanifestation. Häufig sind auch Ureteren, Harnblase und Genitalorgane befallen – man spricht dann von einer Urogenitaltuberkulose.
Die entzündlichen Destruktionen treten bevorzugt an den Pyramidenspitzen auf und führen zu Markkavernen mit nachfolgender Fibrosierung und Verkalkung. Findet die Entzündung Anschluss an das Hohlraumsystem, verursacht sie eine Schrumpfung der Kelche. **Urografisch** zeigen sich in der Nativaufnahme intrarenale, stippchenförmige, teilweise konfluierende Verkalkungen. Markkavernen lassen sich nur verzögert kontrastieren. Außerdem sind Stenosen im Bereich des Nierenbeckenkelchsystems zu sehen, Strikturen und Verkalkungen der Harnleiter weisen radiologisch auf einen tuberkulösen Befall der ableitenden Harnwege hin. Im Endstadium findet man eine funktionslose Schrumpfniere mit klumpigen Verkalkungen (▶ Abb. 29.3). In der **CT** und **sonografisch** können Kalkherde in der mit narbigen Einziehungen deformierten Niere nachgewiesen werden – es zeigen sich Kavernen und rundliche Tuberkulome.

Vaskuläre Nierenerkrankungen

Nierenarterienstenose

Stenosen der Nierenarterie sind meist arteriosklerotisch bedingt, seltener Folge einer fibromuskulären Dysplasie. Sie können eine renovaskuläre Hypertonie verursachen.

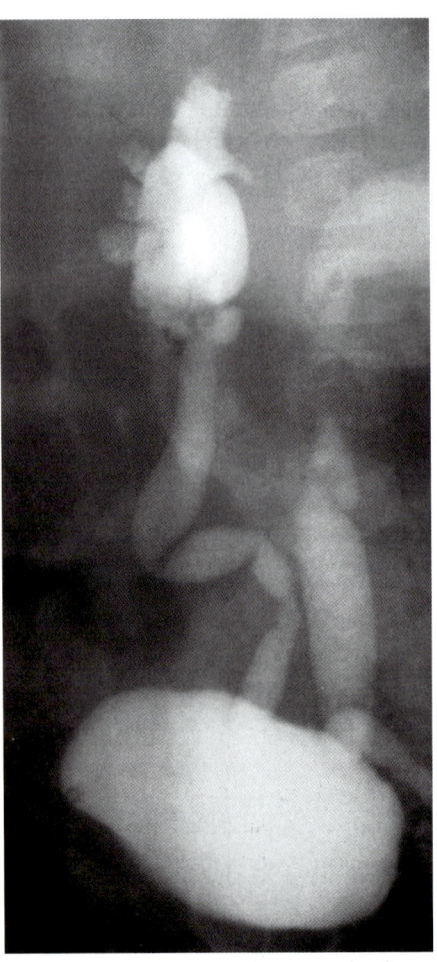

Abb. 29.1: Das Miktionszystourethrogramm zeigt beidseitig einen hochgradigen vesikoureteralen Reflux. Bilateral finden sich dilatierte, geschlängelte Ureteren, das gesamte Nierenhohlsystem ist stark aufgeweitet (linker Harntrakt nur angeschnitten). [E393]

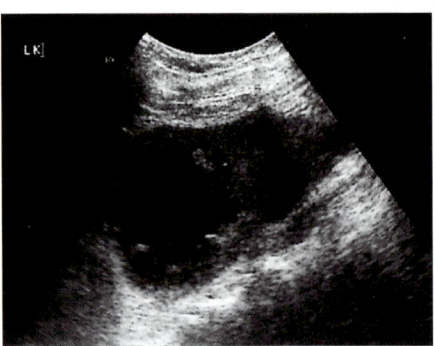

Abb. 29.2: Abszess in der linken Niere. Es hat sich bereits eine verdickte irreguläre Kapsel mit echoarmem Inhalt gebildet. [E531]

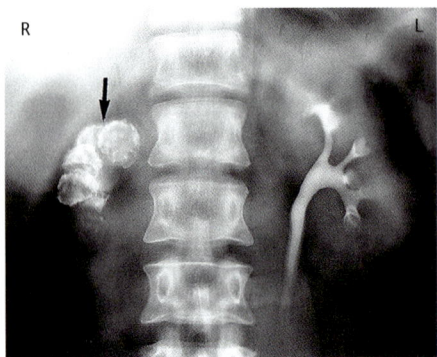

Abb. 29.3: Nierentuberkulose im Endstadium. Die Ausscheidungsurografie zeigt rechts den Befund einer funktionslosen, tuberkulöse Schrumpfniere (→). Das Organ ist durchsetzt von ausgedehnten Verkalkungen. Links eine normal funktionierende Niere. [E283]

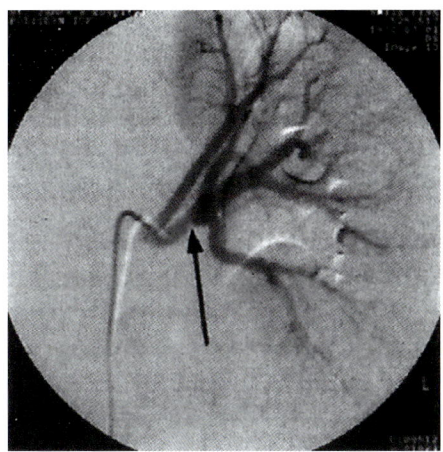

Abb. 29.4: Die selektive Angiografie der linken A. renalis zeigt eine Stenose eines Nierenarterienasts. Die betroffenen Segmente des Nierenparenchyms kontrastieren sich verzögert. [E531]

Urografisch finden sich eine verzögerte KM-Anreicherung des Nierenparenchyms und KM-Ausscheidung in das Nierenbeckenkelchsystem. Die Niere kann verkleinert sein. Auch in der **Sonografie** zeigt sich eine Organverkleinerung mit verschmälertem Parenchymsaum. Mittels farbkodierter

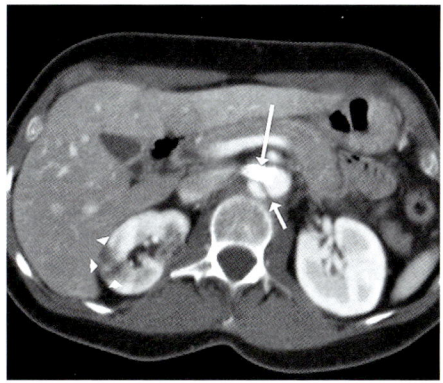

Abb. 29.5: Niereninfarkt infolge einer Dissektion der Aorta abdominalis (Dissektionsmembran: kurzer →). In der CT findet sich nach i. v. KM-Gabe eine segmentale Minderperfusion (hypodens) des Nierenparenchyms (Pfeilspitzen). Zustand nach Rekanalisation mittels Stent (langer →). [M504]

Duplexsonografie lassen sich Stenosen der Nierenarterien lokalisieren und der Stenosegrad bestimmen. Alternatives Verfahren zur Darstellung der Stenose ist die **Angiografie.** Mittel der Wahl ist heute die **CT-** oder **MR-Angiografie.**

Niereninfarkt

Niereninfarkte entstehen auf dem Boden eines Verschlusses der A. renalis oder eines ihrer Äste. Ursächlich sind mehrheitlich embolische Ereignisse oder thrombotische Verschlüsse bei Arteriosklerose. Die Minderperfusion führt abhängig von der Größe des betroffenen Segments zu einem Parenchymuntergang bis hin zum akuten Nierenversagen.

Angiografisch lässt sich ein Abbruch des kontrastierten Gefäßes nachweisen. Je nach betroffenem Gefäß kommt es zu einem totalen oder keilförmigen Perfusionsausfall im Nierengewebe (▶ Abb. 29.4). Die **CT** zeigt nach i. v. KM-Gabe das nicht perfundierte Segment als hypodense, nicht KM-anreichernde Struktur (▶ Abb. 29.5). Die **Duplexsonografie** kann meist nur Verschlüsse der A. renalis darstellen. Im Verlauf der narbigen Abheilung lassen sich mit allen bildgebenden Verfahren Parenchymeinziehungen nachweisen.

• Koller-Pouch = linksseitige Recessus splenorenalis
• Morison-Pouch = rechtsseitige Recessus hepatorenalis

▶ Der VUR zeigt im Miktionszystourogramm kontrastierte, evtl. dilatierte Ureteren und ein gestautes Nierenbeckenkelchsystem.

▶ In der Bildgebung verursacht die Pyelonephritis i. d. R. keine spezifischen Veränderungen. Erst chronische Verlaufsformen (geschrumpfte Niere/verschmälertes Parenchym) und ein Nierenabszess (meist echoarme Raumforderung) lassen sich nachweisen.

▶ Kennzeichen der Nierentuberkulose sind früh entzündliche Destruktionen an den Pyramidenspitzen, spät die mit Kalk durchsetzte Schrumpfniere.

▶ Bildgebendes Verfahren der Wahl zur Darstellung einer Nierenarterienstenose ist die CT- oder MR-Angiografie. Typisches Merkmal eines Infarkts ist ein keilförmiger Perfusionsausfall im Nierenparenchym.

ZUSAMMENFASSUNG ◀

Obstruktive Uropathie

Die möglichen Ursachen für einen Harnstau sind vielfältig. Häufig sind Harnleitersteine, Malignome von Harnweg, Blase oder Prostata sowie die benigne Prostatahyperplasie, Stenosen des Ureterabgangs, neurologische Erkrankungen und eine retroperitoneale Fibrose.

Kann die von der Niere produzierte Harnmenge nicht mehr regelrecht abfließen, führt die daraus resultierende Druckerhöhung zu einer Dilatation der vorgeschalteten Harnwege. Ist die Stauung chronisch, kommt es zu einer hydronephrotischen „Sackniere" mit Atrophie des Nierenparenchyms und sackförmig erweitertem Nieren-

becken. Die **Hydronephrose** geht mit Nierenfunktionseinschränkungen einher.

Radiologische Diagnostik

Erstes bildgebendes Verfahren ist die **Sonografie.** Die gestauten Nierenkelche lassen sich als aufgespreizte, echofreie Areale im Sinus renalis erkennen. Bei chronischen Prozessen ist der Parenchymsaum verschmälert (▶ Abb. 30.1). Eine genaue Lokalisation der Obstruktion ist oft nicht möglich.

Im **Ausscheidungsurogramm** zeigt die betroffene Seite eine verzögerte Kontrastierung. Das Nierenbeckenkelchsystem und dem Abflusshindernis vorgeschaltete Ureteranteile (Hydroureter) sind plump dilatiert. Der kontrastierte Ureter lässt sich bis zur Obstruktion nach kaudal verfolgen. In der **CT** bilden sich erweiterte Nierenbecken als wasserisodense Zonen im Sinus renalis ab.

Urolithiasis

Harnsteinleiden gehören zu den häufigsten urologischen Krankheitsbildern. Als ursächlich sind verschiedene metabolische Störungen bekannt, in der Mehrzahl handelt es sich aber um eine idiopathische Urolithiasis. Stets liegt jedoch eine Übersättigung des Urins mit steinbildenden Bestandteilen zugrunde, die schließlich ausfallen. So entstehen meist im Nierenbeckenkelchsystem Konkremente aus Mineralien und organischen Substanzen.

Ihr chemischer Aufbau bestimmt das Ausmaß ihrer Röntgenabsorption.

> ▶ 80 % der Konkremente sind Oxalat-, Phosphat- oder Cystinsteine und röntgenpositiv, d. h. bei ausreichender Größe im Röntgenbild zu erkennen. Urat- und Xanthinsteine sind dagegen röntgennegativ.

Harnsteine können solitär oder multipel im gesamten Hohlsystem des Urogenitaltrakts auftreten.

Konkremente in den Nierenkelchen oder im Nierenbecken sind meist klinisch stumm. Bei Steinabgang kann die Passage durch den Ureter je nach Steingröße Schmerzen bis hin zu schweren Nierenkoliken verursachen.

Radiologische Diagnostik

Die native **CT** ist die Bildgebung mit höchster Sensitivität und Spezifität zum Nachweis von Harnsteinen, die sich unabhängig von ihrer Zusammensetzung hyperdens abbilden.

Zum Steinnachweis ist ein strahlenreduziertes CT mit einer Dosis von 2 mSv, gegenüber 10 mSv der normalen Abdomen-CT, ausreichend.

> ▶ Methode der Wahl zum Nachweis einer akuten Urolithiasis ist die Niedrigdosis-Nativ-CT (▶ Abb. 30.2).

Die Mehrzahl der Harnsteine lässt sich bereits auf einer im Rahmen eines **Ausscheidungsurogramms** angefertigten **Abdomenleeraufnahme** als röntgendichte Verschattung erkennen, die sich dann auf die ableitenden Harnwege projiziert (▶ Abb. 30.3). Nach i. v. Applikation des Kontrastmittels kann eine verzögerte Kontrastierung von Nierenparenchym und/oder Becken ein Hinweis für ein Abflusshindernis sein. Nicht schattengebende Konkremente lassen sich bei ausreichender Größe als Füllungsdefekt im kontrastierten Harnsystem nachweisen. Konkremente im Ureter können ein so hochgradiges Abflusshindernis darstellen, dass es zu einer Funktionseinschränkung der Niere kommt. Dann lässt sich das Hohlraumsystem erst in Spätaufnahmen (20 min bis 24 h nach KM-Gabe) genügend kontrastieren.

Sonografisch sind Steine unabhängig von ihrer Zusammensetzung ab einer Größe von 3–4 mm im Nierenbecken zu erkennen. Sie lassen sich als echoreiche Areale darstellen, wobei größere Konkremente einen

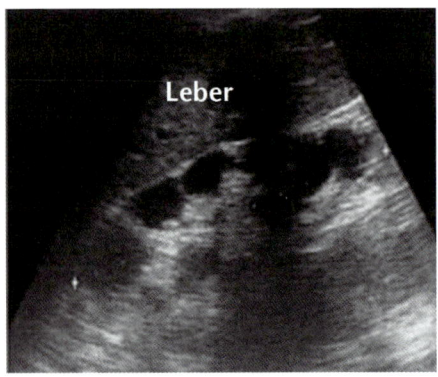

Abb. 30.1: Obstruktive Uropathie. Im Ultraschall sind die Nierenkelche deutlich erweitert und das Nierenparenchym ist extrem verschmälert. Dies entspricht einer ausgeprägten Harnstauung. [F303]

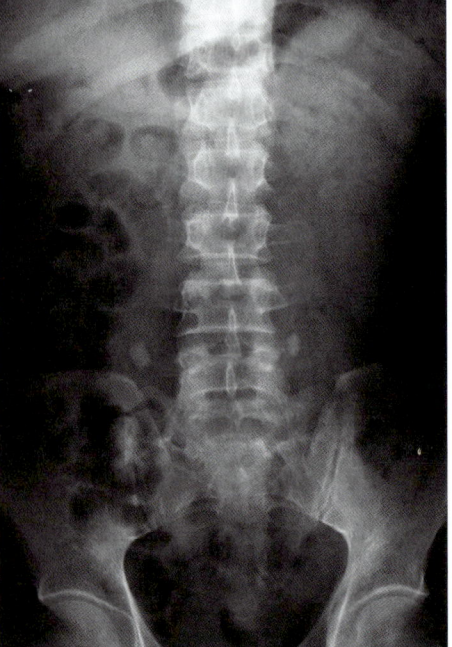
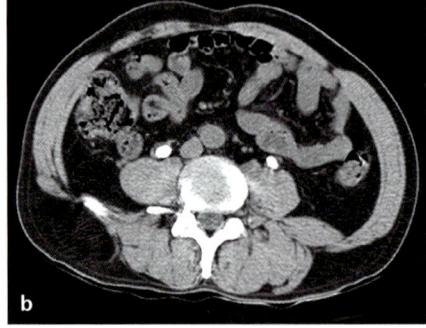
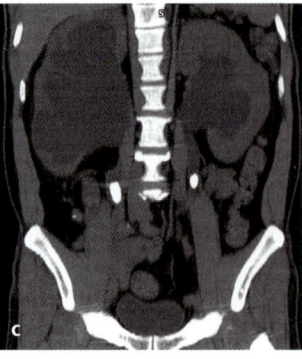

Abb. 30.2: Bilaterale Urolithiasis. [E393]
a) In der Abdomenübersichtsaufnahme projizieren sich röntgendichte Strukturen auf beide Ureter.
b) In der nativen CT direkter Nachweis des hyperdensen Konkrements in den Ureteren.
c) Die koronare Schnittführung zeigt zusätzlich das Vollbild einer Hydronephrose mit Atrophie des Nierenparenchyms (re › li) und massiv gestautem Nierenbecken.

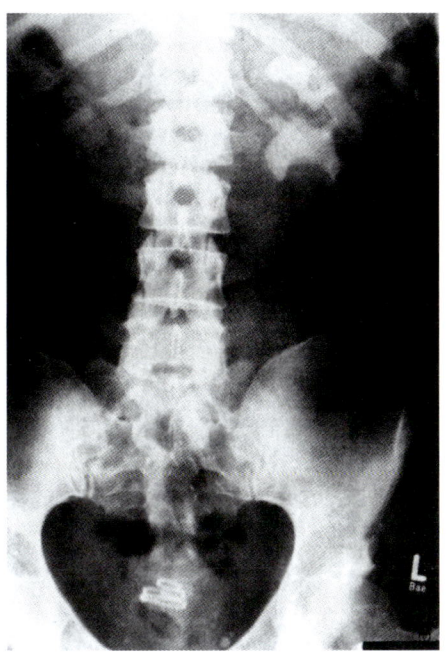

Abb. 30.3: Die Abdomenleeraufnahme ohne Kontrastmittel zeigt links einen Schatten gebenden Nierenbeckenausgussstein, der fast das gesamte Nierenbecken ausfüllt. [T407]

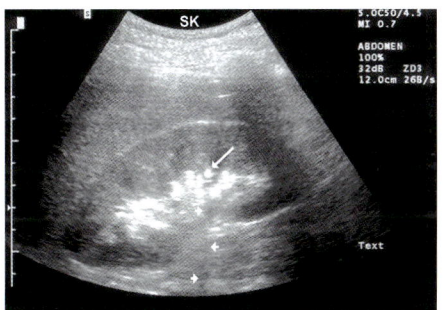

Abb. 30.4: Nierenbeckensteine. Sonografisch zeigen sich im Sinus renalis multiple reflexreiche Konkremente (großer →) mit dorsalem Schallschatten. [M500]

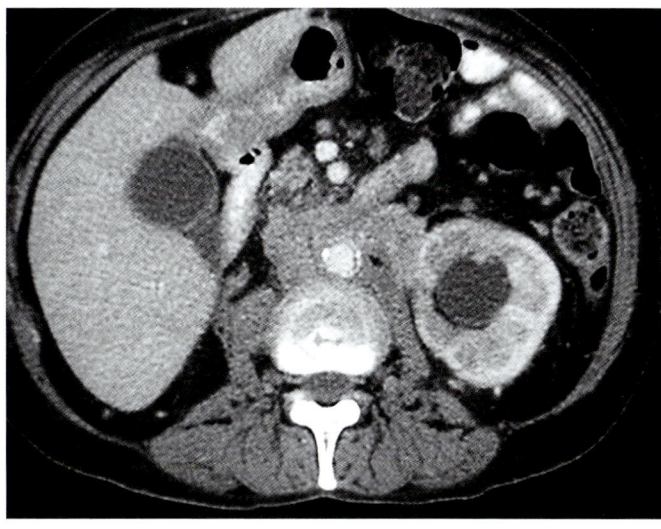

Abb. 30.5: Retroperitoneale Fibrose. In der CT zeigt sich paraaortal konzentrisch lokalisiertes Gewebe, das den rechten Ureter einengt und das Nierenbecken staut. Differenzialdiagnostisch kommen ebenso ein Lymphom oder retroperitoneale Metastasen infrage. [E393]

Schallschatten aufweisen (▶ Abb. 30.4). Außerdem lässt sich das Ausmaß des Harnstaus bestimmen. Der sonografische Nachweis von Harnsteinen im Ureter ist nur in Ausnahmefällen möglich.

Retroperitoneale Fibrose

Die retroperitoneale Fibrose geht mit einer Bindegewebsneubildung im Retroperitonealraum einher, die Gefäße, Nerven und Ureteren einschneidet. Man unterscheidet die primäre, idiopathische Form (Morbus Ormond) von sekundären retroperitonealen Fibrosen im Rahmen von Traumen, Bestrahlung oder Entzündungen.

Urografisch liegen die Ureteren ein- oder beidseitig nach ventro-medial verlagert. **Sonografisch** stellt sich das proliferierende Gewebe als homogene, echoarme, prä- und paravertebral liegende Raumforderung dar. Es finden sich häufig Zeichen einer Harnstauung. Die **CT** zeigt die Fibrose als weichteildichte Struktur (▶ Abb. 30.5).

Urothelkarzinom

Urothelkarzinome treten im Nierenbecken, in den Ureteren und in der Harnblase auf, wo sie rund 95 % aller Harnblasenkarzinome ausmachen. Es sind einige Karzinogene wie aromatische Amine bekannt, bei der Mehrzahl der Patienten bleibt die Ätiologie aber unklar. Typisches klinisches Zeichen ist die schmerzlose Hämaturie.

> Ist eine Manifestation des Urothelkarzinoms bekannt, muss im gesamten Harntrakt nach einer – häufig auftretenden – Zweitmanifestation gesucht werden.

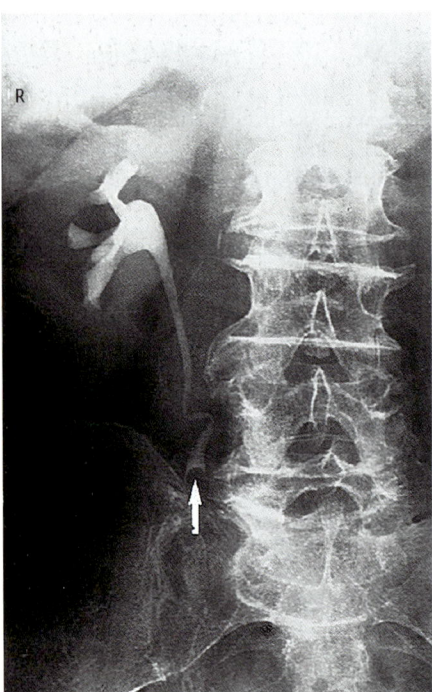

Abb. 30.6: Urothelkarzinom. Das i. v. Urogramm zeigt eine nach unten gerichtete, kelchförmige Deformität proximal des Füllungsdefekts (Kelchzeichen). Dies ist ein Hinweis auf ein im mittleren Drittel des Ureters lokalisiertes Urothelkarzinom. [E283]

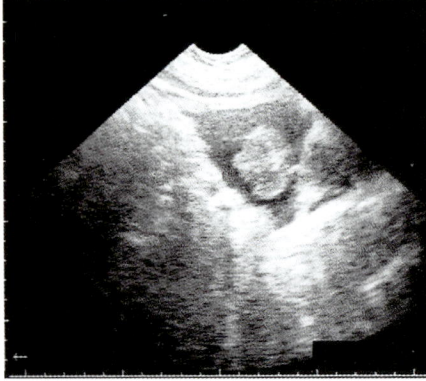

Abb. 30.7: Das gestielte, papillär in das Blasenlumen wachsende Harnblasenkarzinom hebt sich mit seiner inhomogenen, echoreichen Struktur gut vom Blaseninhalt ab. [T407]

Durch tumorbedingte Verlegung des Harnwegs entsteht mitunter eine Harnstauungsniere. Auch wenn die Zystoskopie Methode der Wahl ist, bietet auch die Bildgebung Möglichkeiten zur Diagnose eines Urothelkarzinoms.

Radiologische Diagnostik

Bei Manifestation des Tumors in Nierenbecken oder Ureteren zeigt das **i. v. Urogramm** Füllungsdefekte des Hohlraumsystems mit

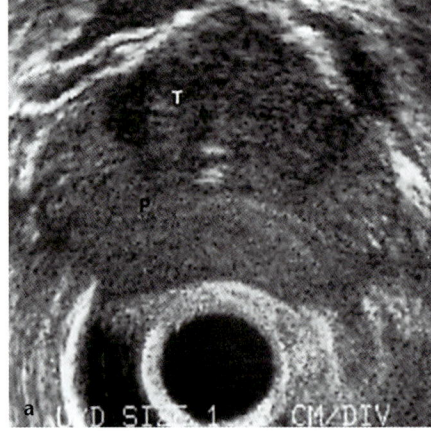

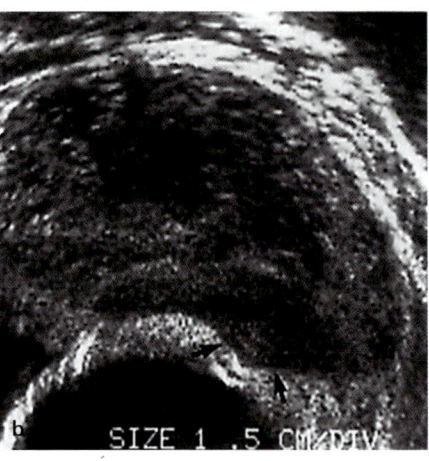

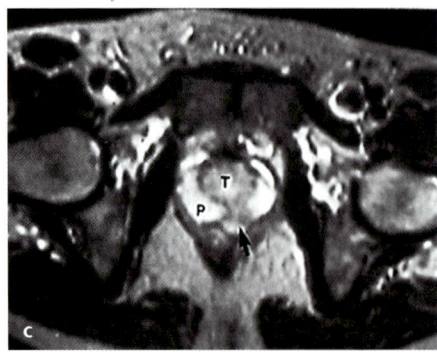

Abb. 30.8: a) In der TRUS zeigt sich die normale, zonal organisierte Anatomie der Prostata. Es kann eine echogenere periphere Zone (P) von einer echoärmeren Transitionalzone (T) unterschieden werden.
b) Sonografischer Nachweis einer diffus abgegrenzten echoarmen Läsion in peripheren Anteil, mit Ausbuchtung der Prostata-Außenkontur (→).
c) Im axialen MR-Schnitt zeigt sich das Karzinom als Läsion geringerer Signalintensität (→) als das umgebende Gewebe der peripheren Zone (P). [E393]

oder ohne Nierenstau. Die Ausscheidung kann je nach Tumorgröße verzögert sein oder ganz fehlen. Typisches Zeichen eines intraluminalen Urothelkarzinoms ist das Bild eines auf dem Kopf stehenden Kelchs („Kelchzeichen") (▶ Abb. 30.6).

Ist der Tumor in der Blase lokalisiert, reicht meist die **Sonografie** bei gefüllter Blase aus, um die Raumforderung der Blasenwand darzustellen. Der echoarme bis -freie Blaseninhalt bietet einen guten Kontrast zum inhomogenen, echoreichen Tumor, sodass schon frühe Tumorstadien nachweisbar sind (▶ Abb. 30.7). Das **Ausscheidungsurogramm** kann eine Kontrastmittelaussparung im Harnblasenlumen zeigen.
CT und **MRT** stellen Harnblasenkarzinome als KM-anreichernde Wandverdickung dar. Zusätzlich sind sie Verfahren der Wahl, um ein wandüberschreitendes Wachstum oder einen metastatischen Befall der pelvinen Lymphknoten zu beurteilen.

Prostatatumoren

Benigne Prostatahyperplasie (BPH)

Die BPH ist eine häufige adenomatöse Hyperplasie der zentralen Prostataanteile. Die an sich völlig harmlose Geschwulstbildung führt zur Kompression der Harnröhre mit fortschreitender Harnblasenentleerungsstörung. Durch Rückstau des Harns kann die BPH in der Endphase eine Niereninsuffizienz verursachen. Klinische Beschwerden sind ein reduziertes Miktionsintervall und Pollakisurie.

Die (u. U. transrektale) **Sonografie** zeigt eine symmetrische Vergrößerung des echoarm bis echoreich imponierenden Prostatamittellappens. Außerdem ermöglicht sie eine Bestimmung der Restharnmenge. Im **Ausscheidungsurogramm** ist die kaudale Harnblasenberandung angehoben. Je nach Ausmaß der Entleerungsstörung staut sich der Harn bis in das dilatierte Nierenbecken.

Prostatakarzinom

Das Prostatakarzinom ist die häufigste Tumorerkrankung des Mannes in der westlichen Hemisphäre. Es entsteht v. a. in den dorsalen, harnröhrenfernen Anteilen der Prostata. So sind Miktionsbeschwerden als Frühsymptome selten und es kommt erst spät zu einer Diagnosestellung.
In der **transrektalen Sonografie (TRUS)** lässt sich eine Organvergrößerung mit unterschiedlichem Echomuster nachweisen. Es ist meist eine echoarme Läsion innerhalb

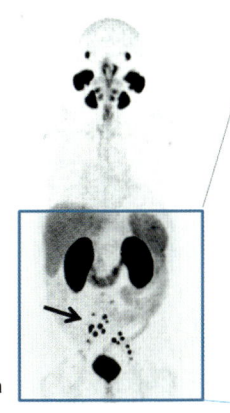
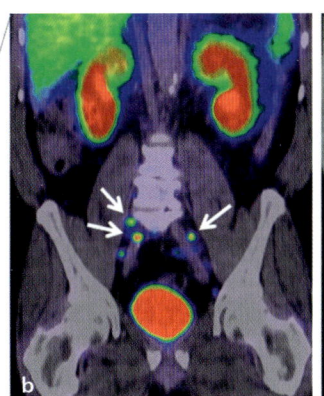
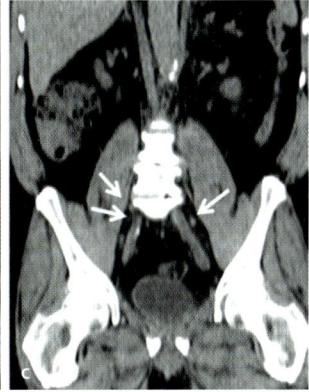
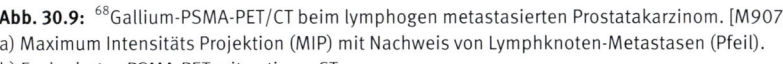

Abb. 30.9: ^{68}Gallium-PSMA-PET/CT beim lymphogen metastasierten Prostatakarzinom. [M907]
a) Maximum Intensitäts Projektion (MIP) mit Nachweis von Lymphknoten-Metastasen (Pfeil).
b) Fusioniertes PSMA-PET mit nativem CT.
c) Natives CT ohne Nachweis vergrößerter LK.

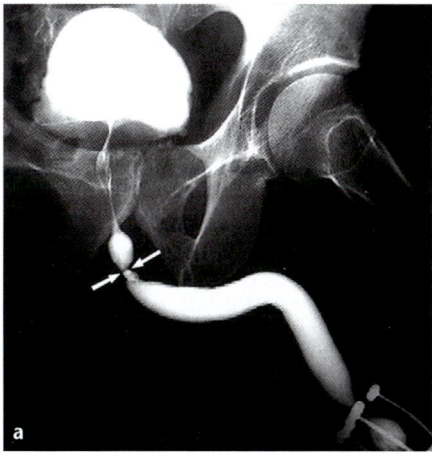

a

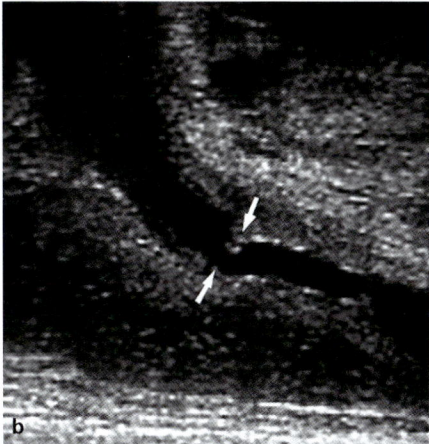

b

Abb. 30.11: Miktionszystourografie (a) und Sonografie (b) zeigen eine Striktur der Harnröhre (Pars membranacea). [E393]

der normalen Echotextur des peripheren Prostataparenchyms zu erkennen, die den Harnblasenboden anheben kann. Ebenso ist eine Beurteilung der lokalen Tumorausdehnung und eines möglichen Überschreitens der Organkapsel möglich. Allerdings ist die Aussagekraft der TRUS zu Detektion und Staging limitiert (▶ Abb. 30.8).
Am besten gelingt die Beurteilung des Tumors in T$_2$-gewichteten **MRT**-Sequenzen. Es findet sich ein abnorm schwaches Signal in der normalerweise hyperintensen peripheren Zone des Prostataparenchyms. Des Weiteren sind die Kapselüberschreitung des Tumors und eine Infiltration in Samenbläschen, Harnblase und Rektum gut erkennbar.
Zu den neueren Entwicklungen zählt die ^{68}Gallium-PSMA PET/CT, die das Cholin-PET/CT allmählich ablöst. Ein radioaktiv markiertes Peptid bindet an ein **prostataspezifisches Membranantigen** und kann daher sowohl beim Primärtumor als auch in der Rezidiv- bzw. metastasierten Situation eingesetzt werden (▶ Abb. 30.9).

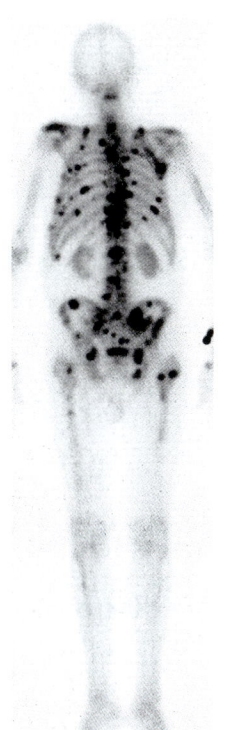

Abb. 30.10: Ossäre Metastasierung eines Prostatakarzinoms. Szintigrafisch zeigt sich das Vollbild einer insbesondere in Becken und WS ausgeprägten osteoplastischen Metastasierung. [E348]

ureteraler Reflux und hydronephrotische Komplikationen.
Meist ist die Diagnose mittels **Miktionsurogramm** oder **Sonografie** zu stellen, welche die Stenose und evtl. eine Dilatation des proximal liegenden Harnabflusstrakts zeigen (▶ Abb. 30.11).

Das Prostatakarzinom metastasiert früh in das Skelett. Bei Diagnosestellung muss also im Rahmen des Stagings mittels Szintigrafie/PET nach osteoplastischen Knochenabsiedlungen des Tumors gesucht werden (▶ Abb. 30.10).

Harnröhrenklappen und -strikturen

Harnröhrenklappen sind embryonale Entwicklungsstörungen im Bereich der Urogenitalmembran. Sie sind ebenso wie die postinfektiös oder iatrogen bedingten Strikturen der Urethra mögliche Ursachen von infravesikalen Obstruktionen. In deren Folge drohen ein sekundärer vesiko-

▶ Methoden der Wahl zur diagnostischen Abklärung einer obstruktiven Uropathie sind Sonografie und CT.
▶ Zeichen eines Harnstaus sind Dilatation des Nierenbeckenkelchsystems und des Ureters sowie ein perirenales Ödem.
▶ Hinweise auf ein Urothelkarzinom geben Ausscheidungsurogramm, Schnittbildgebung und bei Manifestation in der Harnblase die Sonografie. Bei Diagnose eines Herdes muss der gesamte Harntrakt auf eine Zweitmanifestation untersucht werden.
▶ Die BPH wächst zentral, das maligne Prostatakarzinom peripher. Eine Abklärung ermöglicht die transrektale Sonografie, die Diagnosesicherung erfolgt bioptisch. Zum Staging werden die MRT und obligat ein Knochenszintigramm empfohlen.
▶ Die neuen PSMA-Tracer für die PET/CT nehmen beim primären und rezidivierten Prostatakarzinom einen immer höheren Stellenwert ein.
▶ Obstruktionen der Urethra lassen sich mittels Miktionszystourografie darstellen.

ZUSAMMENFASSUNG ◀

Frakturen

Wird die Elastizitätsgrenze eines Knochens überschritten, kommt es zu einem Bruch. Sichere klinische Zeichen einer Fraktur sind abnorme Beweglichkeit, Achsenfehlstellung, sichtbare Knochenenden bei offenen Frakturen, Krepitation oder der radiologische Nachweis.

Bildgebende Verfahren
Konventionelles Röntgen
In der Regel ist eine konventionelle Röntgenaufnahme für die Diagnose einer Fraktur ausreichend.
Da jedoch Frakturlinien leicht zu übersehen sind und Knochenbrüche manchmal in einer Ebene nur als Verdichtungslinie imponieren, gilt Folgendes:

> Es müssen grundsätzlich Aufnahmen in zwei senkrecht zueinanderstehenden Ebenen angefertigt werden. Bei Frakturen der langen Röhrenknochen ist dabei mindestens ein benachbartes Gelenk darzustellen.

Sind zwei senkrechte Aufnahmen nicht möglich, sind schräge Projektionen hilfreich. Auch zur Verlaufskontrolle von Frakturen wird das Röntgen eingesetzt.

CT
Bei schwierigen anatomischen Verhältnissen wie an Schädelbasis oder Wirbelsäule bzw. schwer überlagerungsfrei darstellbaren Strukturen wie Calcaneus oder Acetabulum bietet sich die CT an.

MRT
Die MRT ermöglicht die Diagnose von radiologisch okkulten Frakturen oder rein spongiösen Frakturen („bone bruise"). Hier wird in der T_2-gewichteten Sequenz ein Knochenödem sichtbar.

Beurteilung
Bei der Beurteilung müssen folgende Kriterien beachtet werden:
- Lokalisation
- Verlauf der Frakturlinie und Beteiligung von Gelenkflächen
- Stellung der Fragmente zueinander, eine mögliche Dislokation der Fragmente und eine daraus resultierende Achsenfehlstellung

Allgemeine Frakturzeichen
- Die Unterbrechung der Knochenkontinuität zeigt sich in einer Aufhellungslinie, oft findet sich eine Unterbrechung der Kortikalis oder auch eine Stufe.
- Die trabekuläre Spongiosastruktur ist zerstört. Bei Stauchungen imponiert die Spongiosa verdichtet.
- Man achte auf scharf begrenzte oder gezackte Fragmente, die abgetrennt, verkeilt oder überlagert sein können. Sind sie gegeneinander verschoben oder verdreht, spricht man von einer Dislokation.
- Bei entsprechend großem Trauma kann eine Weichteilschwellung Ausdruck eines Hämatoms sein. Weitere im Röntgenbild sichtbare Begleitphänomene sind bei Gelenkbeteiligung intrakapsuläre Fett-Flüssigkeitsspiegel oder ein Hämarthros. Hierbei können typische Fettschatten (z. B. am Ellbogen) pathologisch weit vom Gelenk entfernt zu sehen sein („positives Fettpolsterzeichen").

Frakturformen
Frakturen werden nach dem Verlauf des Bruchspalts unterschieden. Die wichtigsten werden in ▸ Abbildung 31.1 gezeigt. Die einzelnen Formen treten mitunter kombiniert auf.
Bei der Verkeilung von zwei Fragmenten spricht man von einer **Stauchungsfraktur;** eine **Kompressionsfraktur** liegt bei Höhenminderung eines Wirbels vor. Die **Fissur** ist eine komplette oder inkomplette Fraktur, die nur als Haarriss ohne Fragmentdislokation imponiert.
In ▸ Abbildung 31.2 sind verschiedene Formen der Dislokation dargestellt.

> Für die Bezeichnung der Richtung einer Dislokation ist immer das periphere Fragment ausschlaggebend.

Sonderformen
- **Ermüdungsfrakturen** entstehen bei einer abnormen Belastung des gesunden Knochens. Klassisches Beispiel ist die Marschfraktur, bei der das Os metatarsale II oder III nach langen Strecken mit schwerer Traglast oder ungeeignetem Schuhwerk frakturiert. Da das Röntgenbild häufig erst bei fortgeschrittenem Krankheitsverlauf mit Kallusbildung auffällig wird, können diese Verletzungen leicht übersehen werden. Bei Verdacht ist eine MRT zu erwägen, die hier eine höhere Sensitivität aufweist (▸ Abb. 31.3).
- **Pathologische Frakturen** treten am erkrankten Knochen als Folge eines inadäquaten Traumas auf. Skelettmetastasen, Tumoren oder metabolische Knochenerkrankungen können die Stabilität des Knochens so weit beeinträchtigen, dass er bei Bagatelltraumen oder gar physiologischer Belastung frakturiert.

Frakturen bei Kindern
- **Grünholzfraktur:** Die Grünholzfraktur ist eine typische Fraktur des kindlichen Knochens, der sich durch hohe Elastizität auszeichnet. Es kommt zu einem Bruch der Kortikalis, das Periost ist aber noch intakt und schient die Fraktur (▸ Abb. 31.5).
- Traumatische **Epiphysenfugenschädigungen** beim Kind werden nach **Salter-Harris** klassifiziert (▸ Abb. 31.4). Frakturen mit Beteiligung der Epiphysenfuge können zu Wachstumsstörungen führen.

Frakturheilung
- **Primäre Frakturheilung:** Der Defekt wird knöchern ohne Bildung von Ersatzknochen oder Kallus durchsetzt, sichtbar an einer zunehmenden Verdichtung des Frakturspalts. Dies ist nur bei genauer Reposition der Fragmente und guter mechanischer Stabilität möglich.
- **Sekundäre Frakturheilung:** Hier wird der Bruchspalt mit Kallus überbrückt. Zunächst zeigen sich eine Strukturauflockerung und eine vergrößerte Distanz der Fragmentenden durch Knochenresorption an den Frakturflächen. Danach überbrückt Reizkallus, eine überschießende periostale Knochenneubildung, den Frakturspalt, der zunehmend unscharf imponiert.

Die Frakturheilung nimmt je nach betroffener Struktur und individueller Knochenbeschaffenheit 6–12 Wochen in Anspruch.

> Die Ausbildung einer trabekulären Spongiosazeichnung ist Zeichen der definitiven Knochenbruchheilung.

Komplikationen der Frakturheilung
- **Pseudarthrose:** Ausbildung eines „Scheingelenks" bei Ausbleiben einer knöchernen Durchbauung nach 6 Monaten.
- **Sudeck-Atrophie/CRPS (complex regional pain syndrome):** Infolge einer neurovegetativen Dysregulation kommt es zu schmerzhafter Osteoporose und Weichteilschwellung oder -atrophie. Röntgenologisch kennzeichnet eine fleckige Demineralisation der Spongiosa ca. 4 Wochen nach Auftreten der Klinik die Sudeck-Atrophie. Im Verlauf entwickelt sich nach 2–4 Monaten eine großwabige Osteoporose.

Luxationen
Verschieben sich die Gelenkflächen zweier artikulierender Knochenenden aus ihrer physiologischen Stellung, sodass sie keinen Kontakt mehr haben, spricht man von einer Luxation. Besteht noch partieller Kontakt,

MRT: - Knochen schwarz
- aber Spongiosa + Weichteile gut sichtbar

Befundung: 1) Lage, Form, Anzahl
2) Kortikalis (Stufen?)
3) Spongiosa
4) Gelenkflächen
5) Weichteile (evt. Schwellung, diese muss in Nähe Fraktur sein)

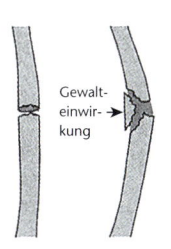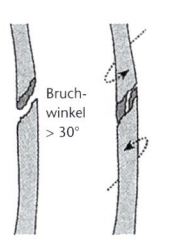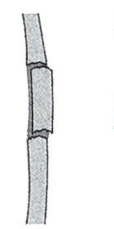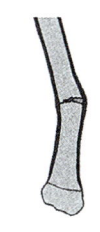

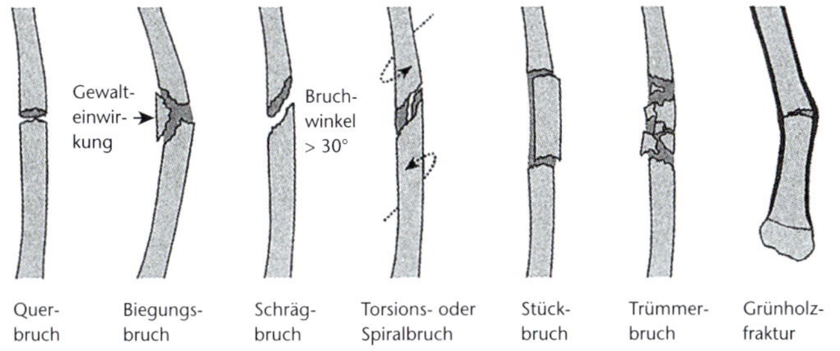

Gewalt-einwirkung

Bruch-winkel > 30°

| Quer-bruch | Biegungs-bruch | Schräg-bruch | Torsions- oder Spiralbruch | Stück-bruch | Trümmer-bruch | Grünholz-fraktur |

Abb. 31.1: Wichtige Frakturformen. Abbildungen eines Querbruchs in ► Kapitel 3. [L141]

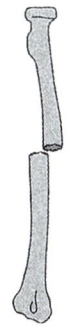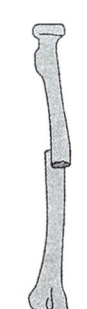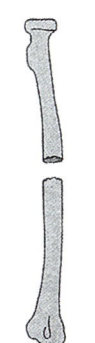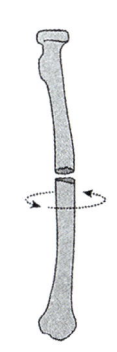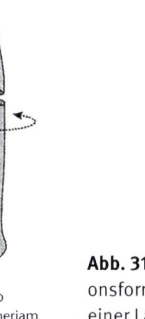

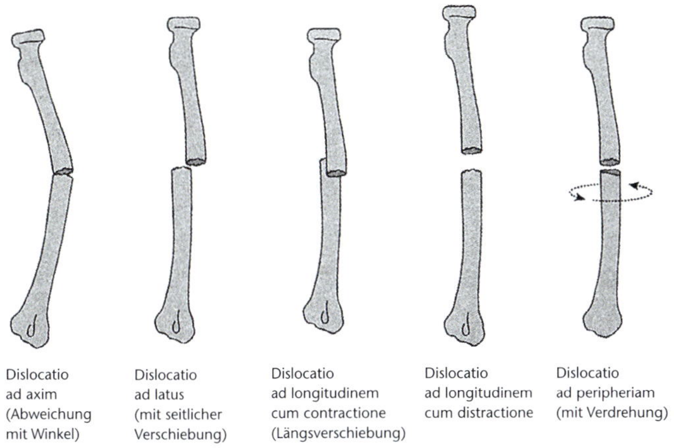

Dislocatio ad axim (Abweichung mit Winkel)

Dislocatio ad latus (mit seitlicher Verschiebung)

Dislocatio ad longitudinem cum contractione (Längsverschiebung)

Dislocatio ad longitudinem cum distractione

Dislocatio ad peripheriam (mit Verdrehung)

Abb. 31.2: Dislokationsformen. Abbildung einer Längsverschiebung in ► Kapitel 3. [L141]

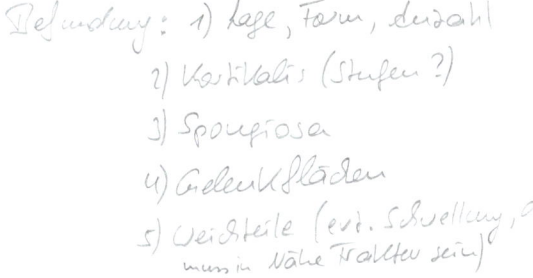

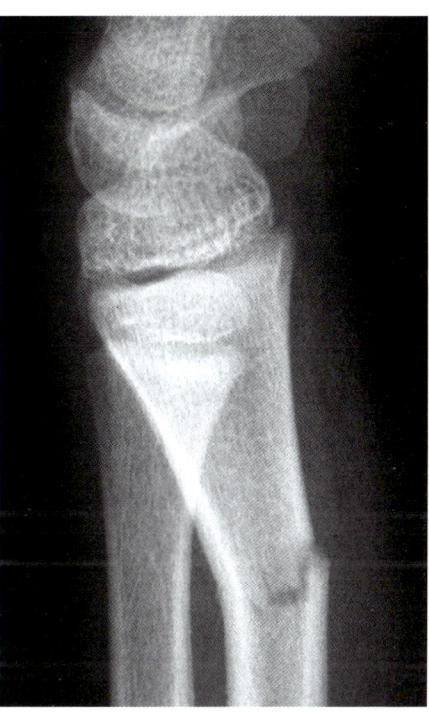

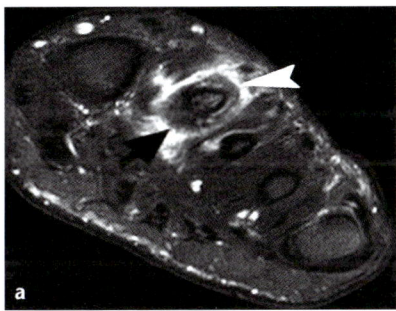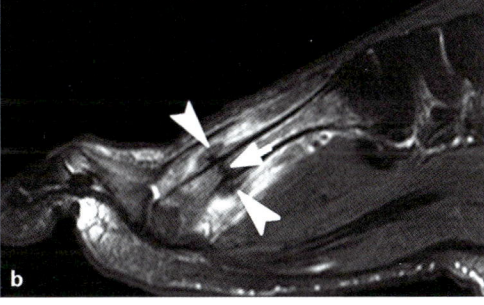

Abb. 31.3: Ermüdungsfraktur. Das konventionelle Röntgenbild ist bei dem Patienten mit Fußschmerzen unauffällig. [E597]
a) Die T₂-gewichteten koronaren MRT-Sequenzen dagegen zeigen am Os metatarsale II Kallusbildung (→) und ein Umgebungsödem (Pfeilspitze).
b) In der sagittalen Darstellung des Knochens lässt sich der Frakturspalt als hypointenses Band nachweisen (→).

Abb. 31.5: Grünholzfraktur der Tibia. Die Kortikalis ist unterbrochen, es liegt ein Achsenknick vor. Man beachte die noch weit offen stehenden Wachstumsfugen des pädiatrischen Patienten. [E599]

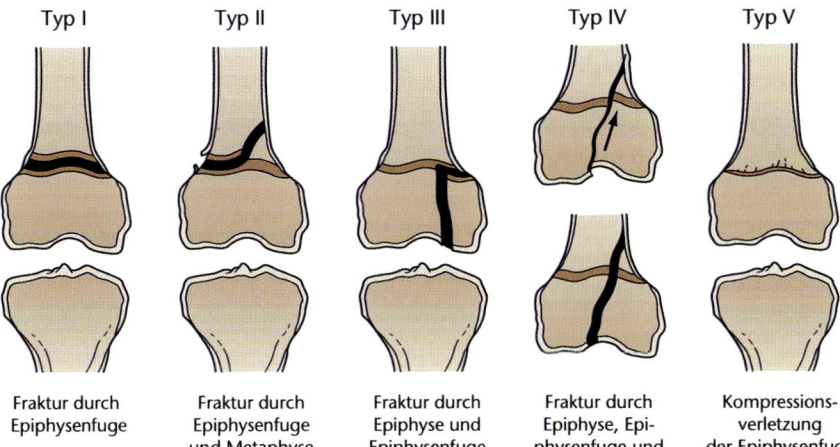

Typ I	Typ II	Typ III	Typ IV	Typ V
Fraktur durch Epiphysenfuge	Fraktur durch Epiphysenfuge und Metaphyse	Fraktur durch Epiphyse und Epiphysenfuge	Fraktur durch Epiphyse, Epiphysenfuge und Metaphyse (mit oder ohne Dislokation)	Kompressions-verletzung der Epiphysenfuge ohne Fraktur

■ Physis   ■ Frakturlinie

Abb. 31.4: Beteiligung der Wachstumsfuge bei Frakturen – Salter-Harris-Klassifikation. [E387]

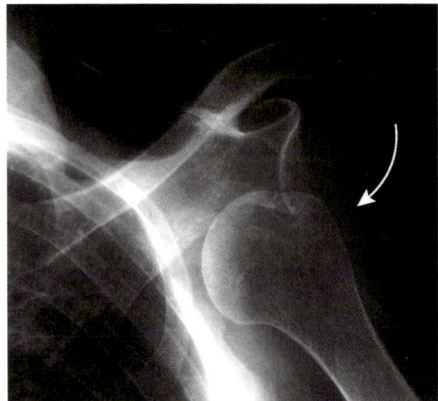

Abb. 31.6: Vordere Schulterluxationen machen 95 % aller Schulterluxationen aus. Der Humeruskopf hat den Kontakt zur Gelenkfläche des Glenoids verloren, charakteristisch ist seine subkorakoidale Lage. Mögliche Komplikationen sind Impressionsfrakturen des dorsolateralen Humeruskopfs (Hill-Sachs-Läsion) und eine Verletzung am Vorderrand der Pfannenlippe des Glenoids (Bankart-Läsion). [E509]

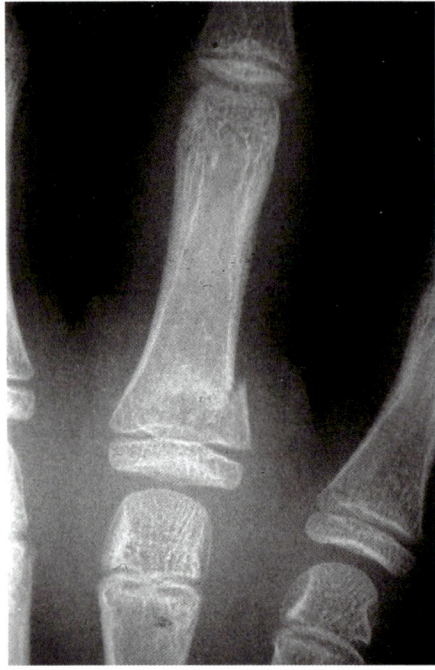

Abb. 31.7: Salter-Harris-Fraktur vom Typ II. Die Fraktur durch die Grundgliedmetaphyse des III. Fingers reicht bis in die Wachstumsfuge hinein. [E599]

liegt eine Subluxation vor. Bei einer Vergesellschaftung mit einer Fraktur spricht man von einer Luxationsfraktur.

Generell kann jedes Gelenk betroffen sein, bevorzugt treten Luxationen aber an Schulter-, Ellbogen-, Hand-, Hüft-, Sprung- und Interphalangealgelenken auf.

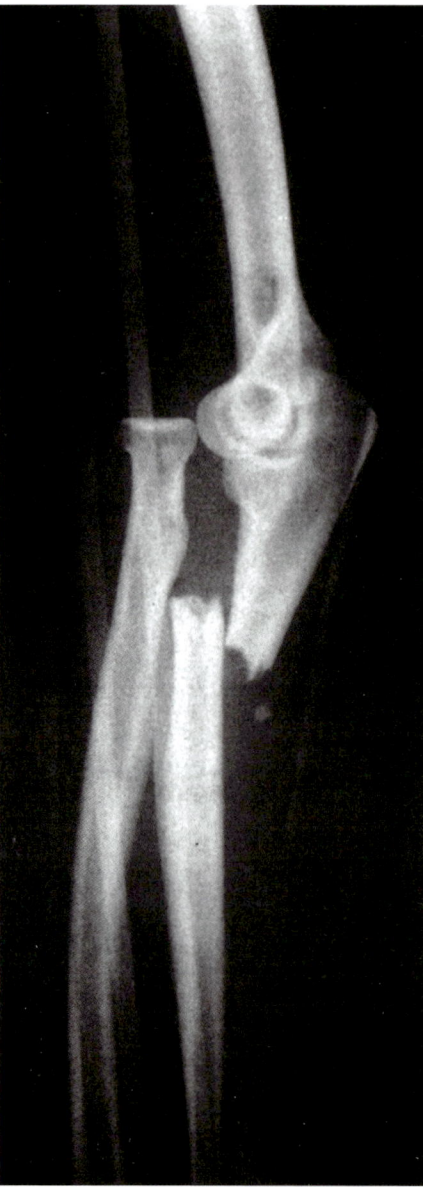

Abb. 31.8: Die Monteggia-(Luxations-)Fraktur ist eine Kombination von Ulnafraktur und Radiusköpfchenluxation. Typisches Trauma ist eine gewaltsame Pronation bei einem Sturz oder ein Schlag gegen die Ulnarückseite. In dieser Seitaufnahme sieht man eine im proximalen Drittel fakturierte Ulna. Das Radiusköpfchen ist nach ventral luxiert. [T407]

Radiologische Diagnostik

Da die Fehlstellung des Gelenks im **Röntgenbild** einer Ebene leicht übersehen wird, ist immer eine zweite Aufnahmeebene erforderlich. Begleitverletzungen des Bandapparats und der Gelenkkapsel sind häufig. Hämatome und Gelenkergüsse zeigen sich als ein verbreiterter Weichteilschatten oder

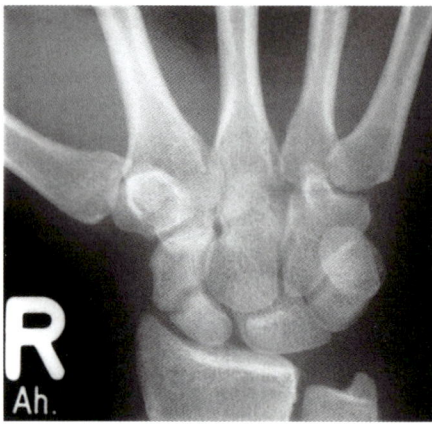

Abb. 31.9: Fraktur des Os scaphoideum. Die Fraktur des Kahnbeins ist die häufigste Fraktur der Handwurzel. Um eine Kahnbeinfraktur besser erkennen zu können, werden bei Verdacht Spezialaufnahmen in vier verschiedenen Projektionen angefertigt (Navicularequartett), ggf. auch eine MRT. Frakturen des Os scaphoideum neigen zur Pseudarthrosenbildung und Kahnbeinnekrosen. [T407]

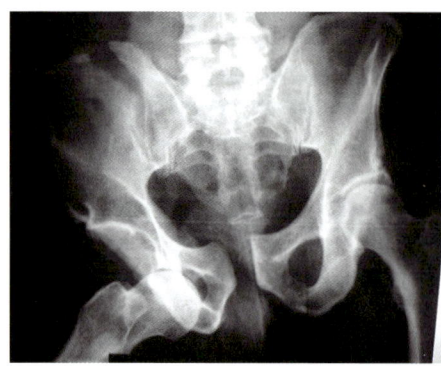

Abb. 31.10: Beckenringfraktur mit Sprengung der Symphyse, rechtsseitige Hüftluxation und rechtsseitige Fraktur des Os ilium einstrahlend in die ISG-Fuge. [F304]

verlagerter Fettstreifen. **MRT, CT** und die **Arthrografie** eignen sich aber zur Darstellung von Weichteilverletzungen besser.

Klassische Frakturbilder

Hier eine Auswahl einiger klassischer Frakturbilder (▶ Abb. 31.6 bis ▶ Abb. 31.12). Auch wenn für eine regelrechte Diagnostik Aufnahmen in zwei Ebenen obligat sind, müssen wir an dieser Stelle aus Platzgründen auf den Abdruck zweier Aufnahmen verzichten.

„Lücke" in pädiatrischen Knochen = Wachstumsfuge
↳ diese ist nicht verknöchert und somit nicht im Rö zu sehen

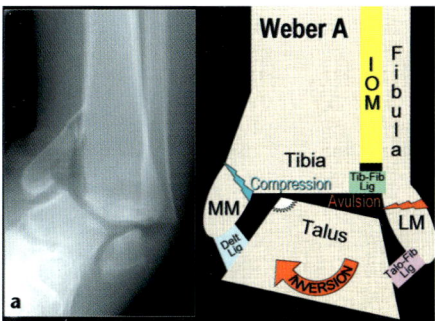

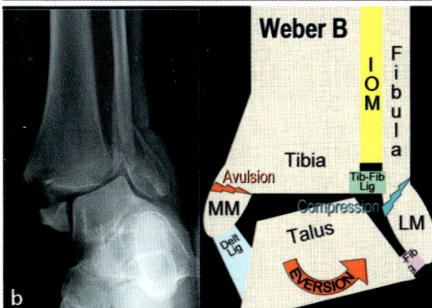

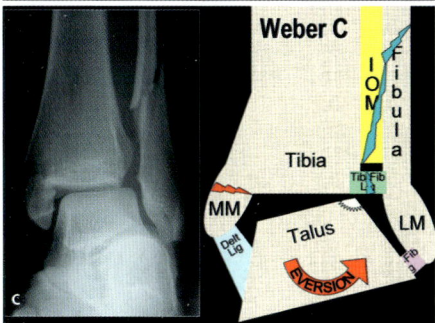

Abb. 31.11: Einteilung der Sprunggelenksfrakturen nach Weber (▶ Tab. 31.1). IOM = intraossäre Membran, LM = lateraler Malleolus, MM = medialer Malleolus. [E400]

Tab. 31.1: Einteilung der Sprunggelenksfrakturen nach Weber.

Einteilung nach Weber	Verletzungsbild
Weber A	Fibulafraktur distal der intakten Syndesmose mit fakultativer Innenknöchelfraktur
Weber B	Fibulafraktur mit fakultativer Ruptur der Syndesmose und fakultativer Innenknöchelfraktur
Weber C	Fibulafraktur oberhalb der (immer) rupturierten Syndesmose, Längsruptur der Membrana interossea und Innenknöchelfraktur. **Sonderfall:** Maisonneuve-Fraktur (hohe Weber-C-Fraktur an der proximalen Fibula)

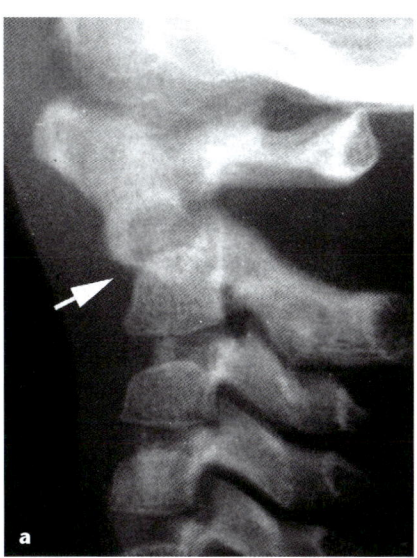

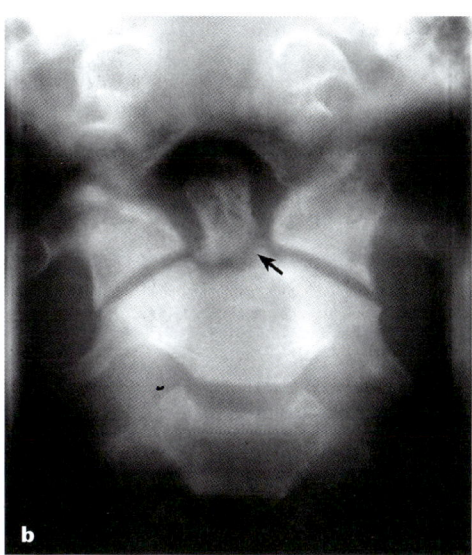

Abb. 31.12: Densfrakturen machen rund 15 % aller Verletzungen der HWS aus. Sie gehören zu den Flexionsverletzungen und werden in drei Frakturtypen unterschiedlicher Stabilität unterteilt: Typ I: Fraktur der Densspitze, stabil; Typ II: Querfraktur durch die Densbasis, instabil; Typ III: Densbasisfraktur mit Ausdehnung in den Axiskörper, instabil.
a) Die seitliche Aufnahme zeigt eine Querfraktur durch die Densbasis mit Versatz des Dens nach ventral und ist damit also als instabil zu werten (Typ II). Man beachte die Stufenbildung (→) und den verbreiterten Retropharyngealraum, der einem Begleithämatom entspricht. [F305]
b) In einer konventionellen Schichtaufnahme findet sich als Korrelat der Fraktur eine Unterbrechung der Densbasis (→). [E530]

Rö - Befundung (immer durchgehen!)

① Lage, Form, Anzahl

② Kortikalis (Kortikalisstufen?)

③ Spongiosa

④ Gelenkfläche

⑤ Weichteile (evd. Schwellung → in Nähe muss Fraktur sein)

Graustufen im Rö
schwarz = Gas, luft
dunkelgrau = Fett
hellgrau = Wasser
weiß = Calcium, Knochen (absorbieren Strahlung)

Fettpolsterzeichen
• Darstellung von verlagertem Fettgewebe als Hinweis auf einen Gelenkerguss z.B. durch eine Fraktur
  ↳ bei Gelenkerguss kommt es zur Abhebung des Fettpolster
• Bsp: Ellenbogen:
  ↳ hat ventralen + dorsalen Fettkörper
  ↳ normalerweise ist nur ventrale sichtbar
  ↳ bei Fraktur ist nun auch der dorsale Fettkörper zu sehen

▶ Wichtige röntgenologische Kennzeichen der Fraktur sind: Unterbrechung der Knochenkontinuität und Stufenbildung, Zerstörung der trabekulären Zeichnung der Spongiosa sowie Fragmente.

ZUSAMMENFASSUNG

Osteopenie

Eine herabgesetzte Knochendichte wird als Osteopenie bezeichnet. Erst wenn die Kalksalzminderung der Knochenmatrix mindestens 30 % beträgt, wird die Osteopenie als Transparenzvermehrung im Röntgenbild fassbar.

Messung der Knochendichte

Goldstandard zur quantitativen Bestimmung der Knochendichte ist die **DXA** (Dual-Energy-X-Ray-Absorptiometry), auch **Densitometrie** genannt. Hier wird die Absorption von Röntgenstrahlen zweier unterschiedlicher Energien durch den Knochen – meist LWS oder proximales Femur – bestimmt. Die ermittelten Werte werden mit Referenzwerten verglichen und in Standardabweichungen (SD) als sog. T-Score angegeben (▶ Abb. 32.1).

Auch bei der quantitativen Computertomografie (QCT) wird ein Absorptionskoeffizient berechnet. Die **QCT** als Schnittbildverfahren ermöglicht eine dreidimensionale Zuordnung der ermittelten Daten.

> Die DXA ist Verfahren der Wahl zur Messung der Knochendichte. Nur mit dieser Methode kann der von der WHO als Diagnosekriterium anerkannte T-Score ermittelt werden. Nachteil ist die Messwertverfälschung durch Spondylophyten, Aortenkalk oder Hüftgelenkprothesen. In diesen Fällen muss auf ein QCT ausgewichen werden.

Osteoporose

Die Osteoporose ist eine häufige Stoffwechselerkrankung des Knochens, von der ca. 10 % der Deutschen betroffen sind. Ein Verlust an Knochenmasse und eine veränderte Mikroarchitektur führen zu einer reduzierten Knochenfestigkeit. Folge ist ein drei- bis vierfach erhöhtes Frakturrisiko. Pathogenetisch ist für die Osteoporose ein gestörtes

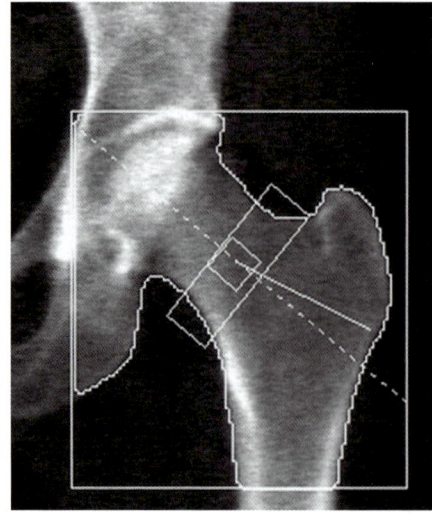

Abb. 32.1: Bestimmung der Knochendichte am linken Schenkelhals mittels DXA. Im Gegensatz zur QCT liefert die DXA nur eine flächenprojizierte Masseangabe (kg/cm²) – die QCT misst dreidimensional (kg/m³). Trotzdem ist die DXA bei geeigneten Patienten die genauere Methode. [E597]

Zusammenspiel von Osteoblasten- und Osteoklastenaktivität verantwortlich. Der Abbau des Knochens überwiegt den Aufbau, es kommt zu einer negativen Knochenbilanz.

> Nach WHO-Definition wird bei einem Knochendichteverlust von −1 bis −2,5 SD unter dem Mittelwert der Knochendichte eines 30-jährigen Gesunden gleichen Geschlechts von einer Osteopenie gesprochen. Bei SD ≤ −2,5 liegt eine Osteoporose vor.

Die Ätiologie ist vielschichtig. Wichtigste Faktoren sind endokrine Einflüsse, Immobilität, eine unzureichende Kalziumaufnahme und auch medikamentös (Cortison) induzierte Osteoporosen. Je nach Ursache kann die Osteoporose generalisiert oder lokal auftreten (▶ Tab. 32.1).

In der Regel verursacht die Osteoporose zunächst keine Beschwerden. Meist wird erst nach dem Auftreten spontaner Frakturen

v. a. der Wirbelkörper (Th 7 – L1), des distalen Radius oder des Schenkelhalses die Diagnose gestellt. Folgen sind Hyperkyphosierung der WS verbunden mit Rückenschmerzen und Abnahme der Körpergröße.

Radiologische Diagnostik

In der **Röntgenaufnahme** ist der Verlust an Knochenmasse (ab 30 %) durch diffuse Transparenzerhöhung sichtbar. Die Knochenstruktur bleibt aber gut abgrenzbar. Durch Abnahme der für die Stabilität weniger wichtigen horizontalen Spongiosabälkchen erhält der Knochen ein strähniges Aussehen. Die Verschmälerung der Kortikalis mit einer betonten Rahmenstruktur ähnelt beim Wirbelkörper einer leeren Box. Man spricht dann von Rahmenwirbel. Bei Röhrenknochen finden sich lakunäre Defekte und girlandenförmige Ausdünnungen. Der Verlust der Knochenmasse führt schließlich zur Instabilität des Knochens. Grund- und Deckplatten von Wirbelkörpern brechen ein, es kommt zur Ausbildung von Fischwirbeln in der LWS und Keilwirbeln in der BWS bis zur vollständigen Wirbelkompression (Vertebra plana) (▶ Abb. 32.2 und ▶ Abb. 32.3).

Die quantitative Bestimmung der Knochendichte erfolgt mittels **DXA** oder **QCT.**

Osteomalazie und Rachitis

Ursache der **Osteomalazie** ist eine ungenügende Mineralisation der Knochenmatrix aufgrund eines Mangels an Vitamin D_3 und konsekutiver Störung des Kalzium- und Phosphatstoffwechsels. Der Überschuss an unverkalktem Osteoid verursacht eine pathologische Weichheit und Biegsamkeit des Knochens. Häufige klinische Beschwerden sind Knochenschmerzen und eine damit einhergehende Muskelschwäche.

Die **Rachitis** ist die juvenile Form der Osteomalazie. Sie betrifft Säuglinge und Kleinkinder vor Abschluss der Knochenreifung und Schluss der Wachstumsfugen.

Tab. 32.1: Einteilung der Osteoporose nach ihrer Genese.

	Ursache	Manifestation
Primäre (idiopatische) Osteoporose (95 %)		
Postmenopausale Osteoporose (Typ I)	Gesteigerter Knochenumsatz infolge Östrogenmangels (high turnover), v. a. früh postmenopausale Frauen	Generalisiert, betrifft v. a. Spongiosa
Senile Osteoporose (Typ II)	Reduzierter Knochenumsatz (low turnover), spät menopausal	Generalisiert, betrifft Spongiosa und Kompakta
Sekundäre Osteoporose (5 %)		
	Endokrin, medikamentös, Mangelzustände, renal, neoplastisch, kongenital	Generalisiert
	Immobilität, Sudeck-Atrophie, Schmerz, Infektion	Lokal

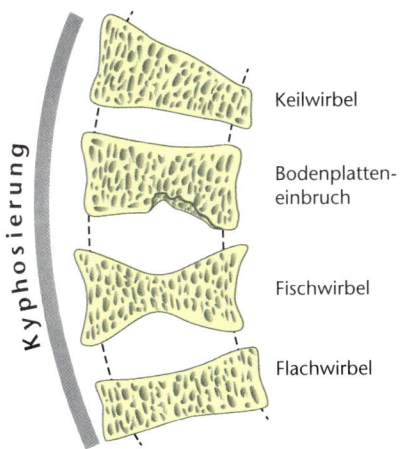

Abb. 32.2: Typische osteoporotische Veränderungen an der Wirbelsäule. [L231]

Keilwirbel

Bodenplatten-einbruch

Fischwirbel

Flachwirbel

Kyphosierung

Wichtige frühe klinische Merkmale sind eine Kalottenerweichung (Kraniotabes) und der „rachitische Rosenkranz" (Rippenauftreibungen an der Knorpel-Knochen-Grenze).

Radiologische Diagnostik
Die Osteomalazie manifestiert sich im **Röntgenbild** als Dichteminderung des Knochens und verwaschene, milchige Spongiosastruktur (Mattglasphänomen). In ausgeprägten Fällen imponiert die ausgedünnte Kortikalis unscharf und führt mangels Stabilität zu Knochendeformierungen. Charakteristisches Merkmal sind Looser-Umbauzonen.

> Looser-Umbauzonen: Meist unvollständige Insuffizienzfrakturen, die unzureichend heilen und daher als Aufhellungslinie senkrecht zur Knochenachse nachzuweisen sind.

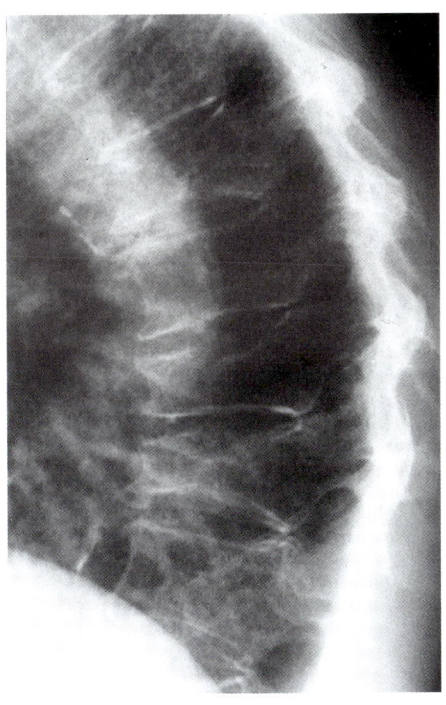

Abb. 32.3: Die seitliche BWS-Aufnahme einer 80-jährigen Frau mit Osteoporose zeigt eine vermehrte Kyphosierung, Transparenz der Wirbel mit relativer Dichtezunahme der Wirbelabschlussplatten (Rahmenwirbel) und Fischwirbel. [E355]

Das Auftreten mehrerer Looser-Umbauzonen wird **Milkman-Syndrom** genannt. Die radiologischen Kennzeichen der Rachitis finden sich v. a. in den Regionen des stärksten Wachstums. So kommt es zu einer axialen Verbreiterung der Epiphysen und zur „Becherung" der Metaphysen, deren Grenzen eine unregelmäßige, pinselartige Struktur aufweisen. Die Wachstumsfugen sind verbreitert. Die Belastung des instabilen Knochens führt zu Biegungsdeformitäten der langen Röhrenknochen, z. B. zur „Säbelscheidentibia" (▶ Abb. 32.4).

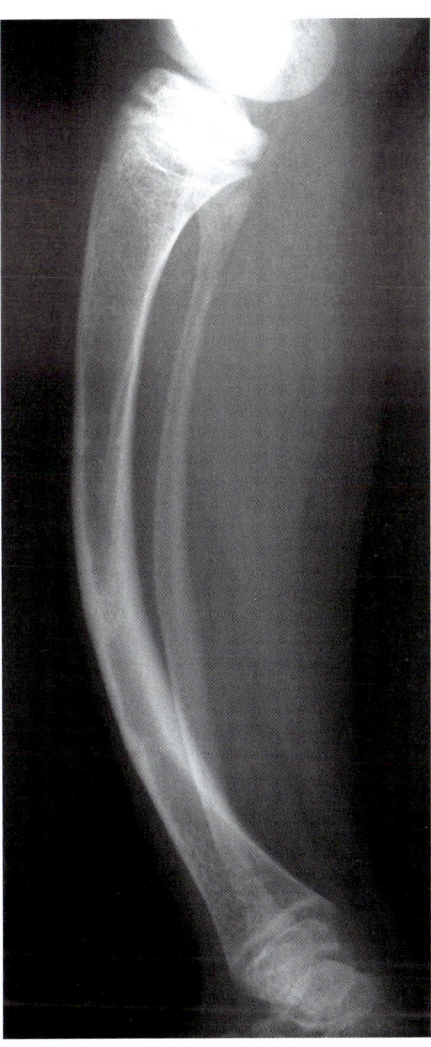

Abb. 32.4: Die seitliche Unterschenkelaufnahme eines Kindes mit charakteristischen Merkmalen der Rachitis: vermehrte Strahlentransparenz, Becherung und unregelmäßige Begrenzung der Metaphyse, Verbreiterung der Wachstumsfuge. Tibia und Fibula sind deformiert. [E510]

Hyperparathyreoidismus

Der Hyperparathyreoidismus (HPT) ist durch eine pathologisch hohe Sekretion von Parathormon gekennzeichnet. Die so gesteigerte Osteoklastenaktivität führt zu einer Mobilisation von Kalziumsalzen und durch Ausdünnung der Knochenmatrix zu Osteopenie. Man unterscheidet die primäre Form des HPT (pHPT), meist Folge eines Nebenschilddrüsenadenoms, von der sekundären HPT. Letztere wird auch als „renale Osteopathie" bezeichnet. Hier liegen die Ursachen oft in einer gestörten Nierenfunktion mit Absinken des Serumkalziumspiegels und in einer sekundären Nebenschilddrüsenüberfunktion. Klinisch führendes Symptom des pHPT ist die Hyperkalzämie im Serum. Außerdem kommt es zu einer Nierenmanifestation sowie gastrointestinaler und neuromuskulärer Symptomatik. In 50 % der Fälle ist der Bewegungsapparat mit Knochen- und Gelenkschmerzen sowie pathologischen Frakturen und Deformierungen betroffen. Der sekundäre HPT präsentiert sich mit gleicher Symptomatik, nur ist hier das Serumkalzium erniedrigt.

Radiologische Diagnostik

> Beim HPT sind meist die Handknochen betroffen. Weitere Prädilektionsstellen sind Schulter, Wirbel und Schädel.

Eine röntgenologisch sichtbare Beteiligung des Skelettsystems ist heute aufgrund der verbesserten und früher einsetzenden Therapie selten. Charakteristische Zeichen des primären HPT im **Röntgenbild** sind neben einer generalisierten Osteopenie subperiostale Resorptionszonen (► Abb. 32.5) und osteolytische Zonen. Diese Knochenresorption führt zu einem ausgefransten Bild der kortikalen Außen- und Innenkontur, die Kortikalis zeigt eine lineare Streifung. Der subchondralen Knochenresorption folgend erscheint der Gelenkspalt erweitert. Die multifokale, kleinherdige Abnahme der Knochendichte des Schädels führt zu einem granulären Aussehen („Pfeffer-und-Salz-Schädel", ► Abb. 32.6).

> Pathognomonisch sind im fortgeschrittenen Stadium „braune Tumoren" (Osteodystrophia fibrosa cystica generalisata Recklinghausen).

„Braune Tumoren" sind zystenartige, bis zu einigen Zentimetern große Osteolysen, die v. a. meta- und diaphysär an den langen Röhrenknochen auftreten. Infolge von statischer Instabilität des Knochens finden sich Looser-Umbauzonen. Kommt es zu einem extraossären Ausfallen von Kalziumkristallen (hohe Serumkalziumspiegel!), kann dies als Kalzifizierung von Weichteilen, Gelenkknorpeln und Gefäßen beobachtet werden. Beim sekundären HPT können zudem auch Osteosklerosezonen auftreten. Bei der Wirbelsäule imponiert dies als bandförmige Verdichtung der Abschlussplatten.

Osteosklerose

Eine Knochenhypertrophie mit Vermehrung der kalksalzhaltigen Matrix wird als Osteosklerose bezeichnet. Osteosklerosen können generalisiert oder lokal auftreten. Zugrunde liegt ein Ungleichgewicht von Knochenauf- und -abbau oder eine verstärkte Mineralisation. Das im Röntgenbild dichter erscheinende Gewebe ist oft instabiler als physiologisch mineralisierter Knochen (► Abb. 32.7). Die Osteosklerose kann verschiedenste Ursachen haben (► Tab. 32.2).

Radiologische Diagnostik

Ähnlich wie die Osteopenie lässt sich eine Osteosklerose zusätzlich zum konventionellen **Röntgenbild** auch in der **Skelettszintigrafie** (vermehrte Anreicherung) oder in der **CT** nachweisen. Es wird je nach betroffener Struktur unterschieden:

- **Spongiosasklerose:** Verdichtung der Spongiosa mit verbreiterten, dicht gesetzten Trabekeln. Prädilektionsorte sind Becken oder Wirbelsäule. Häufige Ursache sind osteoblastische Metastasen.
- **Endostosen:** Knochenverdichtung an der Innenseite der Kortikalis. Endostosen können zu Verdrängung des Knochenmarks und daraus resultierenden Blutbildveränderungen führen.
- **Periostosen:** Auflagerung an Knochenhaut mit Verbreiterung der Kortikalis. Im Röntgenbild sind Spikulae (feine, radiär ausstrahlende Knochenzacken), lamellenartige Periostreaktionen (zwiebelschalenartig) sowie Spornbildung zu unterscheiden. Sie treten beispielsweise bei primären Knochentumoren wie dem Osteosarkom auf.
- **Exostosen:** umschriebener Knochenanbau. Es wird zwischen Osteophyten (klein) und Exostosen (groß) differenziert.

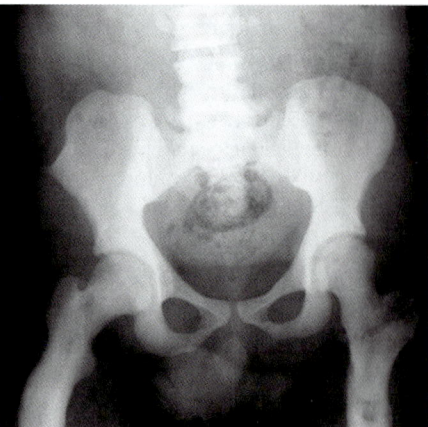

Abb. 32.7: Die Osteopetrose (auch Morbus Albers-Schönberg oder Marmorknochenkrankheit) ist eine Störung von Entwicklung und Reifung des Knochens. Es kommt zu einer Ansammlung unreifer Spongiosa im Markraum. Dies zeigt sich in alternierenden Bändern aus abnormem, sklerotischem und normal transparentem Knochen. [F378]

Tab. 32.2: Ausgewählte Ursachen der Osteosklerose.

Generalisierte Osteosklerose	Lokalisierte Osteosklerose
► Diffuse osteoblastische Metastasen	► Solitäre osteoblastische Metastasen und benigne/maligne Knochentumore
► Osteomyelosklerose	
► Toxische Osteopathie	
► Osteopetrose (► Abb. 32.7)	► Knocheninfarkt
► Systemische Mastozytose	► Narbenbildung: Kallusbildung nach Fraktur, ausgeheilte Osteomyelitis, abgeheilte Läsionen
► Physiologische Osteosklerose des Neugeborenen	
	► Morbus Paget

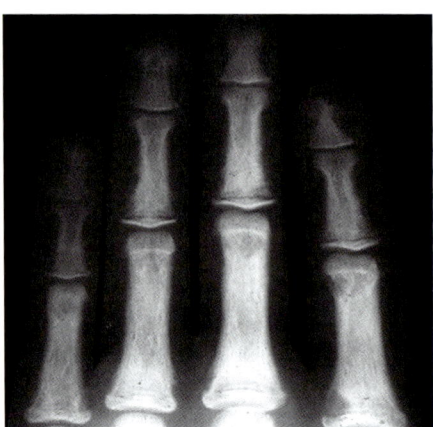

Abb. 32.5: d.-p.-Aufnahme der linken Hand eines jungen Patienten mit sekundärem HPT. Es finden sich extensive subperiostale Resorptionszonen, die den Phalangen eine ausgefranste Kontur geben. An den Metaphysen des Dig. II zeigt sich ulnarseitig das zystische Bild von braunen Tumoren. [E597]

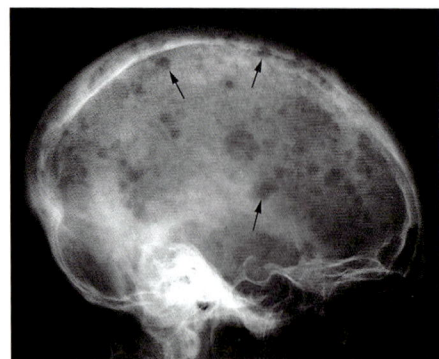

Abb. 32.6: Die seitliche Aufnahme des Schädels zeigt das Bild eines „Pfeffer-und-Salz-Schädels" bei einem HPT. [E349]

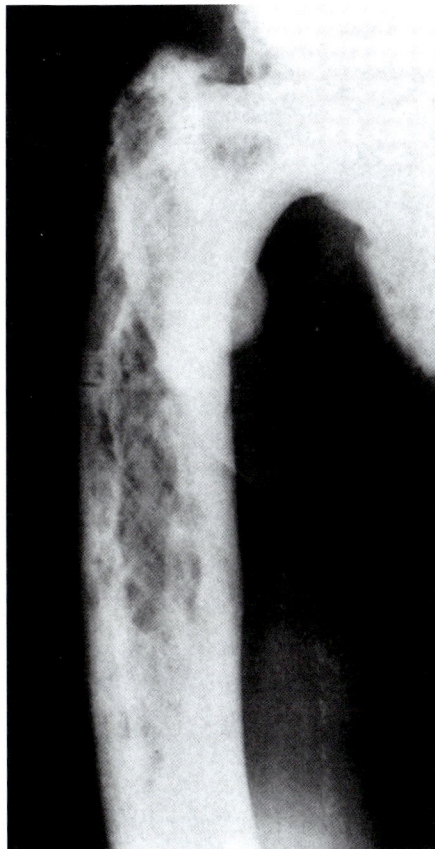

Abb. 32.8: Spätphase des Morbus Paget. Die a.-p.-Aufnahme des rechten Femurs zeigt eine unregelmäßige Sklerosierung mit Dichtezunahmen und welliger Kontur des Knochens. Der Schaft ist nach lateral konvex verbogen (Hirtenstab), es findet sich eine Fraktur. [T407]

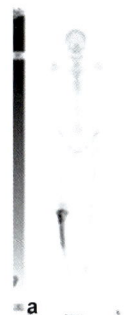 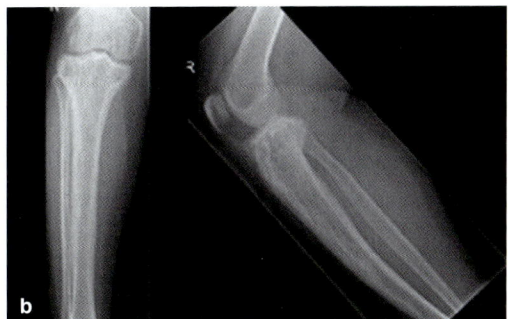 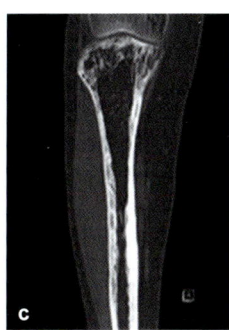

Abb. 32.9: Morbus Paget. [T761]
a) Knochenszintigramm mit Nachweis einer intensiven Nuklidmehrspeicherung im proximalen Ultraschall rechts.
b) Röntgenbild von a.p. und seitlich mit Nachweis einer deutlichen Knochenauftreibung und Sklerosierung der Kortikalis.
c) Computertomografie mit ebenfalls deutlicher Veränderung der Knochenstruktur.

Morbus Paget

Morbus Paget (auch Osteitis deformans) ist eine chronische Skelettkrankheit. Es kommt zunächst zu einer überschießenden Osteoklastentätigkeit (lytisches Stadium I), dann zu einer zusätzlichen Aktivierung der Osteoblasten (gemischtes Stadium II) und schließlich zu einem Überwiegen der Osteoblastentätigkeit (sklerotisches Stadium III). Es entsteht unregelmäßig mineralisierter Knochen minderer Qualität. Häufig sind das axiale Skelett (Schädel, Wirbelsäule, Becken) und die langen Röhrenknochen betroffen. Es gibt isolierte wie polyostotische Verlaufsformen.

> Morbus Paget ist eine fakultative Präkanzerose. Selten (< 1 % der Fälle) kommt es zu einer malignen Entartung (meist Sarkome).

Radiologische Diagnostik

Im **Röntgenbild** sind drei Phasen zu unterscheiden:

▶ In der Frühphase findet sich ein aktives lytisches Stadium mit entkalkten Regionen (Stadium I).
▶ Im kombinierten Stadium II kommen Destruktion und reparative Prozesse nebeneinander vor. Charakteristischer Befund ist eine Verdichtung des Knochens mit Verdickung und strähniger Aufblätterung der Kortikalis sowie welliger Außenkontur (▶ Abb. 32.8).
▶ Stadium III zeichnet sich durch eine homogene Sklerosierung mit Volumenzunahme und Deformierung des Knochens aus.

Die **Skelettszintigrafie** (Mehranreicherung) erlaubt eine frühere Diagnosestellung und die rasche Differenzierung zwischen mono- oder polyostotischem Befall (▶ Abb. 32.9).

Die oben beschriebenen Krankheitsbilder haben eine Osteopenie gemeinsam. Sie unterscheiden sich jedoch anhand folgender Merkmale:
▶ **Osteoporose:** Abnahme der Knochenmenge bei normaler Mineralisation, Transparenzerhöhung und strähniges Bild der Spongiosa, Verschmälerung der Kortikalis (Rahmenwirbel, lakunäre Defekte), Einbruch von Wirbelgrund- und -deckplatten, Fisch- und Keilwirbel, Wirbelkompression.
▶ **Osteomalazie/Rachitis:** mangelhafte Mineralisation bei normaler Knochenmenge, Tranzparenzerhöhung, Looser-Umbauzonen und Mattglasphänomen bei der Osteomalazie, Becherung von Metaphyse und pinselartiger Übergang in die Epiphyse sowie Verbreiterung der Wachstumsfuge bei der Rachitis, Knochendeformitäten.
▶ **Hyperparathyreoidismus:** Diagnostische Methode der Wahl ist die konventionelle Röntgenaufnahme. Dabei zeigen sich ein Verlust von Knochendichte, eine subperiostale Resorption, „braune Tumoren" und eine Verschmälerung der Kortikalis (Rahmenwirbel, lakunäre Defekte).
▶ Der **Morbus Paget** verläuft in drei Stadien: Osteolyse, kombiniertes Stadium, Sklerosierung. Typischer Befund ist die verdickte und strähnig aufgeblätterte Kortikalis.

ZUSAMMENFASSUNG

Tumoröse Knochenveränderungen des Skeletts werden in primäre und sekundäre Tumoren eingeteilt. Primäre Knochentumoren differenzieren sich in benigne und maligne Tumoren, sowie Tumor-like Lesions. Sekundäre Tumoren, also Skelettmetastasen anderer maligner Neoplasien, sind häufiger als die insgesamt seltenen, v. a. im Kindes- und Jugendalter auftretenden, malignen primären Knochentumoren. Aufgabe der Radiologie beim Management ist neben Detektion und Diagnosestellung eines Knochentumors auch die Ausdehnungsbestimmung (Staging) und die Rezidivdiagnostik.

Bildgebende Verfahren

Konventionelles Röntgen
Das Röntgenbild in zwei Ebenen des suspekten Bereichs und der angrenzenden Strukturen ist als Basisdiagnostik unverzichtbar.

MRT
Der zweite wesentliche diagnostische Schritt ist die MRT. Nur sie erlaubt eine präzise Beurteilung der Ausdehnung des Tumors im fetthaltigen Markraum und des extraossären Tumoranteils mit Beziehung zu neurovaskulären Strukturen. Ebenso detektiert die MRT ggf. Kompartmentüberschreitungen wie z. B. Gelenkinfiltrationen. Diese Informationen sind für die Planung von operativen Maßnahmen von besonderer Bedeutung. Bei Gabe von Kontrastmittel ermöglicht die MRT eine Differenzierung von vitalem, perfundiertem Tumorgewebe und Nekrosen.

CT
Auch wenn radiologische Zeichen eines Knochentumors wie kortikale Destruktion, Kalzifikation und Ossifikation sowie peri- und endostale Reaktionen in der CT gut erfasst werden, spielt sie in der Diagnostik von Knochentumoren eine untergeordnete Rolle. Sie wird bei ausgedehnten Knochendestruktionen u. a. zur Beurteilung der Frakturgefährdung einer Läsion eingesetzt. Einen hohen Stellenwert besitzt die CT des Thorax und Abdomens zum Staging, insbesondere zur Erfassung von Lungenmetastasen.

Szintigrafie/PET
Nuklearmedizinische Untersuchungen eignen sich zur Bestimmung des Aktivitätsgrades eines Prozesses und klären die Frage nach einer multiplen Manifestation (z. B. bei der Metastasensuche). Eine sichere Aussage bezüglich der Dignität eines Tumors kann nicht gemacht werden, zudem bleiben rein osteolytische Prozesse im Szintigramm stumm. Bei positivem Szintigrafiebefund muss der Tumorverdacht meist mittels konventioneller Röntgenaufnahmen bestätigt werden.

Beurteilung
Als wegweisende Kriterien bei der diagnostischen Beurteilung von tumorösen Knochenveränderungen müssen neben der Röntgenmorphologie das Alter des Patienten, Lokalisation sowie Multiplizität (solitäre vs. multiple Manifestation) berücksichtigt werden.

> Primäre, solitäre Knochenneoplasien treten vorwiegend bei jungen Patienten auf. Bei multiplen Knochenläsionen bei Patienten über 40 handelt es sich dagegen meist um Metastasen oder Myelome.

▶ **Kennzeichen benigner Knochentumoren:** Benigne Knochentumoren zeigen sich aufgrund ihres relativ langsamen Wachstums meist als scharf begrenzte Läsionen, die ein Sklerosewall umgibt. Periostreaktionen treten selten auf und imponieren als solide und dichte Schale aus neu gebildetem Periost. Dieses Bild findet sich allerdings nur bei langsam wachsenden Tumoren.

▶ **Kennzeichen maligner Knochentumoren:** Das meist rasche Wachstum maligner, osteolytischer Tumoren lässt dem Knochen nicht genügend Zeit, auf Umbauprozesse zu reagieren: Die ausgedehnten Osteolysen werden als unscharf begrenzte, mottenfraßähnliche Destruktionen ohne Sklerosewall sichtbar.

Osteoblastische Tumoren weisen ebenfalls eine inhomogene, unscharf konturierte, aber röntgendichtere Struktur auf. Es kommt zur Zerstörung der Kortikalis und zu einer ausgeprägten, teils soliden Peri-

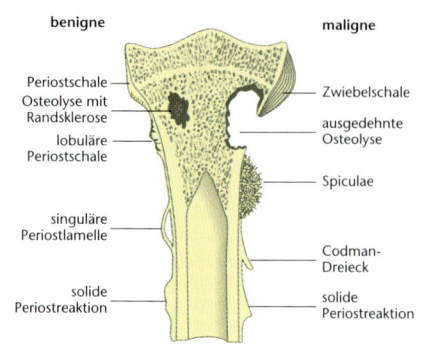

Abb. 33.1: Kennzeichen benigner und maligner Knochentumoren. [L231]

ostreaktion, die sich durch feine, vom Schaft abstehende Spikulae und zwiebelschalenartige Lamellierung auszeichnen kann. Das Codman-Dreieck ist ein sich dreieckig abhebender verkalkter Periostsporn, der typisch für das Osteosarkom ist.

> Schnell wachsende, gutartige Tumoren wie aneurysmatische Knochenzysten können das Bild eines malignen Tumors vortäuschen.

Oft ist auch bei Berücksichtigung aller Kriterien keine sichere Differenzierung von benignen und malignen Tumoren möglich (▶ Abb. 33.1).

> Bei Zweifel an der Gutartigkeit eines Knochentumors und bei allen malignen Tumoren muss eine Biopsie zur histologischen Abklärung gewonnen werden.

Knochenpunktionen können unter Durchleuchtung, CT-gesteuert oder offen durch einen Chirurgen durchgeführt werden.

Benigne Knochentumoren

Osteoidosteome
Dieser gutartige, knochenbildende Tumor wächst intrakortikal oder medullär und ist solitär wachsend v. a. in den langen Röhrenknochen (Femur und Tibia) lokalisiert. Er tritt vorwiegend in den ersten drei Lebens-

dekaden auf. Typisches klinisches Zeichen ist starker, vorwiegend nächtlich auftretender Knochenschmerz, der gut auf Cyclooxygenasehemmer anspricht.

Radiologische Diagnostik

Im **Röntgenbild** stellt sich das Osteoidosteom als ovale oder rundliche Aufhellung, der sog. Nidus, dar, der von einem breiten Sklerosesaum umgeben ist. Der aus unreifem Knochen bestehende Nidus kann ossifizieren, sodass eine Dichteinsel innerhalb des Nidus auftreten kann. Das Osteoidosteom muss differenzialdiagnostisch von einer Osteomyelitis (Brodie-Abszess) abgegrenzt werden. Oft gelingt dies nur in der CT.

Therapie der Wahl ist die bildgesteuerte perkutane Ablation mit Alkohol oder Radiofrequenz und somit Domäne der interventionellen Radiologie.

Chondrome

Chondrome sind gutartige, knorpelbildende Tumoren, die nach innen (Enchondrom) oder außen (Ekchondrom) wachsen können. Meist sind sie an den Meta- und Diaphysen der langen und kurzen Röhrenknochen lokalisiert, davon ungefähr die Hälfte an Händen und Füßen. Hauptmanifestationsalter ist das 10.–40. Lebensjahr. Klinisch sind sie oft symptomlos.

Radiologische Diagnostik

Röntgenologisches Merkmal ist ein scharf begrenzter Osteolyseherd mit stippchenhaften Verkalkungen, umgeben von einer mäßigen Randsklerosierung (▶ Abb. 33.2).

Tumor-like Lesions

Diese tumorähnlichen, gutartigen Knochenveränderungen sind nicht neoplastischer Natur. Sie sind die häufigsten Knochenläsionen bei jungen Menschen in den ersten beiden Lebensdekaden. Typische Vertreter sind die **juvenile Knochenzyste** und die **aneurysmatische Knochenzyste.** Sie sitzen in den Metaphysen der langen Röhrenknochen, wachsen in Richtung Epiphyse, befallen diese aber nicht. Die juvenile Knochenzyste ist klinisch meist stumm. Die aneurysmatische Knochenzyste kann heftige lokale Schmerzen verursachen. Gefahren der tumorähnlichen Knochenveränderungen sind pathologische Frakturen.

Radiologische Diagnostik

Die solitäre Knochenzyste ist im **Röntgenbild** durch eine traubenförmige, scharf begrenzte Osteolyse gekennzeichnet. Kleinere intraossäre Frakturen geben der Zyste häufig ein septiertes Erscheinungsbild mit groben Trabekeln (Pseudosepten). Der Knochen scheint aufgebläht. Die aneurysmatische Knochenzyste weist dagegen zusätzlich eine feine Septierung auf, kann die Kortikalis ausdünnen und Weichteile infiltrieren (▶ Abb. 33.3). Man achte auf pathologische Frakturen!

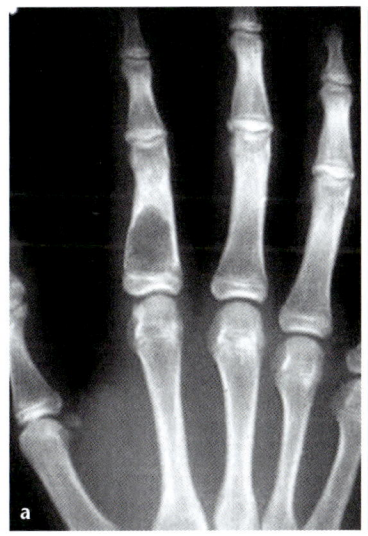
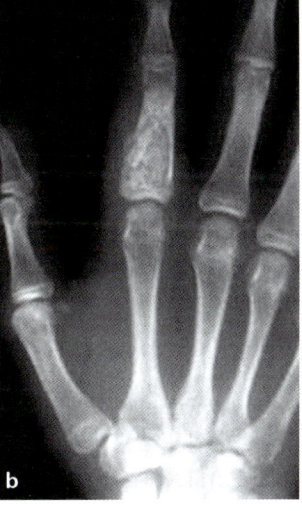

Abb. 33.2: Enchondrom. [E637]
a) In der aufgetriebenen Grundphalanx des II. Fingers ist eine scharf begrenzte osteolytische Aufhellungszone abgrenzbar.
b) Nach Kürettage und Füllung des Defekts mit Knochensubstanz.

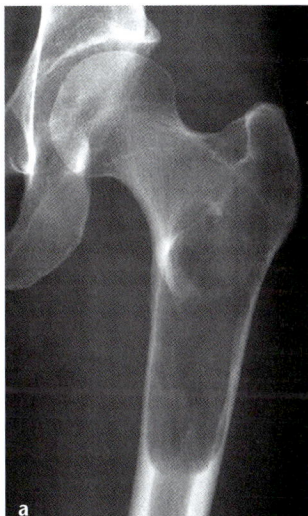
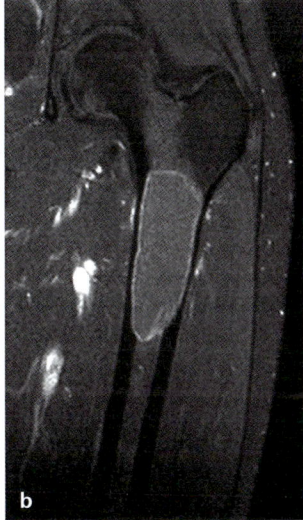
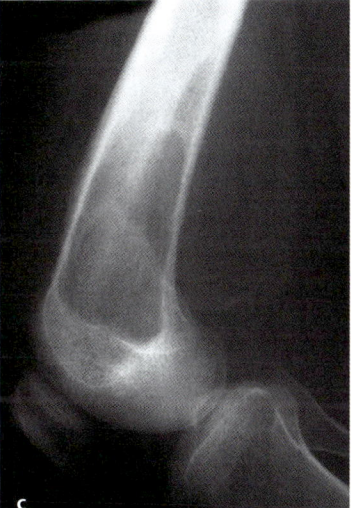
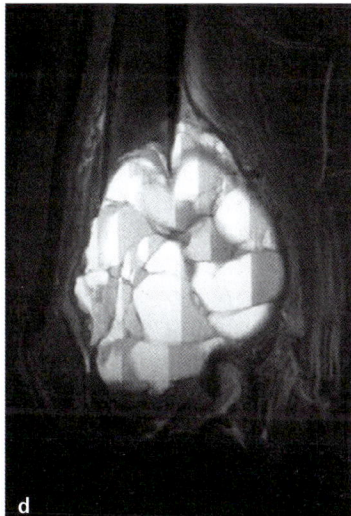

Abb. 33.3: a) und b) Proximaler Femur mit juveniler Knochenzyste. Die scharf begrenzte Läsion lässt den Femur leicht aufgebläht erscheinen. Die T_1-gewichtete, fettunterdrückte MRT-Sequenz weist eine homogene Läsion mit leichtem randständigem Kontrastmittel-Enhancement nach.
c) und d) Aneurysmatische Knochenzyste des distalen Femurs. Auch hier ist die Kortikalis ausgedünnt. Die MRT zeigt eine mehrkammerige Zyste mit Flüssigkeitsspiegeln unterschiedlicher Intensität (Patient liegt auf dem Rücken). [E597]

Primäre maligne Knochentumoren

Maligne Neoplasien des Skeletts haben eine uncharakteristische Klinik, die häufig zunächst verkannt wird. Leitsymptome sind Schmerzen, Schwellung und B-Symptomatik. Erst spät kommt es zu pathologischen Frakturen und Bewegungseinschränkungen.

Maligne Knochentumoren metastasieren früh hämatogen in Lunge, Leber und Skelett. Deshalb muss bei der Diagnose eines malignen Knochentumors immer eine Metastasensuche durchgeführt werden.

Osteosarkom

Das häufigste Malignom des Knochens geht von entarteten mesenchymalen Zellen aus. Typischer Manifestationsort (80 %) sind die langen Röhrenknochen in absteigender Häufigkeit: Femur (meist distal), Tibia (meist proximal), Humerus. Das Wachstum des Osteoid produzierenden Tumors beginnt zentral in der Metaphyse in Richtung Kortex und hebt das Periost an. Ebenso wächst es weit in den Medullärraum hinein, respektiert weder Epiphysenfuge noch die Epiphyse, meist jedoch die Gelenkkapsel. Das Hauptmanifestationsalter liegt zwischen dem 10. und 30. Lebensjahr, häufig bestehen bei Erstdiagnose Lungenmetastasen.

Radiologische Diagnostik

Der Charakter der Veränderungen im Röntgenbild ist vom Tumortyp abhängig:

▶ **Osteolytische Form:** Hier steht die rasche Zerstörung des Knochens im Vordergrund. Kennzeichnend sind unscharf begrenzte, mottenfraßähnliche Destruktionen, die Kortikalis und Spongiosa betreffen.

▶ **Osteosklerotische Form:** Da hier die Knochenneubildung dominiert, zeigt das Röntgenbild unregelmäßige, umschriebene oder diffuse Sklerosen. Auch extraossär kann neu formierter Knochen nachweisbar sein.

▶ **Gemischte Form:** Bei der Kombination finden sich Komponenten aus beiden oben genannten Formen (häufigster Typ).

Typische radiologische Korrelate der Periostveränderungen für alle Formen sind Spikulae, Codman-Dreieck und lamelläre Zwiebelschalen (▶ Abb. 33.4). Weitere Manifestationsorte des Tumors in gleichen oder benachbarten Skelettanteilen werden „Skip-Lesions" genannt. Diese häufig im Röntgen nicht sichtbaren Absiedelungen lassen sich MR-tomografisch detektieren.

Ewing-Sarkom

Die zweite große Gruppe der primär ossär lokalisierten Tumoren des Kinder- und Jugendalters sind die hochmalignen Ewing-Sarkome. Sie entwickeln sich im Knochenmark. Befallen sind in 70 % die Diaphysen der langen Röhrenknochen und das Becken.

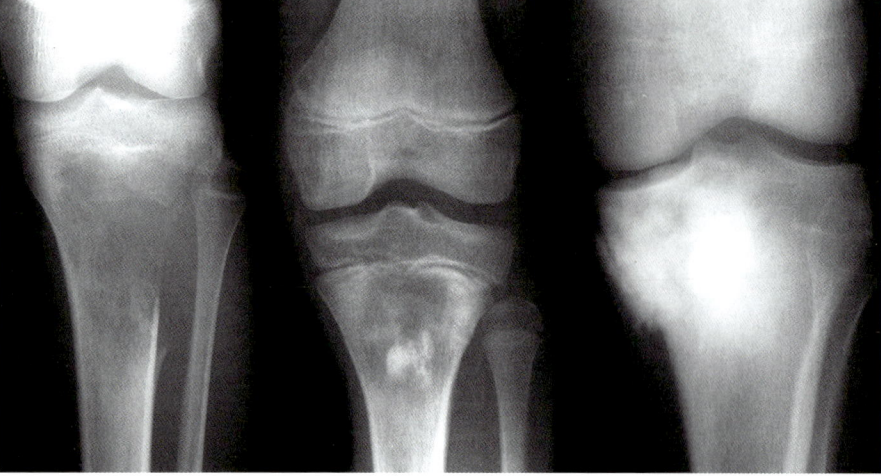

Abb. 33.4: Drei Osteosarkome der proximalen Tibia. Man beachte die unterschiedlichen Wachstumsformen von osteolytisch (links) über gemischt zu sklerotisch. Ebenso sichtbar sind Codman-Dreieck und Spikulae. [E597]

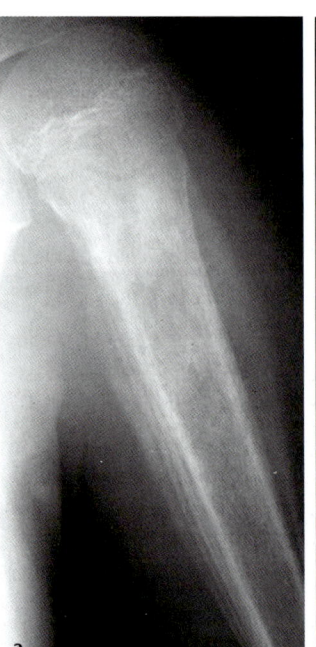 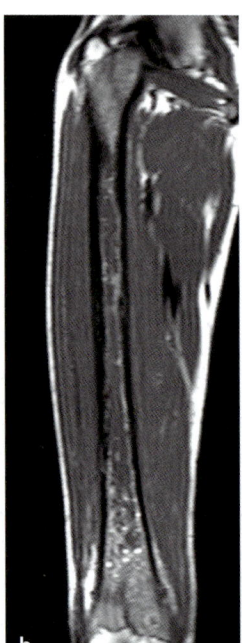 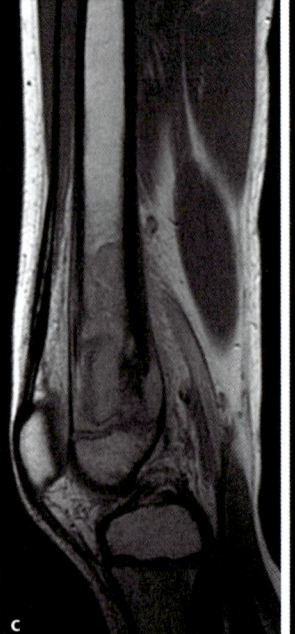 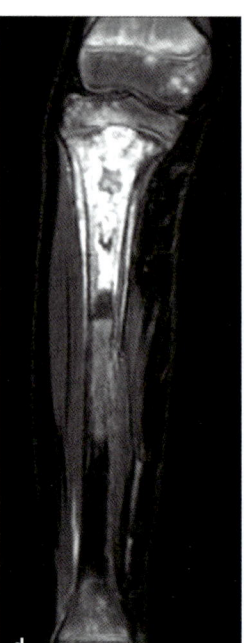 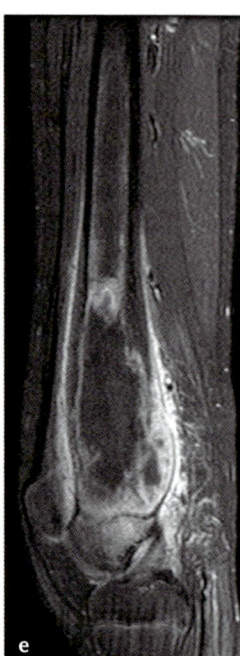

a   b   c   d   e

Abb. 33.5: a) Die seitliche Aufnahme zeigt ein Ewing-Sarkom mit permeativen Destruktionen in Meta- und Diaphyse des Humerus mit den typischen zwiebelschalenartigen Periostveränderungen. [F306]
b)–e) Exemplarische T$_1$-gewichtete MRT-Aufnahmen anderer Patienten, welche die eigentliche Ausdehnung der hyperintensen Tumoren in den Weichteilmantel verdeutlichen. [E640]

Radiologische Diagnostik

Im **Röntgenbild** finden sich Osteolysen mit <mark>mottenfraßartigen und permeativen Destruktionen sowie die klassischen Periostveränderungen</mark> (▶ Abb. 33.1). Um das Ewing-Sarkom von seinen Differenzialdiagnosen wie einer akuten hämatogenen Osteomyelitis unterscheiden zu können, bietet sich die **MRT** an (▶ Abb. 33.5). Sie ermöglicht eine genaue Größenbestimmung und bildet den Tumor T_1-gewichtet hypo- bis intermediär (zu Fettmark), T_2-gewichtet hyperintens (zu Muskulatur) ab.

Chondrosarkom

Dieser aus knorpeligem Gewebe aufgebaute sarkomatöse Tumor befällt vom Knochenmark ausgehend die <mark>Metaphysen</mark> der Extremitäten und <mark>das Stammskelett</mark>. Er kann sich gelenküberschreitend ausdehnen. Das Hauptmanifestationsalter liegt zwischen dem <mark>50. und 70. Lebensjahr</mark>.

Radiologische Diagnostik

Das **Röntgenbild** zeigt vom Markraum ausgehende Destruktionen mit unscharfer Grenze. Häufig sieht man <mark>popcornartige, kommaförmige Verkalkungen</mark> der Tumormasse, enchondralen Ossifikationsherden im Tumorknorpel entsprechend. Ferner kann ein Weichteilanteil vorhanden sein (▶ Abb. 33.6).

Sekundäre Knochentumoren

Skelettmetastasen als sekundäre Knochentumoren sind hämatogene Absiedelungen von Primärtumoren anderer Lokalisation

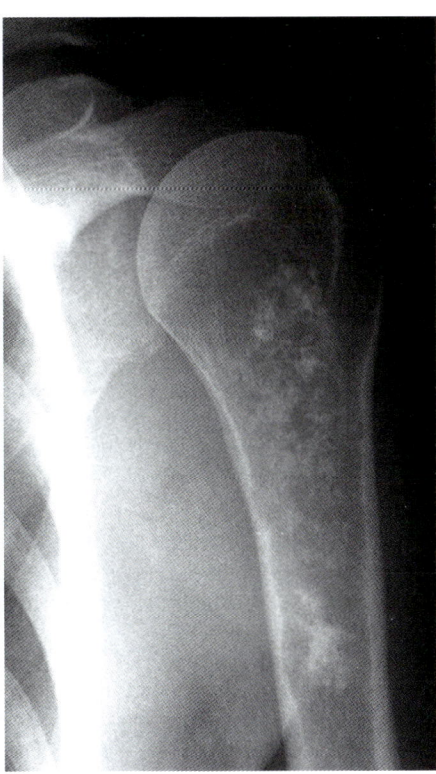

Abb. 33.6: Seitliches Röntgenbild eines proximalen Humerus. Innerhalb der Destruktion im Mark finden sich die für ein Chondrosarkom typischen Verkalkungen. [E393]

(▶ Abb. 33.7). Bevorzugt treten sie an Becken, Wirbelsäule, Rippen und Schultergürtel auf. Es werden osteoplastische Metastasen mit einer vermehrten Sklerosierung und osteoklastische Metastasen mit Osteolysezonen unterschieden. Mischformen kommen ebenso vor. Das typische radiologische Muster wird vom jeweiligen Primärtumor bestimmt (▶ Tab. 33.1).

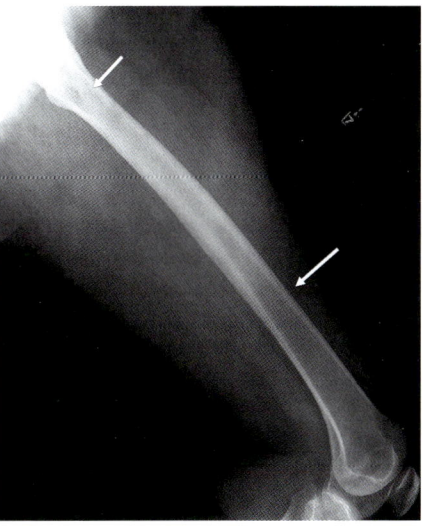

Abb. 33.7: Osteolytische, kortikal liegende Metastase eines Mammakarzinoms im Femur. [E597]

Tab. 33.1: Formen der Skelettmetastasierung, in absteigender Häufigkeit.

Primärtumor	Osteo-plastisch	Osteo-lytisch	Gemischt
Mamma	–	+	+
Prostata	+	–	–
Lunge	+	+	–
Nierenzell	–	+	–
Schilddrüsen	–	+	–
Kolon	+	+	–

> ▶ Wichtigste Kriterien zur Beurteilung von Knochentumoren sind: Röntgenmorphologie, Lokalisation des Tumors, Alter des Patienten.
> ▶ Kennzeichen des **Osteosarkoms**: große, unregelmäßige Aufhellung und/oder osteoplastische Struktur, Periostreaktion, Lokalisation: Metaphyse der langen Röhrenknochen; Hauptmanifestationsalter: 20.–30. Lebensjahr.
> ▶ Kennzeichen des **Ewing-Sarkoms**: Osteolysen mit mottenfraßartigen und permeativen Destruktionen, Periostreaktion, Lokalisation: Diaphyse, häufig des Femurs; Hauptmanifestationsalter: 10.–25. Lebensjahr.
> ▶ Kennzeichen des **Chondrosarkoms**: unscharf begrenzte Destruktionen mit Verkalkungen, Weichteilanteil, Lokalisation: Metaphyse v. a. von Femur, Tibia, Humerus; Hauptmanifestationsalter: 50.–70. Lebensjahr.

ZUSAMMENFASSUNG

Osteomyelitis

Die Osteomyelitis ist eine Infektion von Knochen und Knochenmark. Endogene Osteomyelitiden entstehen durch hämatogene Streuung von pathogenen Erregern und betreffen in der Mehrzahl Kinder und Jugendliche. Bei Erwachsenen ist die Osteomyelitis in der Regel exogen durch direkte Keimverschleppung (posttraumatisch/postoperativ) bedingt. Häufigster Manifestationsort bei hämatogener Streuung ist die Metaphyse der langen Röhrenknochen.

> Häufigster Erreger der Osteomyelitis ist Staphylococcus aureus.

Klinisch wegweisend sind die klassischen Merkmale einer Entzündung wie Schmerzen, lokale Rötung und Überwärmung. Ein späterer Übergang in eine chronische Verlaufsform ist vor allem bei der exogenen Form möglich.

Radiologische Diagnostik

Initial ist das **Röntgenbild** unauffällig. Am 3.–10. Tag nach Beginn der Symptomatik sind eine ödematöse Schwellung sowie eine Verdichtung des umgebenden Weichteilmantels als unspezifische Frühzeichen erkennbar.

> Bei einer akuten Osteomyelitis treten erst nach 2–3 Wochen röntgenologisch nachweisbare Knochenveränderungen auf.

Neben der Weichteilschwellung finden sich singuläre oder multiple osteolytische Läsionen, die als unscharf und irregulär begrenz-

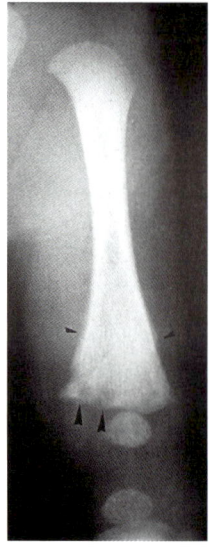

Abb. 34.1: Oberschenkel eines Säuglings mit einer Osteomyelitis 6 Wochen nach Beginn der Beschwerden. Es sind eine metaphysäre Osteolyse (↑) und eine Periostreaktion (→) zu sehen. [M500]

te Aufhellungen imponieren. Die lokale Osteopenie ist Folge der entzündungsinduzierten Hyperämie. Allerdings müssen mindestens 30 % der Knochenmatrix abgebaut sein, bevor der Defekt im Röntgenbild nachzuweisen ist. Nach dem Einbrechen der Entzündung durch die Kortikalis wird eine periostale Knochenapposition (Knochenanbau) sichtbar (▶ Abb. 34.1). Im Spätstadium sieht man die Entwicklung von Sequestern aus abgestorbenem Gewebe, erkennbar an verdichteten Knochenanteilen in destruierten Arealen, sowie die Bildung von Fisteln. Kommt es zur Abstoßung eines größeren Knochenstücks, spricht man von einer „Totenlade".

> Bei Kindern muss differenzialdiagnostisch an maligne Knochentumoren wie das Ewing-Sarkom gedacht werden.

Für eine frühe Diagnose lassen sich sowohl **MRT** als auch **Szintigrafie** einsetzen. Vor allem die MRT kann osteolytische Herde und die Ausdehnung in die angrenzenden Weichteile erfassen. Die **CT** ist hier der MRT unterlegen. In der Skelettszintigrafie zeigt sich eine Mehranreicherung in den betroffenen Arealen. Ebenso lassen sich radioaktiv markierte Leukozyten einsetzen, die sich in den Entzündungsherden einlagern. Die Leukozytenszintigrafie eignet sich zur Differenzierung von osteomyelitischen Prozessen und Tumoren oder Frakturen. Im Kindesalter lassen sich periostale Reaktionen und begleitende Weichteilreaktionen auch gut mittels **Sonografie** nachweisen.

Brodie-Abszess

Der Brodie-Abszess ist eine Sonderform einer chronischen, pyogene Osteomyelitis und tritt bei guter Abwehrlage und wenig virulenten Keimen v. a. im Kindesalter auf. Es bildet sich eine Abszesshöhle mit deutlichem Sklerosesaum (▶ Abb. 34.2).

Spondylitis und Spondylodiszitis

Die Spondylitis ist eine infektiöse oder aseptische Entzündung des Wirbelkörpers. Meist erkrankt ein Bewegungssegment, d. h., eine Bandscheibe mit den angrenzenden Wirbelkörperabschlussplatten ist entzündlich verändert.

Radiologische Diagnostik

Frühsymptom im **Röntgenbild** ist eine Höhenminderung des Zwischenwirbelraums. Bei Fortschreiten der Erkrankung kommt es zu einer Destruktion der angrenzenden

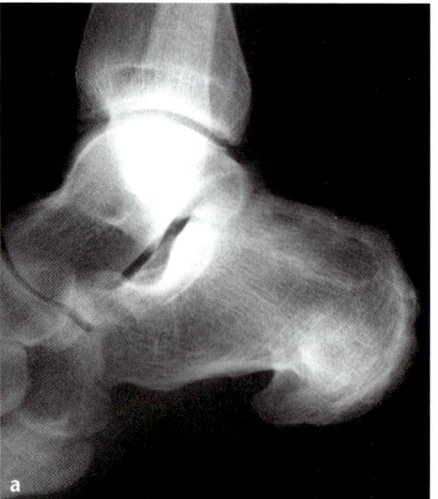
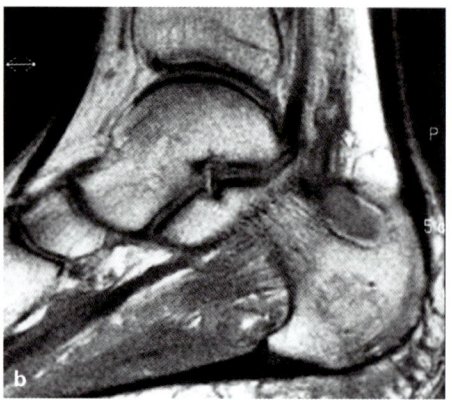

Abb. 34.2: Brodie-Abszess. [E597]
a) Im Röntgenbild fällt ein glatt begrenzter Osteolyseherd mit sklerotischem Randsaum im Calcaneus auf.
b) Die T₁-gewichtete MRT stellt den Abszess als signalarme Struktur mit ringförmig umgebender KM-Anreicherung dar.

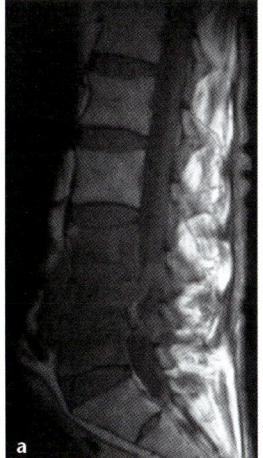
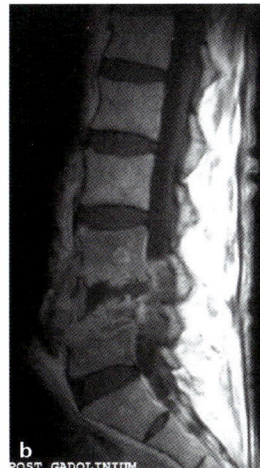
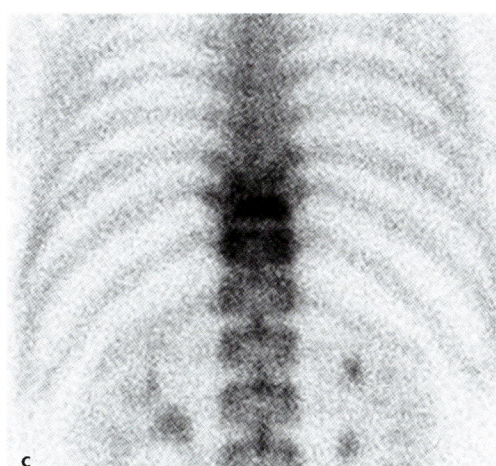
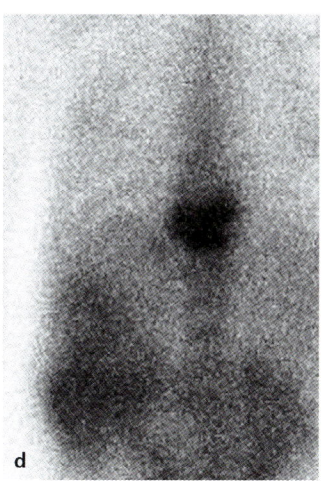

Abb. 34.3: a) Die sagittale T_1-gewichtete MRT zeigt als typische Zeichen einer Spondylodiszitis eine Signalminderung, Verschmälerung des Zwischenwirbelraums in den Segmenten LWK 3/4 und LWK 4/5 sowie unregelmäßige Konturdefekte in den betroffenen Grund- und Deckplatten mit Sklerosierungszonen. [F307]
b) Die gleiche Schicht nach Kontrastmittel zeigt die typischen Zeichen noch deutlicher. [F307]
c), d) Skelettszintigrafie eines anderen Falls (Skelettphase, c/rechts Perfusionsphase, d) Traceranreicherung als Nachweis der Entzündung in der BWS). [F308]

Wirbelkörpergrund- und -deckplatten sowie der Wirbelvorderkante. Im weiteren Verlauf sind als Folge von Reparaturvorgängen reaktive Sklerosierung und die Bildung von Osteophyten zu beobachten. Die progrediente Zerstörung von Wirbelkörpern führt schließlich durch Keilwirbelbildung zum Gibbus. Bevorzugte Lokalisation ist die LWS, dabei ist meist nur ein Wirbelpaar betroffen (► Abb. 34.3).

> Reaktionslose Verschmälerungen des Zwischenwirbelraums sind verdächtig auf eine Spondylitis.

Wie bei der Osteomyelitis lassen sich im Röntgenbild erst nach rund 3 Wochen eindeutige Zeichen nachweisen. Daher sollte der klinische Verdacht auf eine Spondylodiszitis frühzeitig mittels **MRT** (höchste Sensitivität) abgeklärt werden. Hier sind

auch Weichteilabszesse nachweisbar, die sich bei Ausbreitung der Entzündung insbesondere am M. psoas oder im Epiduralraum bilden können.
Der Erregernachweis erfolgt über eine **CT-gesteuerte Punktion** des Herdes. Bei einer tuberkulösen Spondylodiszitis spricht man synonym auch von einer „spezifischen Spondylodiszitis".
Tuberkulöse Spondylitiden manifestieren sich häufig in der BWS und befallen mehrere Segmente.

► Osteomyelitis
  – Methode der Wahl: konventionelle Röntgentechnik, MRT
  – Frühzeichen: Weichteilödem, Osteolyse, Periostreaktion
  – Spätzeichen: Knochensequester, Fistelkanal, Totenlade
► Spondylitis/Spondylodiszitis
  – Methode der Wahl: MRT, Szintigrafie
  – Frühzeichen: Höhenminderung von Wirbel und Zwischenwirbelraum, Destruktion von Grund- und Deckplatten
  – Spätzeichen: fortschreitende Destruktion und Kompression einzelner Wirbelkörper, Blockwirbel, reaktive Sklerosierung, Osteophyten, Gibbus

ZUSAMMENFASSUNG

Lokale Unterbrechungen der intraossären Blutzirkulation führen zur Ausbildung von Knocheninfarkten und Osteonekrosen. Mögliche Ursachen sind:
▶ Traumatische Unterbrechung der Blutversorgung (z. B. Femurkopfnekrose nach Schenkelhalsfraktur und Reißen der versorgenden Arterien oder Nekrose nach Kahnbeinfraktur)
▶ Thrombotische Verschlüsse (z. B. Sichelzellenanämie)
▶ Barotrauma (Caisson-Krankheit der Taucher, entsteht durch Stickstoffblasenembolien bei zu schnellem Auftauchen)
▶ Folge einer Steroidtherapie
▶ Idiopathische Ursache

Knocheninfarkt

Knocheninfarkte als Folge einer zirkulationsbedingten Ischämie treten meist epi- und metaphysär an den langen Röhrenknochen auf. Sie sind in der Regel klinisch stumm und radiologische Zufallsbefunde.

Radiologische Diagnostik

Im **Röntgenbild** stellen sich Knocheninfarkte als zentral im Knochen gelegene fleckförmige Sklerosen dar (▶ Abb. 35.1). Die typischen trauben- oder kettenförmigen Verkalkungsfiguren sind das Korrelat reaktiver Knochenneubildungen. Das charakteristische nativradiologische Bild erübrigt eine weitere bildgebende Diagnostik.

Aseptische Knochennekrosen

Diesen umschriebenen Osteonekrosen liegen regionale Durchblutungsstörungen zugrunde. Überwiegend kommen sie in den Epi- und Apophysen langer Röhrenknochen und den Hand- und Fußwurzelknochen vor

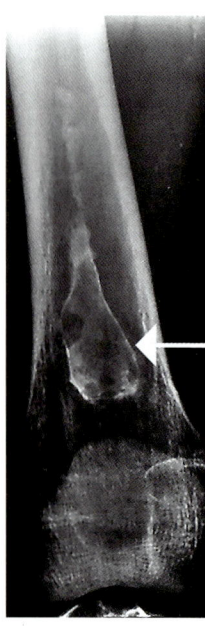

Abb. 35.1: Großer Knocheninfarkt in der distalen Femurmetaphyse: landkartenförmige, zentral gelegene Sklerose. [M507]

Tab. 35.1: Aseptische Knochennekrosen.

Erkrankung	Betroffene Struktur	Typisches Erkrankungsalter
Morbus Perthes (▶ Abb. 35.2)	Hüftkopf	Kindes- und Jugendalter
Morbus Kienböck (Lunatummalazie, ▶ Abb. 35.3)	Os lunatum	Erwachsenenalter
Morbus Köhler I	Os naviculare pedis	Kindes- und Jugendalter
Morbus Köhler II	Metatarsalköpfchen	Kindes- und Jugendalter
Morbus Osgood-Schlatter (▶ Abb. 35.4)	Tuberositas tibiae	Kindes- und Jugendalter
Idiopathische Hüftkopfnekrose	Hüftkopf	Erwachsenenalter

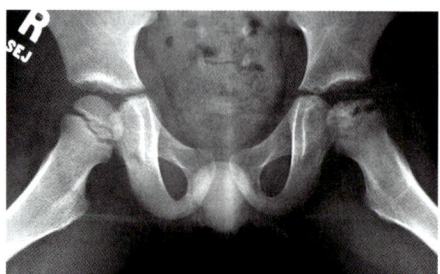

Abb. 35.2: a.-p.-Beckenaufnahme eines Jungen mit einem Morbus Perthes. Die linke Hüfte zeigt das Bild einer Osteonekrose, die Femurepiphyse ist krümelig zerfallen. Man beachte den verbreiterten Gelenkspalt (Subluxation nach lateral). Die rechte Hüfte ist normal. [F309]

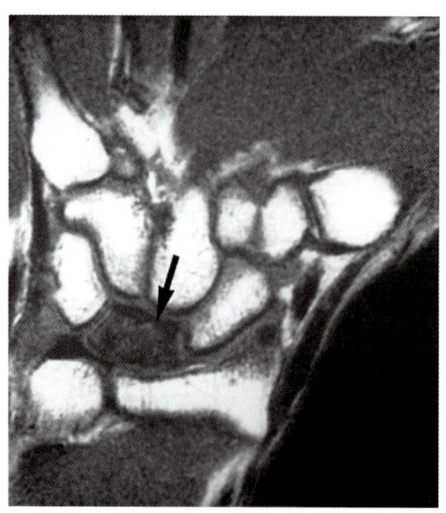

Abb. 35.3: Morbus Kienböck. Im koronaren T$_1$-MRT der linken Handwurzelknochen erscheint das Os lunatum hypointens. [E463]

(▶ Tab. 35.1). Zunächst verursachen aseptische Knochennekrosen unspezifische Symptome, später zunehmend Schmerzen und Bewegungseinschränkungen. Es besteht die Gefahr einer vorzeitigen Arthrose.

Radiologische Diagnostik

▶ In der Frühphase eignet sich vor allem die hoch sensitive MRT zur Diagnose einer Osteonekrose.

Erst später finden sich folgende Kennzeichen der Osteonekrosen im **Röntgenbild:**

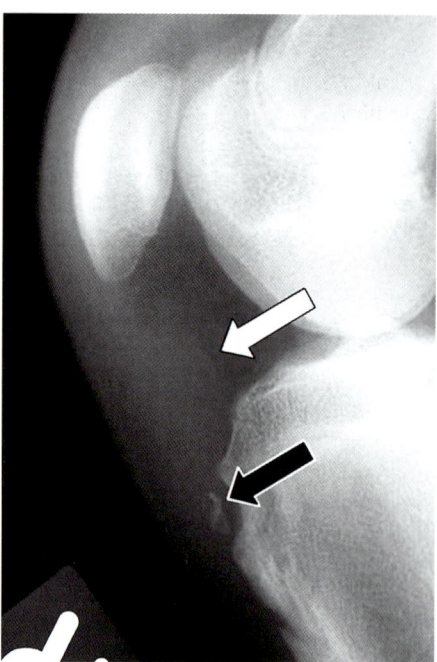

Abb. 35.4: Der Patient zeigte erheblichen Druckschmerz über der Tuberositas tibiae. Die Seitenaufnahme des Kniegelenks bestätigt die Verdachtsdiagnose eines Morbus Osgood-Schlatter: Sie zeigt die charakteristische Fragmentierung der Tuberositas (schwarzer →) sowie begleitend eine Schwellung von Patellasehne und der infrapatellaren Bursa (weißer →). [E597]

▶ Veränderung der Knochendichte: Zunächst kommt es in dem den nekrotischen Bezirk umgebenden Knochen zu einer Osteoporose. Dadurch erscheint der betroffene Abschnitt dichter. Später entwickelt sich durch Kalksalzablagerungen eine echte Sklerose.
▶ Veränderungen von Form und Kontur: Bleibt der Knochen einer mechanischen Belastung ausgesetzt, kommt es zu einer Sinterung der Nekrosezone. Nahe Gelenkflächen flachen ab und brechen später ein. Nach Demarkierung der Nekroseareale ist das Stadium der Fragmentation erreicht.

▶ Nekrotisches Knochengewebe ist röntgenologisch dichter als gesunder Knochen.

In der T_1-gewichteten Sequenz der MRT lassen sich Nekrosebezirke (hypointens) deutlich von vitalem Knochengewebe (hyperintens) differenzieren. Eine fehlende Radionuklidanreicherung kennzeichnet eine Osteonekrose in der **Skelettszintigrafie.**

Osteochondrosis dissecans

Die Osteochondrosis dissecans ist eine Sonderform der aseptischen Knochennekrosen und entspricht einer segmentalen Nekrose einer mit Knorpel überzogenen Gelenkfläche. Meist sind (Mikro-)Traumen ursächlich. Häufige Lokalisationen sind der mediale Femurkondylus am Kniegelenk, die Talusrolle (OSG) und das Capitulum humeri am Ellenbogengelenk. Es erkranken bevorzugt männliche Jugendliche und junge Erwachsene. Symptome sind Schmerzen, Gelenkerguss sowie Bewegungseinschränkungen.

> Löst sich das befallene Segment als Dissekat („Gelenkmaus") in den Gelenkspalt, kann dies zu Einklemmungen mit Gelenkblockierung führen.

Radiologische Diagnostik
Die **MRT** ist Mittel der Wahl bei der frühen Diagnose einer Osteochondrosis dissecans. Sie ermöglicht zudem eine Beurteilung der Vitalität des betroffenen Fragments und der Intaktheit des darüberliegenden Knorpels.
Das **Röntgenbild** ist früh meist negativ. Später markiert sich das nekrotische Gewebe als subchondral gelegenes Knochenfragment („Maus"), das von einem Sklerosesaum umgeben ist („Mausbett"). Die „Gelenkmaus" imponiert als rundliches sklerosiertes Knochenfragment an der Gelenkoberfläche nach Lösung des Fragments (freier Gelenkkörper) (▶ Abb. 35.5).

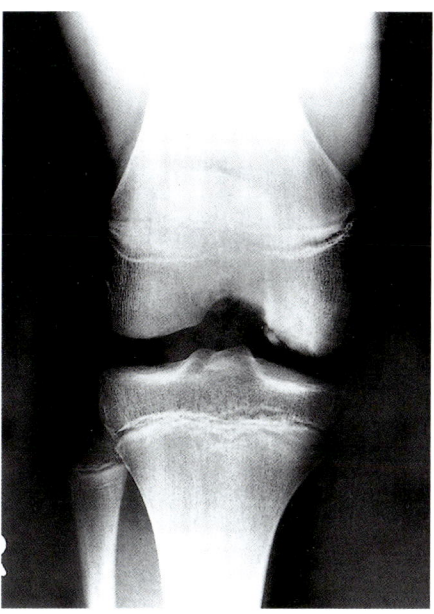

Abb. 35.5: Osteochondrosis dissecans des Kniegelenks. Es findet sich ein kleines sklerotisches Knochenfragment an der Gelenkoberfläche, die „Gelenkmaus". Unmittelbar daneben zeigt sich das „Mausbett" an der medialen Femurkondyle. [T407]

> ▶ Methode der Wahl: MRT zur Frühdiagnose, konventionelles Röntgen.
> ▶ Das Röntgenbild zeigt in der frühen Phase trotz eingetretenen Zelltodes einen Normalbefund. Später sind fleckige Aufhellungen und sklerotische Areale wegweisend.
> ▶ Prädilektionsstellen von **Knocheninfarkten:** Metaphyse der langen Röhrenknochen.
> ▶ Prädilektionsstellen von **Osteonekrosen:** Epi- und Apophyse der langen Röhrenknochen.
> ▶ Häufigste Ursache: hoch dosierte Kortikosteroidtherapie.

ZUSAMMENFASSUNG

Der Oberbegriff „Arthropathien" bezeichnet destruktive Gelenkerkrankungen verschiedenster Ätiologie (▶ Tab. 36.1). Im Folgenden werden stellvertretend drei häufige Arthropathien als Ergebnis von degenerativen, entzündlichen und metabolischen Prozessen vorgestellt.

Diagnostisches Vorgehen

Das primäre bildgebende Verfahren ist das klassische **Röntgenbild.** Nur in der Frühphase ist die **MRT** das Mittel der Wahl zur Darstellung von Knorpelschäden und entzündlichen Veränderungen der periartikulären Weichteile. Die **Knochenszintigrafie** zeigt der vermehrten Durchblutung folgend eine Mehranreicherung und gibt über die Ausbreitung und Aktivität einer begleitenden Entzündung Auskunft. **Sonografisch** ist ein Erguss sowie eine Schwellung der Synovialis und der Synovialzotten nachzuweisen. Zur Verlaufskontrolle wird das Röntgenbild eingesetzt. Grundsätzlich sind klinische Zeichen und Laborparameter entscheidend für die diagnostische Abklärung einer Arthropathie.

Arthrosis deformans

Die Arthrosis deformans ist eine degenerative Gelenkerkrankung – es handelt sich um eine primär nicht entzündliche Erkrankung des Gelenkknorpels. Sie ist Folge eines Missverhältnisses von Belastung und Belastbarkeit des Gelenks. Leit- und Frühsymptom sind bewegungsabhängige Schmerzen.

> Typische Lokalisationen sind Wirbelsäule (Spondylarthrosis deformans), Kniegelenk (Gonarthrose) und Hüftgelenk (Koxarthrose). An der Hand sind bevorzugt die distalen Interphalangealgelenke (Heberden-Arthrose), die proximalen Interphalangealgelenke (Bouchard-Arthrose) und das Karpometakarpalgelenk I (Rhizarthrose) betroffen.

Tab. 36.1: Einteilung der Arthropathien und Auswahl möglicher Ursachen.

Arthropathie	Genese
Arthrose	Primär (idiopathisch, senil), sekundär (z. B. posttraumatisch)
Entzündliche Arthritis	Seropositive Arthritis: rheumatoide Arthritis Seronegative Arthritis: Morbus Bechterew, Psoriasis, Morbus Reiter
Arthritis bei Kollagenosen	Systemischer Lupus erythematodes, Sklerodermie
Metabolische/ endokrine Arthritis	Gicht, Hyperparathyreoidismus
Infektiöse Arthritis	Tuberkulose, septische Arthritis

Radiologische Diagnostik

Röntgenologischer Befund und Klinik korrelieren oft nicht, der Befall ist asymmetrisch. Infolge der Knorpelzerstörung kommt es an Stellen der größten Belastung zu einer exzentrischen Verschmälerung bis hin zum vollständigen Verschwinden des Gelenkspalts. Reaktiv auf die Fehlbelastung entwickeln sich eine subchondrale Sklerose der angrenzenden Gelenkflächen und Osteophyten an den Rändern der Gelenkflächen. Lokale Knochendestruktionen und Blutungen lassen Geröllzysten entstehen, die als sklerotisch begrenzte, glattwandige Aufhellung sichtbar werden (▶ Abb. 36.1). Es resultieren Fehlstellungen und im Endstadium Ankylosen (Gelenkversteifungen).

Rheumatoide Arthritis

Der rheumatoiden Arthritis (RA) liegt eine entzündliche Systemerkrankung zugrunde, die bevorzugt die Synovialmembran der Gelenke befällt. Die daraus folgende Arthritis, Bursitis und Tendovaginitis kann bis zur Gelenkdestruktion führen. Klinisch stehen Schmerzen, Schwellung und Bewegungseinschränkung der betroffenen Gelenke im Vordergrund.

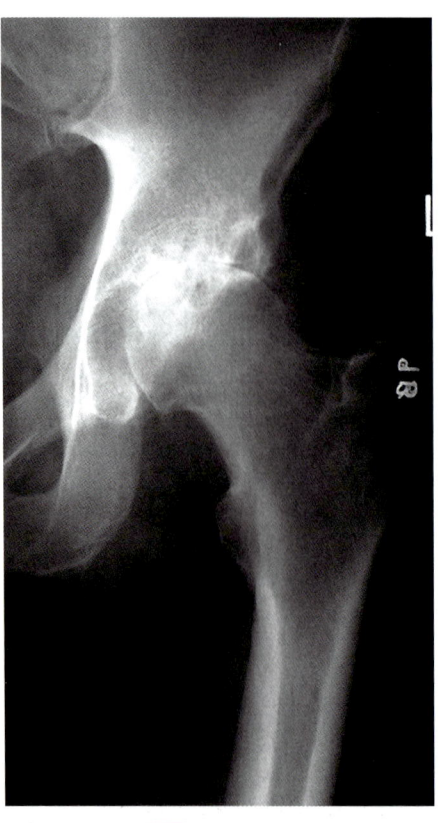

Abb. 36.1: Koxarthrose. Die a.-p.-Aufnahme der Hüfte zeigt die typischen Merkmale: exzentrische Gelenkspaltverschmälerung, subchondrale Sklerose, Geröllzysten und Osteophyten. [F310]

> Typisches Muster der RA ist der symmetrische Befall von kleinen Gelenken der Hand (Fingergrund- und proximale Interphalangealgelenke) und zentripetales Fortschreiten der Erkrankung. Später sind vermehrt große Gelenke und die HWS befallen.

Radiologische Diagnostik

Unspezifischer Befund der RA im **Röntgenbild** ist eine periartikuläre Weichteilschwellung. Außerdem findet sich als sog. arthritisches Kollateralphänomen eine gelenknahe Osteoporose. Die subchondrale Grenzlamelle (Knorpel-Knochen-Grenze) schwindet. Durch den Verlust an Knorpelmatrix zeigt sich im Gegensatz zur Arthrose eine konzentrische Verschmälerung des Gelenkspalts und keine oder nur geringe subchondrale Sklerose. Ein oberflächlicher, halbrunder Defekt des Knochens in Gelenknähe wird als Erosion bezeichnet, aus dem sich schließlich ein tieferer Defekt (Usur) entwickelt. Als spezifisches Merkmal entsteht Pannus (entzündlich reaktives Granulationsgewebe der Synovia), das zur Zerstörung der Gelenkstrukturen führt. Die fortschreitende Destruktion von Gelenk und anliegenden Strukturen mündet in Mutilationen (Verstümmelungen) und durch (Sub-)Luxationen in ausgeprägten Fehlstellungen. Klassisch für die RA sind die Ulnardeviation der Finger sowie Knopfloch- und Schwanenhalsdeformierung. Durch den chronischen, schubweisen Verlauf findet sich ein Nebeneinander der verschiedenen radiologischen Zeichen in unterschiedlicher Ausprägung (▶ Abb. 36.2).

Arthritis urica

Die Arthritis urica, bekannt als Gicht, ist eine Arthropathie metabolischer Genese. Ursache sind eine erhöhte Harnsäurekonzentration und Ablagerungen von Uratkristallen im Gewebe. Das Ausfallen von Uratkristallen aus der Synovialflüssigkeit – typischer Auslösefaktor sind Ess- und Trinkexzesse – verursacht eine Synovitis. Folge ist ein akuter Gichtanfall mit dem Bild einer äußerst schmerzhaften Monoarthritis.

> Prädilektionsstellen sind die Gelenke der unteren Extremitäten, insbesondere das Großzehengrundgelenk (Podagra). Seltener sind Sprung-, Knie- und Hand- sowie Ellbogengelenk betroffen.

Radiologische Diagnostik

Die Gichtarthropathie ist **röntgenologisch** in der Regel erst bei chronischem Verlauf der Gicht erkennbar.

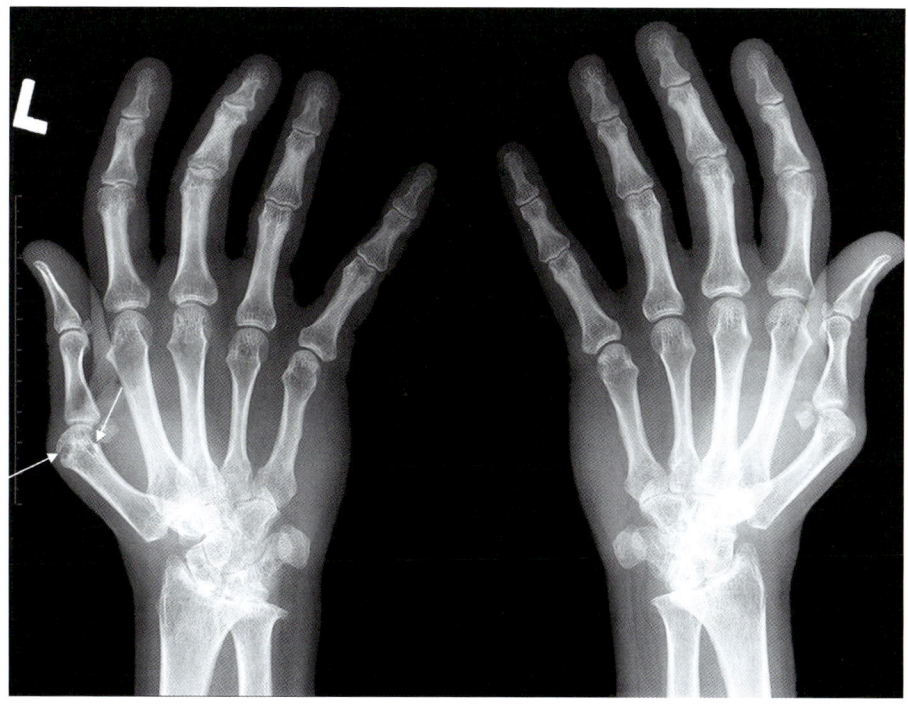

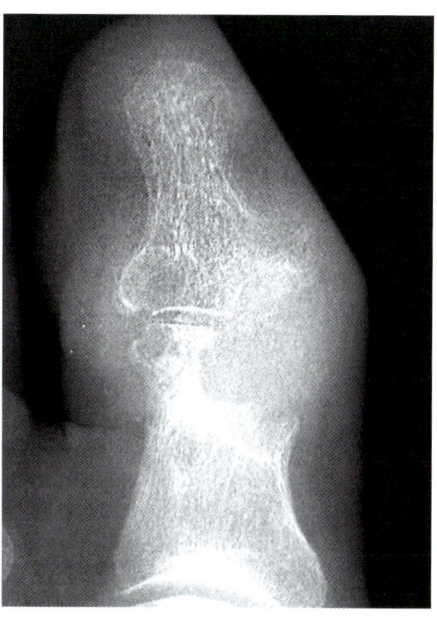

Abb. 36.3: Die d.-p.-Aufnahme des Fußes zeigt eine Arthritis urica mit klassischem Befall des Großzehengrundgelenks. Im Os metatarsale I findet sich ein großer, ausgestanzter Lochdefekt, jenseits des Gelenkspalts eine kleine Erosion. Die Weichteilmasse medial des Gelenks stellt einen Gichttophus dar. [F311]

Abb. 36.2: Aufnahme beider Hände in schräger Projektion einer Patientin mit RA. Es finden sich Erosionen am Kopf des ersten Os metacarpale li. (→) sowie Subluxationen der Daumengrundgelenke bds. Die Gelenkspalten der Mittelhandknochen sind z. T. nicht mehr einsehbar, auch das proximale Handgelenk steht eng. Man beachte die juxtaartikuläre Osteoporose. [E597]

Durch die Entzündungsreaktion kommt es auch hier zu einer Weichteilschwellung. Die Uratablagerungen werden Gichttophi genannt. Sie geben primär im Röntgenbild keinen Schatten. Erst nach Verkalkung werden sie direkt sichtbar und können sich auch in den Weichteilen finden. Gichttophi im Knochen verursachen epiphysär tiefe, ausgestanzte Defekte (Usuren) und zerstören Knorpel-Knochen-Grenzlamelle sowie Gelenkfläche. Ebenso können metaphysäre Osteolysen auftreten. Weitere Merkmale sind Gelenkspaltverschmälerung, subchondrale Entkalkung sowie Periostverkalkung (Gichtstachel) (▶ Abb. 36.3).

▶ Methode der Wahl bei Arthropathien: konventionelle Röntgentechnik, MRT, Szintigrafie.
▶ **Arthrosis deformans:** asymmetrische Gelenkspaltverschmälerung, subchondrale Sklerose, Osteophytenbildung, Geröllzysten.
▶ **Rheumatoide Arthritis:** symmetrische Gelenkverschmälerung, gelenknahe Osteoporose, Erosionen/Usuren, Fehlstellungen (Ulnardeviation, Schwanenhals- und Knopflochdeformierung).
▶ **Arthritis urica:** meta- und epiphysäre Erosionen, Gichttophi in Weichteilen.

ZUSAMMENFASSUNG

Wirbelanomalien

▶ **Spondylolyse:** angeborene oder erworbene Spaltbildung in der Interartikularportion des Wirbelbogens. Röntgenologisch findet sich eine Aufhellungslinie in der Schrägaufnahme (▶ Abb. 37.1).

▶ **Spondylolisthesis:** beidseitige Spondylolyse mit Verschiebung der Wirbelkörper gegeneinander nach ventral oder dorsal (Wirbelgleiten, ▶ Abb. 37.2).

▶ **Pseudospondylolisthesis:** beim älteren Menschen auftretendes Wirbelgleiten ohne Spondylolyse. Sie entsteht auf dem Boden einer degenerativen Gefügelockerung.

▶ **Blockwirbel:** (▶ Abb. 37.3).

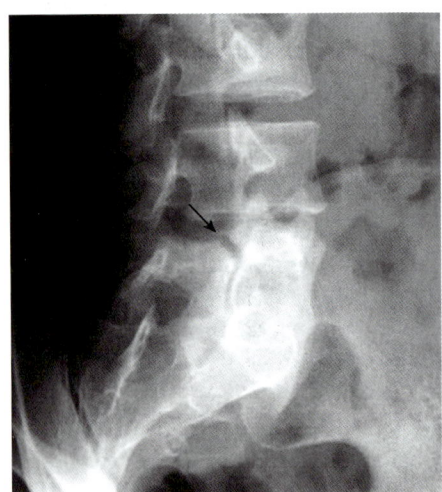

Abb. 37.1: Schrägaufnahmen der Wirbelsäule (normalerweise in 45°-Rotation) erlauben eine Beurteilung von Bogenwurzel, Foramina intervertebralis und Wirbelgelenke. Die Spondylolyse an L5 stellt sich als Aufhellungszone dar (Hundefigur mit Halsband →). [E513]

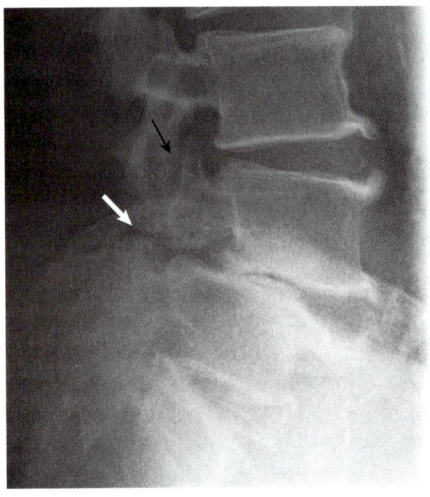

Abb. 37.2: Es zeigt sich eine ausgeprägte Spondylolisthesis von L4 gegen L5 um rund die Hälfte des Wirbeldurchmessers. Es zeigen sich weiter Spondylophyten an allen Segmenten und degenerative, arthrotische Zeichen an den Facettengelenken (schwarzer →). [E513]

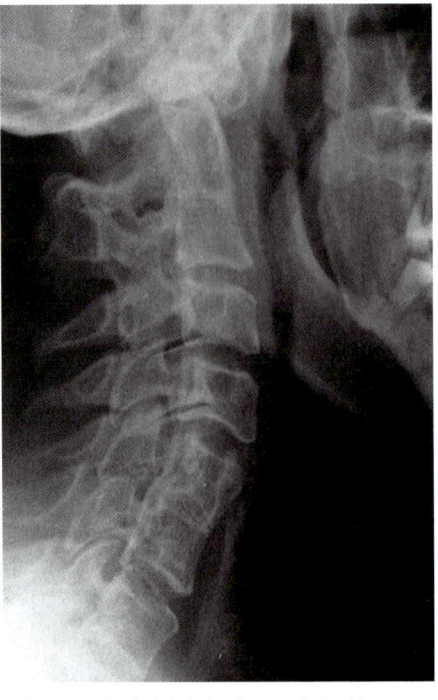

Abb. 37.3: Blockwirbel sind kongenitale oder erworbene Verschmelzungen von zwei oder mehr Wirbelkörpern. Hier stellen sich die häufigen Varianten dar: Fusion von Os occipitale – C1, C2–3 und C6–7. [E393]

Skoliose

Die Skoliose wird als eine Krümmung der WS in der Frontalebene definiert. Sie tritt meist idiopathisch auf, seltener ist sie die Folge von Wirbelfehlbildungen, Lähmungen der Rückenmuskulatur oder Traumen. Man unterscheidet Skoliosen nach ihrer Lokalisation (thorakal, lumbal, thorakolumbal) und ihrer Biegungsrichtung (rechts-/linkskonvex). Klinisch sind auf der Konvexseite der Skoliose ein Schulterhochstand und beim Rumpfbeugen ein Rippenbuckel zu beobachten.

Die Skoliose wird auf einer Wirbelsäulenganzaufnahme im Stehen beurteilt, das Krümmungsausmaß als Cobb-Winkel beschrieben (▶ Abb. 37.4). Ein Beinlängenunterschied muss beim Anfertigen der Aufnahme ausgeglichen werden.

Morbus Bechterew

Der Morbus Bechterew, auch „Spondylitis ankylosans" genannt, entsteht auf dem Boden einer chronischen Entzündung des Achsenskeletts unklarer Genese. Leitsymptom sind nächtlich auftretende Schmerzen und Morgensteifigkeit in der Lumbosakralregion.

Radiologische Diagnostik

Im **Röntgenbild** finden sich erste Veränderungen am Iliosakralgelenk. Das Bild der Sakroiliitis ist von einem Nebeneinander gelenknaher Lysen mit Pseudoerweiterung

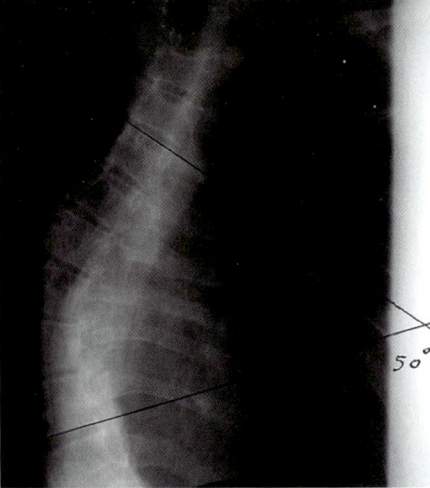

Abb. 37.4: Rechtskonvexe Lumbalskoliose. Die sog. Neutralwirbel bilden die Endpunkte der Biegung nach kranial und kaudal. Die Parallelen zu den Abschlussplatten der Neutralwirbel schließen den Cobb-Winkel ein und beschreiben so das Ausmaß der skoliotischen Krümmung. [E597]

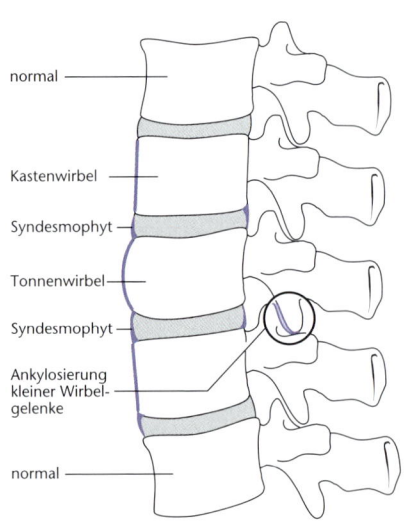

Abb. 37.5: Typische Wirbelsäulenveränderungen bei Morbus Bechterew. [L141]

der Iliosakralfuge, Sklerosen und Ankylosierungen geprägt (sog. buntes Bild). Der Befall der Wirbelsäule beginnt meist im thorakolumbalen Übergang und breitet sich von dort aus (▶ Abb. 37.5). Entzündungszeichen an der Wirbelsäule sind:

▶ **Romanus-Läsionen:** entzündlich bedingte Sklerosierung der Wirbelkörpervorderkante („glänzende Ecke").

▶ **Andersson-Läsionen:** entzündlicher Typ = Destruktionen der Wirbelkörpergrund- und -deckplatten durch Spondylodiszitis; nicht entzündlicher Typ = Pseudarthrosen im Wirbelkörper nach Ermüdungsfrakturen der durch die Ankylosierung fehlbelasteten Wirbelsäule.

▶ Knochenappositionen und entzündliche Destruktionen an der Vorderkante geben den Wirbeln zunächst eine Rechteckform

(„Kastenwirbel"), später wölben sie sich konvex nach ventral („Tonnenwirbel").

Zur Früherkennung eines Morbus Bechterew ist die **MRT** das Mittel der Wahl.

> Syndesmophyten entsprechen einer Ossifikation des Anulus fibrosus und verlaufen in Richtung der WS-Längsachse. Sie sind typisches Merkmal des Morbus Bechterew.

Im Endstadium bilden Syndesmophyten Intervertebralspangen aus. Es tritt eine vollständige Versteifung in Form einer „Bambusstabwirbelsäule" ein (▶ Abb. 37.6). Auch die kleinen Wirbelgelenke zeigen degenerative Veränderungen. Sehr spät kommt es zur Ankylose der Facettengelenke.

Degenerative WS-Erkrankungen

Degenerative Veränderungen der Bandscheiben sind eine häufige Erkrankung von älteren Patienten. Ursache sind ein verminderter Flüssigkeitsgehalt des zentralen, gallerthaltigen Nucleus pulposus und ein Einreißen des faserigen Anulus fibrosus.

Radiologische Diagnostik

Die meisten degenerativen Veränderungen an der WS lassen sich hinreichend im **Röntgenbild** erfassen. Je nach Präsentation werden unterschieden:

▶ **Chondrosis intervertebralis:** Die Diskusdegeneration ist an einer Höhenabnahme der Zwischenwirbelräume erkennbar. Es kommt zu keiner knöchernen Reaktion. Tritt über Spalten im Anulus fibrosus Stickstoff in die Bandscheibe ein, wird es als umschriebene Aufhellungszone im Intervertebralraum nachweisbar (Vakuumphänomen).

▶ **Osteochondrosis intervertebralis:** Diskusdegeneration mit Verschmälerung der Zwischenwirbelräume und reaktiver band-

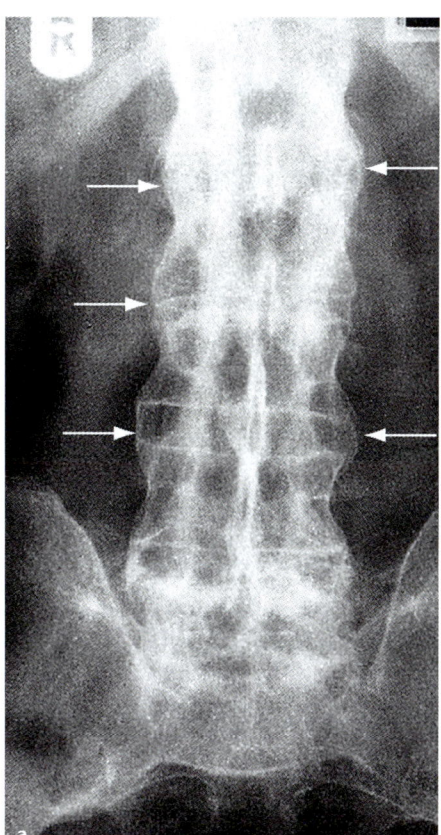
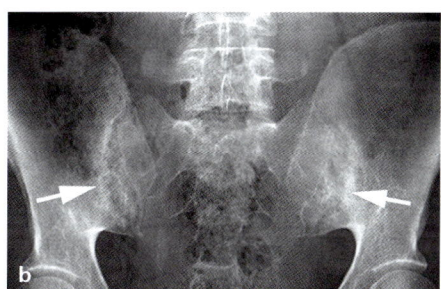

Abb. 37.6: Morbus Bechterew.
a) Die Aufnahme der LWS zeigt ausgeprägte, ankylosierende Syndesmophyten (→), die das Erscheinungsbild einer Bambusstabwirbelsäule ergeben. [E536]
b) Auf dem Röntgenbild der Iliosakralgelenke findet sich das „bunte Bild" von gelenknahen Lysen (→), Sklerosen und Ankylosierungen (Pfeil nach links). [E642]

förmiger Sklerose der Grund- und Deckplatten mit oder ohne Spondylophyten, die sich als Reaktion auf vermehrte Scherkäfte bilden.

> Spondylophyten sind derbe, osteophytäre Ausziehungen der Wirbelkörpergrund- und -deckplatten. Zunächst wachsen sie nach lateral, dann bogenförmig nach kranial bzw. kaudal in Richtung der benachbarten Wirbelplatte.

Spondylosis deformans: Ausbildung von Spondylophyten (osteophytäre Auswüchse an den Wirbeldeckflächen) ohne Verschmälerung des Bandscheibenfachs (▶ Abb. 37.2).

> Zu den Differenzialdiagnosen einer reaktionslosen Diskushöhenminderung gehören Blockwirbel, Traumen, entzündliche Prozesse sowie Tumoren.

Bandscheibenvorfall

Diskushernien sind eine Verlagerung von Bandscheibengewebe nach dorsal mit Einengung von Spinalkanal, der lateralen Rezessus oder der Neuroforamina. Zugrunde liegen meist degenerative Prozesse oder Traumen. Es wird zwischen folgenden Formen mit zunehmendem Schweregrad differenziert:

▶ **Protrusion:** Der Anulus fibrosus wölbt sich nach dorsal vor, ist dabei noch intakt.
▶ **Prolaps:** Der Anulus fibrosus ist zerrissen, es tritt Bandscheibengewebe nach dorsal aus.
▶ **Sequester:** kompletter Austritt von Bandscheibengewebe aus dem zerrissenen Anulus fibrosus. Das Gewebe bildet einen Sequester – es hat also den Kontakt zur ursprünglichen Bandscheibe verloren.

Prädilektionsstellen sind die lordoti-
schen Abschnitte der Wirbelsäule, also
HWS und LWS, dabei jeweils die unteren Bewegungssegmente. Ein Bandscheibenprolaps an der BWS ist selten.

Je nach Prolapsrichtung wird unterschieden:

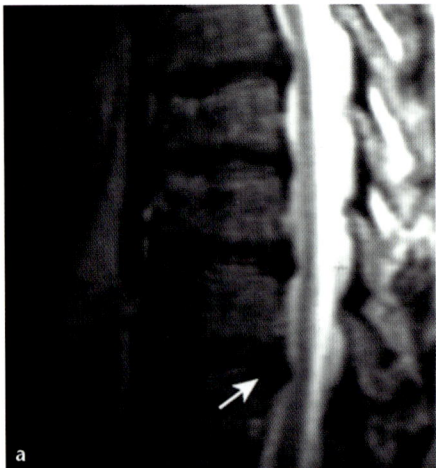

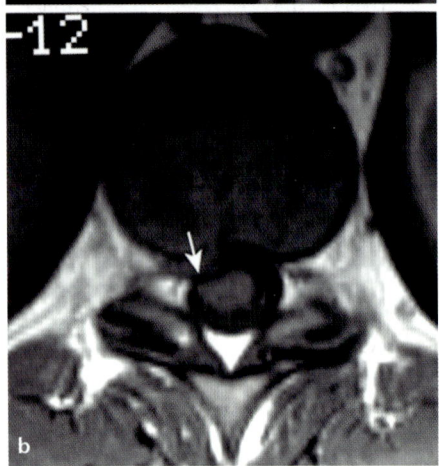

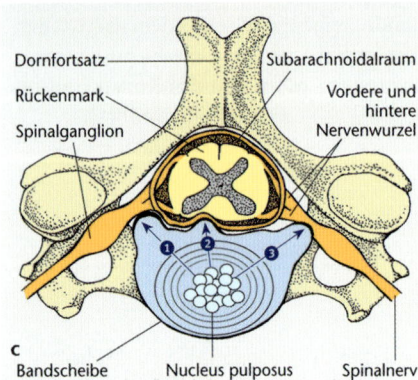

Abb. 37.7: Bandscheibenvorfall.
a) Der saggitale T₂-gewichtete MRT-Schnitt zeigt einen Bandscheibenprolaps, der bis an die Spinal-
nerven heranreicht. [E467]
b) Im transversalen T₁-gewichteten MRT zeigt sich
ein mediolateraler Bandscheibenprolaps rechts.
Die Hernie reicht in den Spinalkanal und komprimiert die periphere Nervenwurzel. [E467]
c) Schematische Zeichnung der Prolapsrichtungen
nach mediolateral (1), medial (2) und lateral (3). [L190]

▶ **Lateraler Prolaps:** Das vorgefallene
Bandscheibengewebe kann den Spinalnerv
komprimieren.
▶ **Mediolateraler Prolaps:** Kompression
von Spinalnerv und Myelon/Cauda equina
ist möglich (häufigste Form, ▶ Abb. 37.7).
▶ **Medialer Prolaps:** mögliche Kompression von Myelon/Cauda equina

Klinisch bestehen zunächst Schmerzen, abhängig von der Höhe des Vorfalls Lumbal-
gie (LWS) oder Nackenschmerzen (HWS).
Außerdem kann es zu sensiblen und moto-
rischen Ausfallsymptomen kommen.

> Notfallindikation zur sofortigen Inter-
> vention ist eine Reithosenanästhesie
> mit neu aufgetretener Stuhl- und
> Harninkontinenz. Dies sind Symptome
> einer Cauda-equina-Kompression.

Radiologische Diagnostik
Zur Diagnose eines Bandscheibenvorfalls
werden **CT** und **MRT** verwendet. Stan-
dardmethode ist, der größeren Verfügbarkeit und Schnelligkeit geschuldet, die CT.
Überlegen ist jedoch die MRT. Gemäß der
Höhenlokalisation werden die Bandschei-
benfächer mit dünner Kollimation untersucht. Vorgefallenes Bandscheibengewebe
stellt sich als Struktur mittlerer Dichte
(> 50 HE) dar und lässt sich gut von den
umgebenden Strukturen differenzieren.
Myelonschäden lassen sich im CT nicht
darstellen, hierzu sind besonders T₂-gewichtete MRT-Sequenzen geeignet
(▶ Abb. 37.8).

Myelografie
Bei der **Myelografie** wird wasserlösliches
Kontrastmittel intrathekal appliziert und
Röntgenaufnahmen in verschiedenen Ebe-

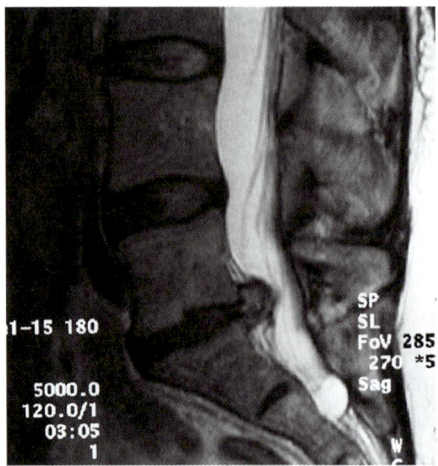

Abb. 37.8: Das sagittale T₂-gewichtete MRT-Bild
zeigt einen nach dorsal reichenden Bandscheibenvorfall auf Höhe L5/S1. [E597]

nen angefertigt. Disloziertes Bandscheiben-
material imponiert als konvexe KM-Aussparung (▶ Abb. 37.8). Die MRT hat die
Myelografie weitgehend verdrängt.
Auch wenn sich das konventionelle **Röntgenbild** zur Darstellung eines Bandscheibenvorfalls nicht eignet, ist es für die Basisdiagnostik zum Ausschluss u. a. degenerati-
ver Knochenveränderungen, Fehlstellungen
und Tumoren unverzichtbar. Auf Funktionsaufnahmen in Ante- und Retroversion
können Instabilitäten der Wirbelsäule nachgewiesen werden, wie es in der Schnittbilddiagnostik nicht möglich ist.

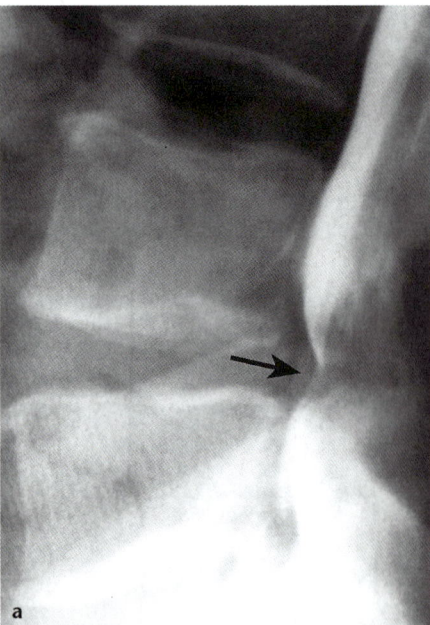

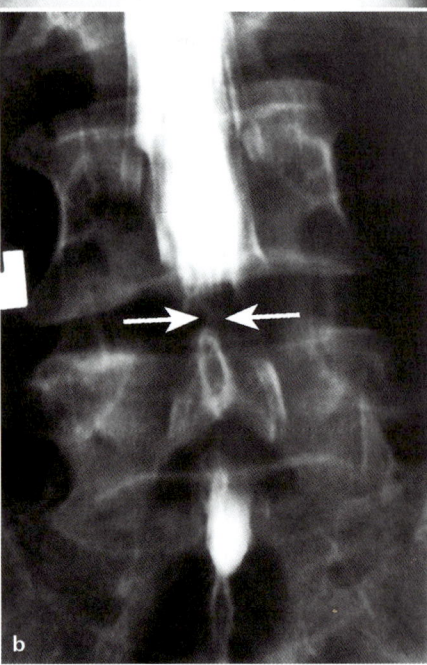

Abb. 37.9: Bandscheibenvorfall auf typischer Höhe
(L4/L5). [E467]
a) In der Myelografie stellt im Seitbild ein dreiecks-
förmiger Füllungsdefekt des Spinalkanals dar.
b) Im a.-p.-Bild bricht die KM-Säule ab.

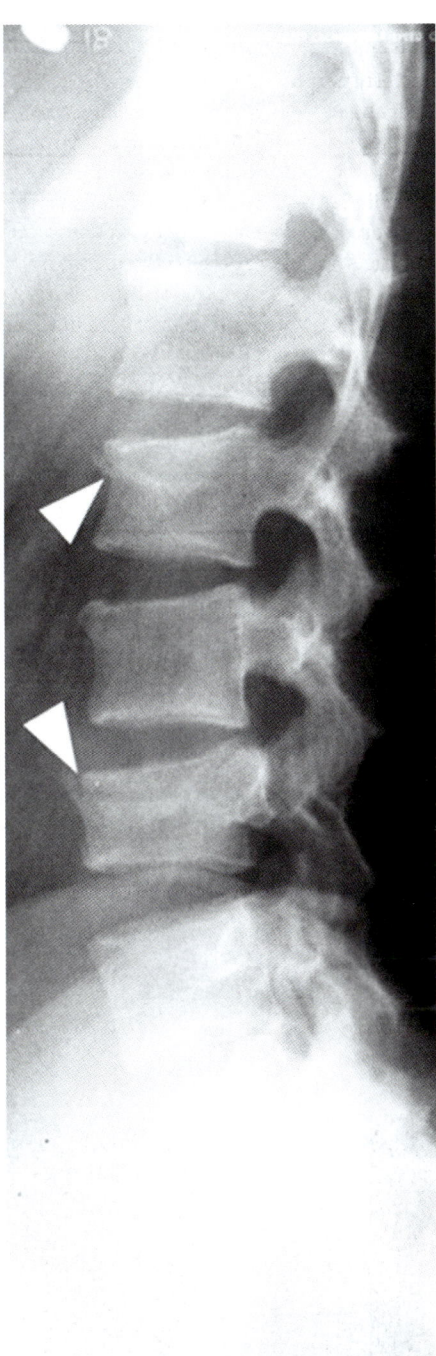

Abb. 37.10: Die seitliche Aufnahme der LWS zeigt eine Kompressionsfraktur an LWK 2 und LWK4. Die höhengeminderten Wirbel laufen leicht konisch nach ventral zu (ventral betonte Kompression der Deckplatte). Hinterkante und Wirbelbogen erscheinen intakt. [E477]

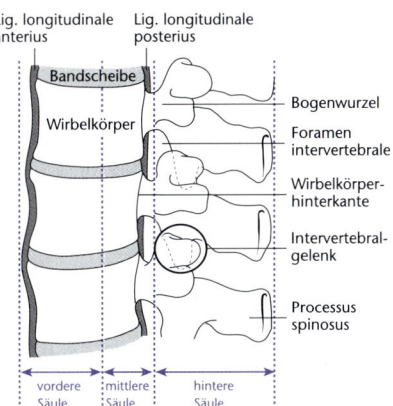

Abb. 37.11: Drei-Säulen-Modell nach Denis und McAfee. Die WS wird in drei Säulen eingeteilt, je nach Ausmaß der Verletzung sind eine oder mehr Säulen betroffen. Vordere Säule: vorderes Längsband, ventraler Anteil von Wirbelkörper und Bandscheibe. Mittlere Säule: dorsaler Anteil von Wirbelkörper und Bandscheibe, hinteres Längsband. Hintere Säule: Wirbelbogen, Intervertebralgelenke, hinterer Bandapparat. [L141]

Frakturen der Wirbelsäule

Für die Beurteilung einer Wirbelfraktur (▶ Abb. 37.10) ist der Grad der Instabilität und damit die Möglichkeit einer Schädigung des Rückenmarks maßgebend. Dazu dient das Drei-Säulen-Modell nach Denis und McAfee (▶ Abb. 37.11).

> Frakturen, die nur eine Säule betreffen, gelten als stabil. Ab zwei betroffenen Säulen gilt die Fraktur als instabil. Dies ist aber ein relativ ungenaues Kriterium, z. T. wird auch die Hinterkantenbeteiligung als alleiniges Instabilitätskriterium verwendet.

Die zwei häufigsten Frakturtypen sind:

▶ **Kompressionsfraktur:** Typisches Trauma ist eine Flexion nach vorne oder lateral. Es kommt zu einer keilförmigen Abnahme der Wirbelkörperhöhe und einer Verbreiterung des Quer- und Tiefendurchmessers.

▶ **Impressionsfrakturen:** Der Wirbel wird durch eine axiale Kompression zerstört. Es resultieren scharf begrenzte Defekte an den Wirbelplatten. Frakturspalten können fehlen, es finden sich Verdichtungslinien als Folge einer Stauchung.

An der HWS gibt es verschiedene Fraktursonderformen. Stellvertretend findet sich das Bild einer Densfraktur auf ▶ Abbildung 31.7.

Radiologische Diagnostik

Bei der Diagnostik von Wirbelfrakturen wird die **Röntgenübersichtsaufnahme** in zwei Ebenen zunehmend von der **Mehrzeilen-CT** verdrängt, die eine rasche, qualitativ hochwertige Bildgebung ermöglicht. Zur Darstellung von begleitenden Verletzungen des Myelons und intra- wie extramedullären Blutungen ist die **MRT** das Mittel der Wahl.

> ▶ Die konventionelle Röntgenaufnahme in zwei Ebenen dient der Basisdiagnostik bei WS-Erkrankungen. Je nach Fragestellung müssen besondere Techniken angewandt werden wie Schrägaufnahmen zur Abbildung der Foramina intervertebralia.
> ▶ Die CT ist zur Frakturdiagnostik und der Tumorsuche an der WS indiziert.
> ▶ Die Beurteilung von nichtknöchernen Strukturen wie Myelon oder Bandscheibe ist Domäne der MRT.

ZUSAMMENFASSUNG

Rund zwei Drittel der intrakraniellen Tumoren sind primäre Neoplasien von Gehirn, Hypophyse, Rückenmark oder Hirnhäuten. Etwa ein Drittel entspricht sekundären Neoplasien (Metastasen). Die Tumordignität wird nach der WHO histologisch in vier Grade eingeteilt (▶ Tab. 38.1).

> Hinweise in der Bildgebung auf ein malignes Wachstumsverhalten sind perifokales Ödem, Störung der Blut-Hirn-Schranke und Nekrosen.

Weitere Unterscheidungskriterien sind:
▶ **Lokalisation:** innerhalb oder außerhalb des Hirnparenchyms (intra- oder extraaxial)
▶ **Histogenese:** neuroepithelial, mesodermal und ektodermal

Bei Tumoren des Hirnparenchyms stehen klinisch häufig Krampfanfälle im Vordergrund, während extraaxiale Hirntumore eher Schmerzen verursachen. Betroffene Patienten können jedoch je nach Lokalisation des Tumors unter vielfältigen Formen neurologischer und psychomotorischer Pathologien leiden.

Bildgebende Verfahren

MRT

> Die MRT ist dank des guten Weichteilkontrasts das überlegene Verfahren in der bildgebenden intrakraniellen und spinalen Tumordiagnostik. Lokalisation und Ausdehnung lassen sich exakt darstellen, die MRT detektiert auch sehr kleine Tumoren.

Die MRT kommt bei Diagnosestellung, zu Verlaufskontrollen und postoperativ zum Einsatz. Die Standardbildgebung sollte den Tumor vollständig in den drei Raumebenen darstellen.
Meist wird die T_2-Gewichtung ergänzt durch eine **FLAIR-Sequenz** (Fluid Attenuated Inversion Recovery). Es handelt sich um ein

Tab. 38.1: WHO-Klassifikation intrakranieller Tumoren nach Dignität.

Grad I	Benignes Wachstumsverhalten, Heilung nach kompletter Entfernung
Grad II	Semibenigner Tumor, postoperative Überlebenszeit 3–5 Jahre
Grad III	Semimaligner Tumor, postoperative Überlebenszeit meist 2–3 Jahre
Grad IV	Maligner Tumor, postoperative Überlebenszeit meist 6–15 Monate

Spin-Echo mit vorgeschaltetem 180°-Puls und langer Inversionszeit. Damit wird das Flüssigkeitssignal größtenteils unterdrückt, was eine bessere Abgrenzung des Tumors vom Liquor möglich macht. Es besteht jedoch der Nachteil stärkerer Flussartefakte. Mittels **MR-Spektroskopie** kann durch Quantifizierung gewebetypischer Stoffwechselprodukte z. B. zwischen Narbe und Tumorrezidiv unterschieden werden oder Hinweise auf den Malignitätsgrad eines Tumors gewonnen werden. Eine **spinale MRT** zur Frage einer Meningeose ist bei kranialen Raumforderungen, die häufig in den Spinalkanal streuen (z. B. Medulloblastome), erforderlich.

CT

Die **kraniale CT (CCT)** sollte nur bei Kontraindikationen für die MRT, im Notfall oder bei instabilem oder unkooperativem Patienten durchgeführt werden. Eine ergänzende native CCT zur Darstellung von Verkalkungen (z. B. Kraniopharyngeom) kann sinnvoll sein.
Da die Augenlinse sehr strahlensensibel ist, wird durch eine Abdeckung aus strahlenundurchlässigen Materialien eine Dosisreduktion bis zu 45 % erreicht. Im Orbitabereich können Artefakte entstehen, das relativ strahlenunsensible Gehirn ist jedoch weiterhin gut beurteilbar.

SPECT/PET

Nuklearmedizinische Schnittbildverfahren werden zur Klärung des Dignitätsgrades eines Tumors verwendet. Insbesondere können metabolisch aktive Tumoranteile nachgewiesen werden. Auch eine Differenzierung zwischen Rezidiven und postoperativen Veränderungen wie Narben ist möglich.

Zeichen einer Raumforderung

Neben dem direkten bildmorphologischen Nachweis eines Tumors lassen sich durch den begrenzten Raum innerhalb des Schädels auch Zeichen der Hirnkompression darstellen. Sie sind allerdings nicht tumorspezifisch und treten auch posttraumatisch, bei intrazerebralen Blutungen und Infarkten, Infektionen sowie Entzündungen auf.

> Die mitunter letalen Komplikationen einer intrakraniellen Drucksteigerung sind obere Einklemmung (mediale Temporallappenanteile werden in den Tentoriumschlitz gepresst) und untere Einklemmung (Kompression der Medulla oblongata).

▶ **Hirnödem:** Ein vasogenes (Störung der Blut-Hirn-Schranke) oder zytotoxisches (Zelluntergang) Hirnödem hat wesentlichen Anteil an einer intrakraniellen Drucksteigerung. Das bei Tumoren oder nach Schädel-Hirn-Trauma vorkommende vasogene Ödem imponiert in der CT als hypodense Zone im Marklager, während das zytotoxische Ödem (Ischämien) Marklager und Rinde gleichermaßen betrifft. Hier verschwimmt die Differenzierbarkeit von grauer und weißer Substanz.
▶ **Kompression der Liquorräume:** In der Großhirnhemisphäre gelegene Raumforderungen verursachen eine Kompression der ipsilateralen Ventrikel. Bei stärkerer raumfordernder Wirkung kommt es zu einer Mittellinienverlagerung zur Gegenseite. Werden die Liquorabflusswege (z. B. Foramina Monroi, Aquädukt) komprimiert, kommt es in den vorgeschalteten Liquorräumen zu einem Liquoraufstau. Dies kann den raumfordernden Effekt dramatisch steigern. Kompressionszeichen der äußeren Liquorräume sind verstrichene Sulci.

Gliome

Gliome gehen als neuroepitheliale Tumoren von Gliazellen aus und sind die häufigsten primären Neoplasien des Hirns.

Astrozytom

Die von entdifferenzierten Astrozyten ausgehenden Tumoren liegen bei Kindern meist in der hinteren Schädelgrube oder in den Mittellinienstrukturen. Bei Erwachsenen sind sie häufig supratentoriell in den Großhirnhemisphären lokalisiert (▶ Abb. 38.1). Der radiologische Befund ist abhängig vom Malignitätsgrad. Astrozytome Grad I und II stellen sich in **Schnittbildverfahren** als homogene, hypodense bzw. hyperintense (T_2-gewichtet) und T_1-gewichtet als hypointense Raumforderung ohne KM-Anreicherung dar. Grad-III-Tumoren zeigen ein inhomogeneres Bild, die Kontrastmittelanreicherung ist variabel. Der Tumor ist von einem perifokalen Ödem umgeben.

Oligodendrogliom

Der Tumor der Oligodendroglia ist fast immer im Großhirn mit Bevorzugung der Stammganglien und des Thalamus lokalisiert und hat einen Manifestationsgipfel um das 40.–60. Lebensjahr. Oligodendrogliome werden in der WHO-Klassifikation als Neoplasien Grad II – III geführt.

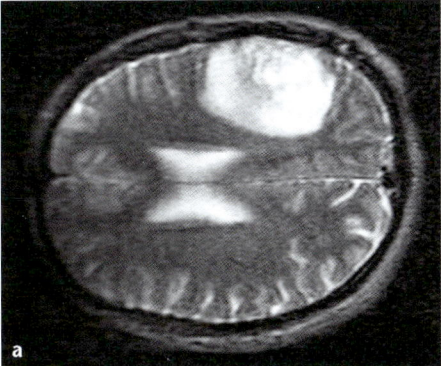 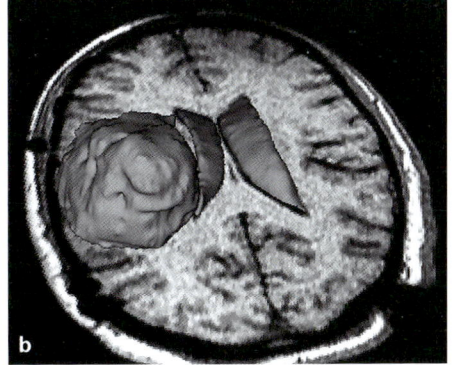

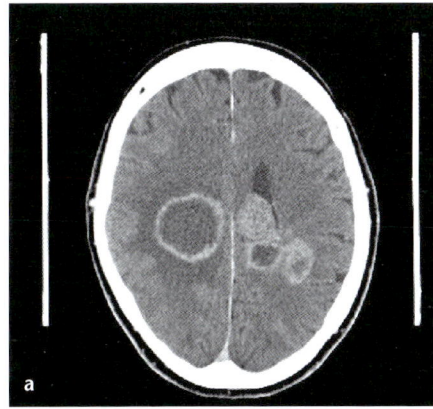

Abb. 38.1: a) Die T$_2$-gewichtete MRT zeigt ein großes Astrozytom in der linken Großhirnhemisphäre.
b) Die 3-D-Rekonstruktion erleichtert die OP-Planung, sie zeigt den Tumor grün und den Liquorraum blau. [E595]

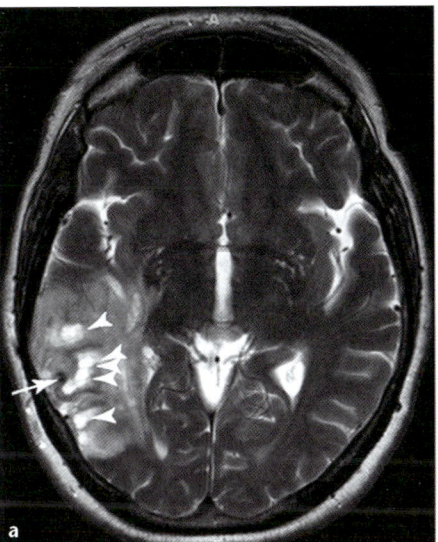 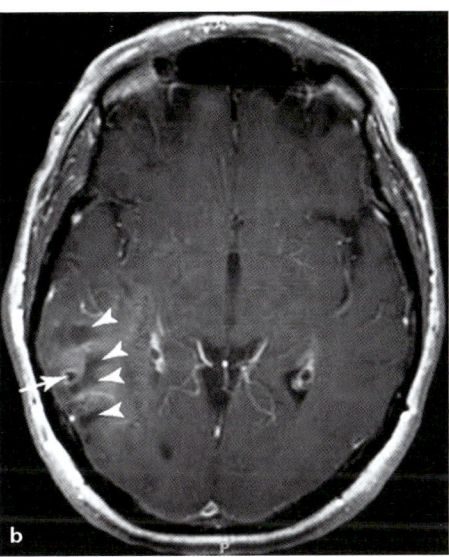

Abb. 38.2: Oligodendrogliom in der MRT. [E359]
a) In der rechten Hemisphäre findet sich der inhomogene Tumor, der in der T$_2$-Wichtung ein ausgeprägtes Ödem mit Suszeptibilitätsartefakten durch die typischen schalligen Verkalkungen aufweist (→).
b) In der T$_1$ mit Kontrastmittel zeigen sich typische hypointense Signalminderungen.

Abb. 38.3: Glioblastom. [M443]
a) In beiden Hemisphären zeigt die CT nach KM-Gabe Herde mit z. T. ringförmigen Kontrastmittelanreicherungen in den soliden Tumoranteilen.
b) Die FDG-PET weist im linken Centrum semiovale zwei metabolisch hochaktive Läsionen nach. Zusätzlich können zwei überwiegend nekrotische Herde (größerer Herd in der rechten Hirnhälfte) beschrieben werden.

> Radiologisches Zeichen für das Oligodendrogliom ist eine inhomogene Raumforderung mit soliden und zystischen Anteilen.

Zudem zeigt sich eine charakteristische schollige Verkalkung, die in der CT nachweisbar ist. Unverkalkte Tumoren zeigen in der T$_1$-gewichteten MRT-Sequenz einen Signalabfall, T$_2$-gewichtet einen deutlichen Signalanstieg und können nicht von anderen Gliomen differenziert werden (▶ Abb. 38.2).
Mit steigender Malignität nehmen die Kontrastmittelanreicherung im Tumor sowie das perifokale Ödem zu.

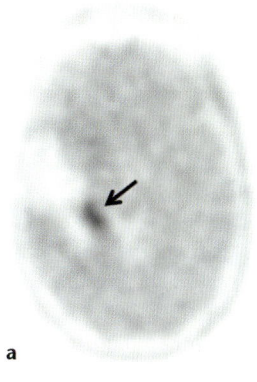 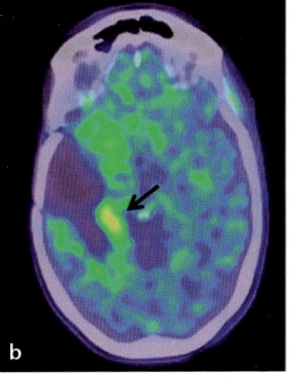 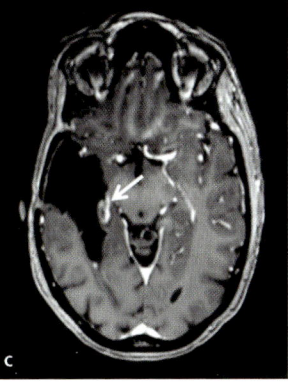

Abb. 38.4: Rezidiv eines Glioblastoms am Rand der Resektionshöhle. [M907]
a) FET-PET mit Nachweis einer fokalen Anreicherung (Pfeil) als Zeichen eines möglichen Resttumors.
b) Fusioniertes FET-PET/CT.
c) Kontrastmittelverstärktes MRT mit Nachweis einer geringen Kontrastmittelanreicherung medial der Resektionshöhle.

Glioblastom

Glioblastome (Astrozytome Grad IV) kennzeichnen ein rasches, infiltratives Wachstum und ein deutlich inhomogenes Bild mit Nekrosen, Blutungen und Zysten.

> Typisch für das Glioblastom ist das girlanden- oder ringförmige Enhancement nach KM-Gabe (▶ Abb. 38.3). Differenzialdiagnostisch muss bei diesem Bild auch an einen Hirnabszess oder eine Hirnmetastase gedacht werden.

Nach Operationen oder Bestrahlungen bestehen oft diagnostische Schwierigkeiten, die mittels PET/CT und MRT gelöst werden können (▶ Abb. 38.4).

Meningeom

Meningeome sind meist gutartige – wegen einer möglichen Hirndrucksymptomatik dennoch gefährliche – gekapselte Tumoren mesenchymalen Ursprungs. Sie gehen von Zellen der Arachnoidea aus und liegen extraaxial. Häufigste Lokalisation sind die Parasagittalregion der Großhirnhemisphären, die Falx cerebri und das Keilbein. Hauptmanifestationsalter ist das mittlere und höhere Erwachsenenalter.

In der **MRT** zeigt sich in der T_1-Wichtung häufig keine Signalveränderung zum Hirnparenchym. In der T_2-Wichtung ist das Meningeom meist hyperintens. In der **CT** findet sich eine rundliche, scharf begrenzte, homogen iso- bis hyperdense Raumforderung, die in engem lokalem Bezug zu den Hirnhäuten steht.

> Charakteristisch ist in CT und MRT eine intensive, homogene KM-Anreicherung des Tumors (▶ Abb. 38.5).

Auch bei den gut differenzierten Meningeomen findet sich ein perifokales Hirnödem. An der angrenzenden Schädelkalotte kann es zu hyperostotischen Reaktionen kommen, bei malignen Meningeomen auch zu knöchernen Destruktionen.

> Hyperostosen in der konventionellen Schädelübersichtsaufnahme können auf ein Meningeom hinweisen und müssen weiter abgeklärt werden.

Medulloblastom

Das Medulloblastom ist ein hochmaligner (WHO-Grad IV) embryonaler Tumor des Kleinhirns und eine häufige intrakranielle Neoplasie des Kindesalters. Es ist meist im Kleinhirn lokalisiert und dehnt sich bevorzugt in der Mittellinie nach intraventrikulär aus.

Kontrastmittelverstärkt zeigt der Tumor eine deutliche Anreicherung in **CT** wie **MRT** (▶ Abb. 38.6). Unter Umständen ist eine meningeale Metastasierung nachweisbar. In der nativen CT erscheint der Tumor in typischer Lage meist hyperdens. Die MRT ist – nicht zuletzt wegen Knochenartefakten in der CT der hinteren Schädelgrube – Mittel der Wahl.

Hypophysenadenom

Tumoren der Adenohypophyse sind meist unifokal und langsam wachsende Neoplasien. Es wird zwischen Mikroadenomen

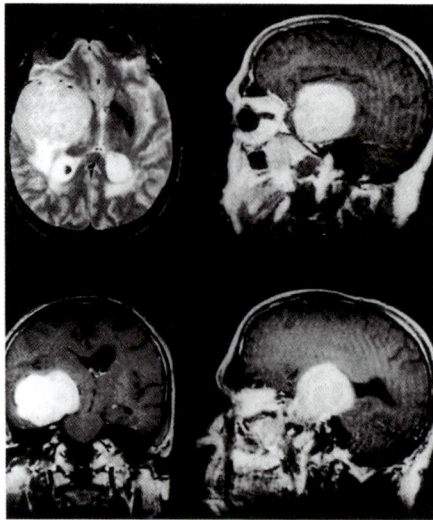

Abb. 38.5: Großes, rechts-frontobasal liegendes Meningeom. In der MRT (mit KM) zeigt sich ein intensives, homogenes Enhancement des Tumors (T_1-Wichtung). [T407]

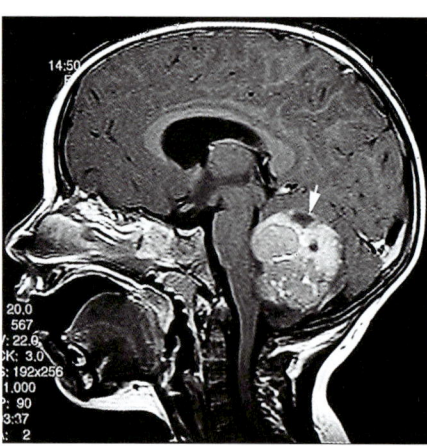

Abb. 38.6: Das in der hinteren Schädelgrube lokalisierte Medulloblastom füllt den gesamten IV. Ventrikel aus und zeigt ein heterogenes KM-Enhancement (sagittale, T_1-gewichtete MRT). [M443]

(< 10 mm) und Makroadenomen (> 10 mm) unterschieden. Sie sind die häufigsten Tumoren der Sellaregion. Rund drei Viertel der Hypophysenadenome sind hormonaktiv.

Verfahren der Wahl zur morphologischen Beurteilung von sellaren Prozessen ist die **MRT**. Gerade bei Mikroadenomen stehen indirekte Zeichen der Raumforderung im Vordergrund. Es kommt zur Verlagerung des Infundibulums zur kontralateralen Seite und zur lokalen Impression des Sellabodens in die Keilbeinhöhle. Der eigentliche Tumor zeigt in **CT** und **MRT** im Vergleich zur Hypophyse eine verzögerte und verminderte KM-Aufnahme (▶ Abb. 38.7).

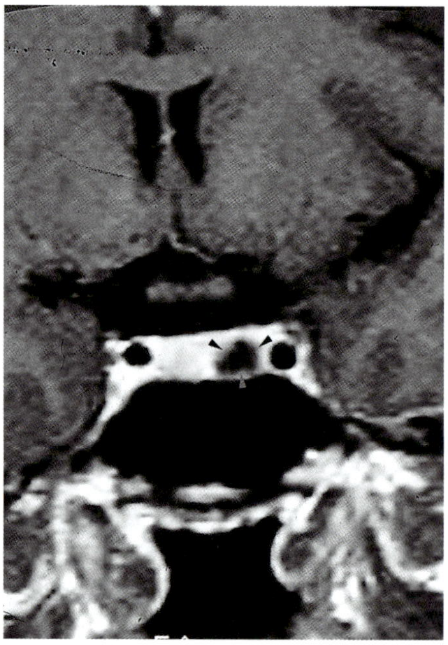

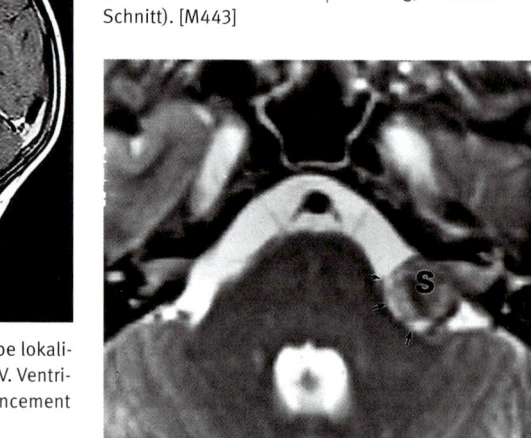

Abb. 38.7: Hypophysenmikroadenom. Der kleine Tumor demarkiert sich in der MRT gegenüber dem sich rasch und intensiv anfärbenden Hypophysengewebe als nur verzögert KM-anreichernde Läsion (kontrastmittelverstärkte T_1-Wichtung, koronarer Schnitt). [M443]

Abb. 38.8: Das Akustikusneurinom wächst kugelig aus dem inneren Gehörgang in den Kleinhirnbrückenwinkel und zeigt eine inhomogene Signalintensität. Axialer, T_2-gewichteter Schnitt. [E595]

Auf der **Röntgenübersichtsaufnahme** kann der Tumor eine Aufweitung der Sella mit Kaudalverlagerung des Sellabodens sowie eine Ausdünnung des Dorsum sellae bewirken.

Neurinom

Neurinome leiten sich histogenetisch von den Schwann-Zellen des peripheren Nervensystems ab und werden deswegen auch Schwannome genannt. Die gutartigen, gekapselten Tumoren treten meist solitär auf. Wichtigster Vertreter ist das am Kleinhirnbrückenwinkel lokalisierte Akustikusneurinom des Nervus vestibularis.

In der Kontrastmitteldarstellung von **MRT** und **CT** zeigt sich eine kräftige, bei großen Tumoren auch inhomogene KM-Anreicherung. Häufig lässt sich zusätzlich eine Aufweitung des Meatus acusticus internus nachweisen (▶ Abb. 38.8).

Hirnmetastasen

Sekundäre Absiedlungen anderer Tumoren machen etwa ein Drittel aller Hirntumore aus. Etwa ein Drittel aller Patienten mit systemischer Metastasierung haben zerebrale Metastasen, in der Regel durch hämatogene Streuung. Primärtumoren sind häufig Bronchial-, Mamma- und GI-Karzinome. Auch das Hypernephrom der Niere und das maligne Melanom metastasieren ins Gehirn. Ein Großteil der zerebralen Metastasen findet sich in der Übergangszone zwischen Großhirnrinde und Marklager. Sie können aber auch in den Stammganglien oder dem Hirnstamm lokalisiert sein.

Die größte Sensitivität zur Detektion von zerebralen Metastasen hat die kontrastverstärkte **MRT.**

> Das typische morphologische Merkmal sind intensives KM-Enhancement, multiples Auftreten, runde Form und ausgeprägtes perifokales Ödem (▶ Abb. 38.9). Größere Metastasen neigen zu einer zentralen Nekrotisierung.

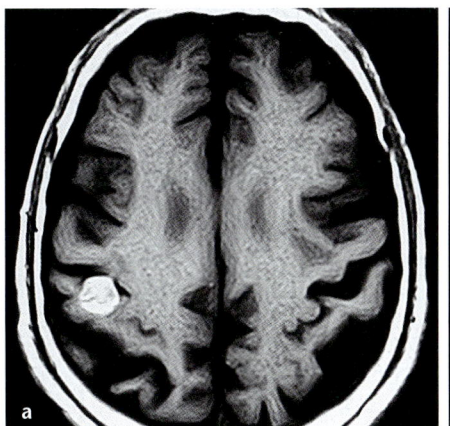 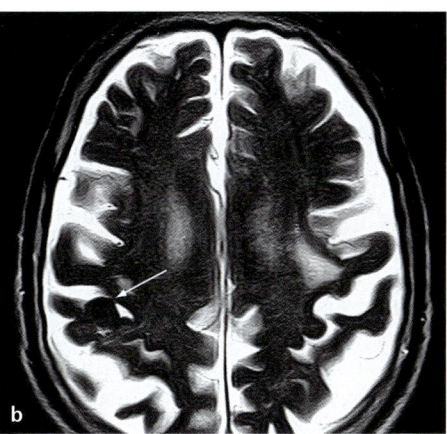

Abb. 38.9: MRT bei metastasiertem malignem Melanom. [E595]
a) Im transversalen T_1-gewichteten MRT-Schnitt findet sich eine rundliche, stark KM-anreichernde Raumforderung. Sie reicht vom Kortex bis in die graue Substanz.
b) In der T_2-gewichteten Sequenz ist die Metastase erheblich schlechter zu erkennen.

In der Regel ist es nicht möglich, vom Aspekt der Metastase in der Bildgebung auf den Primärtumor zu schließen. Metastasen können auch atypisch erscheinen – sie gelten daher auch als das „Chamäleon" der Medizin.

> ▶ Die MRT ist Methode der Wahl zum Nachweis intrakranieller Tumoren und insbesondere bei kleineren Tumoren, Metastasen und Tumoren der hinteren Schädelgrube sensitiver als die CT.
> ▶ Zeichen einer Raumforderung: Hirnödem lokal/perifokal oder auch generalisiert, Abnahme des Hirnwindungsreliefs, Kompression von inneren und äußeren Liquorräumen, Mittellinien-Shift. Lebensgefährliche Komplikationen eines erhöhten intrakraniellen Drucks sind obere und untere Einklemmung.
> ▶ Hirntumoren zeigen in MRT und CT meist vom Hirnparenchym unterschiedliches Dichte- bzw. Signalintensitätsverhalten. Außerdem reichern sie KM in typischer Form an: girlandenförmiges Enhancement beim Glioblastom, intensive homogene Anreicherung beim Meningeom usw.
> ▶ Etwa ein Drittel der intrakraniellen Tumoren sind Metastasen. Typische Primärtumoren sind Bronchial- und Mammakarzinom oder malignes Melanom.

ZUSAMMENFASSUNG ◀

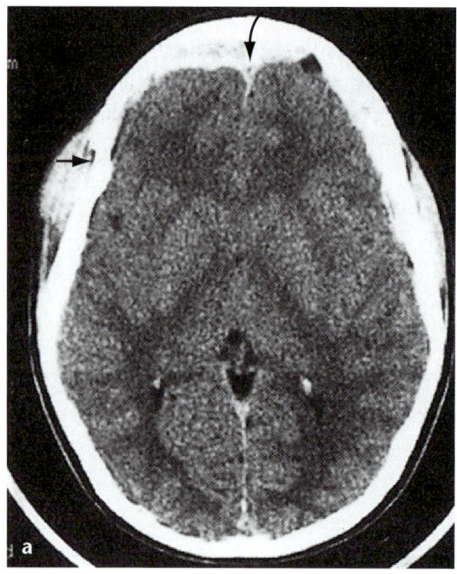 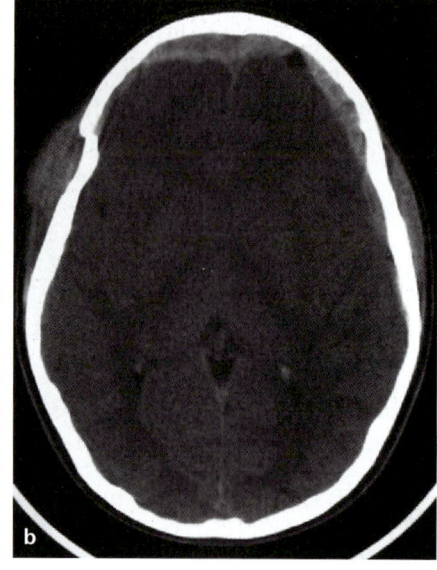

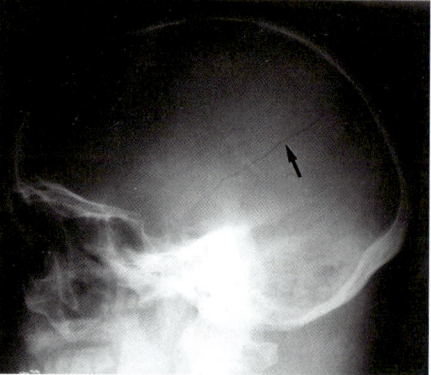

Abb. 39.2: Seitliches Schädelröntgenbild. Dieser Patient fiel vom Skateboard. Eine lineare Schädelfraktur ist als geradlinige, scharf begrenzte Aufhellungslinie sichtbar. Da die Fraktur den Verlauf der A. meningea media kreuzt, besteht ein hohes Risiko für ein epidurales Hämatom. Merke allerdings an dieser Stelle: In der Notfalldiagnostik eines SHT sollte praktisch immer eine CT durchgeführt werden! [E596]

Abb. 39.1: SHT mit Schädelbruch und epiduraler Blutung. [E393]
a) Das CT-Weichteilfenster zeigt frontal (gebogener →) und links-temporal epidurale Einblutungen. Die Mark-Rindendifferenzierung ist – besonders in den Frontallappen – verwaschen. Unter einem deutlichen Weichteilhämatom stellt sich das rechte Os temporale als gebrochen und disloziert dar.
b) Im Knochenfenster derselben Schichtaufnahme ist die Fraktur besser beurteilbar.

Das Schädel-Hirn-Trauma (SHT) – meist als Folge von Verkehrsunfällen, Sport- und Arbeitsverletzungen – ist im Alter von 15–30 Jahren die häufigste Todesursache. Das Ausmaß der Verletzung variiert stark, es können der knöcherne Schädel, die Hirnhäute und das Parenchym betroffen sein. Zur schnellen klinischen Einschätzung des SHT hat sich die Glasgow Coma Scale bewährt.

Bildgebende Verfahren

CT
Methode der Wahl zur Klärung eines akuten SHT ist die CT. Die Technik ist weit verbreitet und erlaubt eine rasche und zuverlässige Diagnose posttraumatischer Läsionen, intrakranieller Blutungen sowie von Ödemen. Auch Schädelfrakturen können im Knochenfenster gut dargestellt werden (▶ Abb. 39.1).

> Keine SHT-Diagnostik ohne CT!

MRT
Bei Widersprüchen zwischen Klinik und CT-Befund wird die Diagnostik durch die MRT ergänzt. Sie erlaubt den Nachweis von petechialen Blutungen infolge diffuser axonaler Schäden, die bei Schwerverletzungen z. B. nach einem Schütteltrauma auftreten. Außerdem können in der MRT basale Hirnabschnitte besser artefaktfrei dargestellt werden als in der CT. Das erleichtert die Diagnose von Läsionen des Hirnstamms und Kleinhirns.

Konventionelles Röntgen
Die Schädelübersichtsaufnahme in zwei Ebenen zur Beurteilung ossärer Verletzungen beim SHT wird nur noch selten durchgeführt, bei Verdacht auf eine Schädelfraktur sollte ein Schädel-CT angefertigt werden (▶ Abb. 39.2). Je nach Fragestellungen können auch Spezialaufnahmen gemacht werden, z. B.
▶ Orbitaübersichtsaufnahmen zur Darstellung von Orbitawandfrakturen,
▶ Okzipitomentale Aufnahmen zur Darstellung der Nasennebenhöhlen,
▶ Jochbogen- oder Nasenbeinaufnahmen.

Schädelfrakturen

> Es besteht nicht immer eine Korrelation zwischen Schädelfraktur und intrakraniellen Verletzungen. Ein fehlender Schädelbruch schließt eine intrakranielle Blutung nicht aus.

▶ **Kalottenfrakturen:** Schädelfrakturen lassen sich durch die geschlossene Kopfhaut nur selten palpieren. Verdächtig sind umschriebene Unterblutungen der Kopfschwarte. Es werden verschiedene Frakturformen unterschieden (▶ Tab. 39.1).

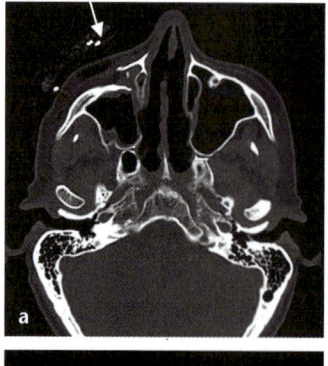 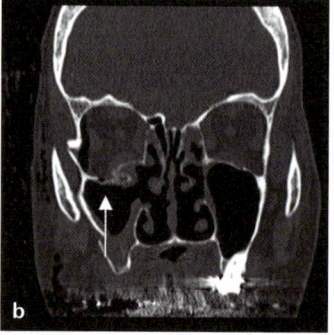

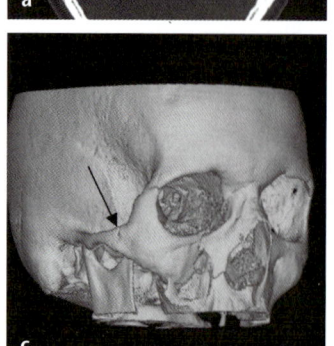 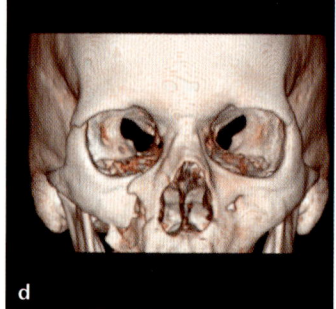

Abb. 39.3: Multiple Frakturen des Gesichtsschädels mit Nachweis von Frakturen im Bereich des Sinus maxillaris (a), des Orbitabodens (b) und des Jochbogens (c). Bild (c) und (d) sind sekundäre 3-D-Rekonstruktionen der transversalen CT-Schichten. [M509]

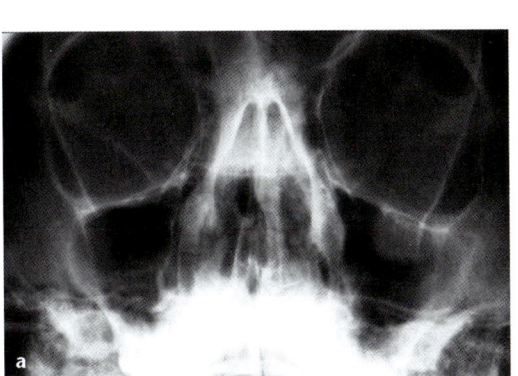
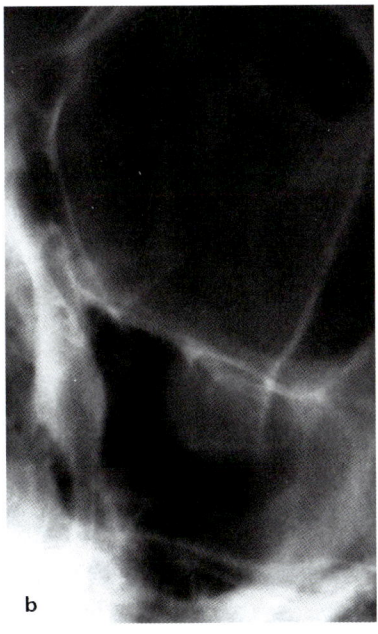

Abb. 39.4: a) „Blow-out"-Fraktur (okzipitomentale Röntgenaufnahme). Der Patient hatte einen Faustschlag aufs linke Auge bekommen.
b) In der Vergrößerung sieht man am untersten Punkt der Orbita als „hängenden Tropfen" Weichteilgewebe, das am Dach der Kieferhöhle „hängt". [E599]

► **Schädelbasisfrakturen:** Bei Austritt von Liquor oder Blut aus Nase, Mund und Ohr sollte zum Nachweis einer Basisfraktur eine CT durchgeführt werden.
► **Frakturen des Gesichtsschädels:** Zum Nachweis von Gesichtsschädelfrakturen sollte eine CT angefertigt werden (► Abb. 39.3). In einigen Fällen sind auch konventionelle Spezialaufnahmen ausreichend. Häufigste Fraktur ist die der Mandibula, die auch gut in Panoramaaufnahmen darge-

stellt werden kann. Eine Impressionsfraktur des Orbitabodens („Blow-out-Fraktur") imponiert als „hängender Tropfen", d. h. als umschriebene Absackung des Orbitabodens in die Kieferhöhle (► Abb. 39.4).

> Kreuzt die Frakturlinie die A. meningea media, besteht die Gefahr einer intrakraniellen Blutung.

Tab. 39.1: Frakturformen der Schädelkalotte.

Frakturform	Kennzeichen in der konventionellen Röntgenaufnahme
Lineare Fraktur	Geradlinige, scharf begrenzte Aufhellungslinie (► Abb. 39.2) Mögliche DD sind: ► Suturen: gezackt in typischer anatomischer Position verlaufend ► Gefäßfurchen: weniger scharf konturiert, verjüngen sich im Verlauf und teilen sich im Gefäßverlauf auf
Impressionsfraktur	Verdichtungslinie, Fragmente sind nach intrakraniell verlagert.
Komplizierte Fraktur	Nachweis von Luft/Fremdkörpern innerhalb des Schädelkavums

Hirnkontusion

Eine Hirnkontusion (Contusio cerebri) entspricht einer umschriebenen, traumatischen Schädigung des Hirnparenchyms mit Blutungen und Ödem. Sie kann mit länger andauernder Bewusstlosigkeit und zerebralen Herdsymptomen einhergehen. Die Läsionen entstehen sowohl am Ort der primären Krafteinwirkung („Coup") als auch indirekt im gegenüberliegenden Pol („Contrecoup"). Der Contrecoup ist meist ausgeprägter.

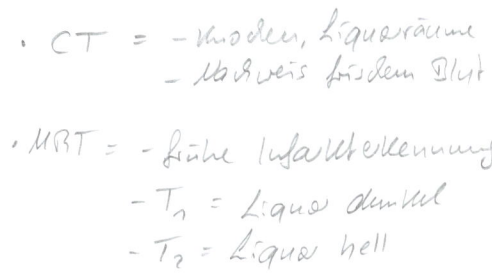

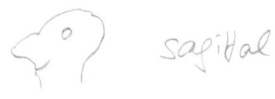

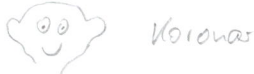

Radiologische Diagnostik

Im akuten Stadium wird die **CT** zur diagnostischen Aufarbeitung einer Hirnkontusion verwendet. Dabei kann sich je nach Ausprägung folgendes Bild zeigen:

▶ **Hirnödem:** Das postkontusionelle Hirnödem tritt umschrieben oder generalisiert auf. Es zeigen sich hypodense Areale, die meist im Marklager lokalisiert sind. 24–48 h nach dem Trauma kann sich ein diffuses Hirnödem entwickeln. Als erstes Zeichen der Hirnschwellung kommt es zu Verstreichen der Sulci und Verlegung der basalen Zisternen. Im weiteren Verlauf wird das Ventrikelsystem komprimiert, Rinde und Mark sind zunehmend schlecht abgrenzbar.

▶ **Intrazerebrale Blutungen:** Blutungsherde liegen meist in der Hirnrinde oder subkortikal. Sie imponieren in der CT als hyperdense Läsionen (▶ Abb. 39.1).

> Bei einer Kompression der perimesenzephalen Zisterne droht eine Einklemmung des Hirnstamms.

In der MRT zeigt sich die akute Hirnkontusion T$_2$-gewichtet hyperintens. Nach etwa einer Woche stellt sich im Rahmen einer Störung der Blut-Hirn-Schranke eine KM-Anreicherung in der Läsion ein.

Epidurales Hämatom

Im Bereich der Schädelkalotte verschmilzt die derbe Dura mater mit dem Periost, sodass es hier physiologischerweise keinen Epiduralraum gibt. Bei einem traumatischen Riss der A. meningea media oder ihrer Äste lösen sich die Blätter, es breitet sich ein epidurales Hämatom aus.

> Da epidurale Hämatome als arterielle Blutungen zumeist einen rasch progredienten raumfordernden Charakter haben, zählen sie zu den neurochirurgischen Notfällen.

Nur bei jedem zehnten SHT-Patienten kommt es durch venöse Blutung aus einem zerrissenen Sinus oder einem Frakturspalt zum epiduralen Hämatom. Typischerweise liegen epidurale Blutungen – dem Verlauf der A. meningea media entsprechend – einseitig temporoparietal. Der klassische klinische Verlauf von initialer Bewusstlosigkeit, zwischenzeitlichem Aufklaren („freies Intervall") und erneuter Bewusstseinseintrübung ist eher selten. Bei schweren Traumen kommt es beim primär eingetrübten Patienten zu einer Zunahme

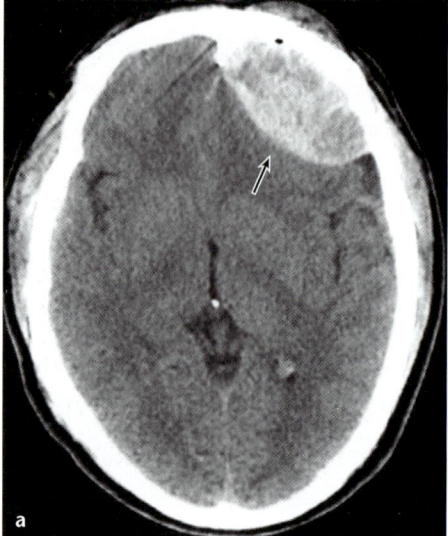 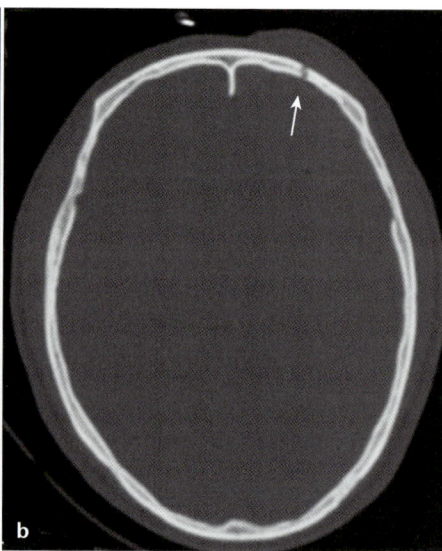

Abb. 39.5: a) Im Weichteilfenster stellt sich ein Epiduralhämatom im Bereich der Fraktur dar: hyperdense Raumforderung mit typischer bikonvexer, zum Hirnparenchym glatt begrenzter Konfiguration. Um die Blutung ist das Parenchym ödematös (keine Differenzierbarkeit von weißer und grauer Substanz). Das Ventrikelsystem ist komprimiert und die Mittellinie nach rechts verschoben. Native CCT, transversale Ebene. b) Im Knochenfenster zeigt sich eine Fraktur. Man beachte auch das Weichteilhämatom an der linken Schläfe. [E513]

der Bewusstlosigkeit mit kontralateraler Hemiparese und einseitiger Mydriasis.

Radiologische Diagnostik

In der **CT** stellt sich das frische epidurale Hämatom hyperdens dar (▶ Abb. 39.5).

> Durch die Abhebung der Dura mater von der Schädelkalotte imponiert das epidurale Hämatom als bikonvexe Struktur mit glatter Begrenzung zum Hirnparenchym. Es respektiert Schädelnähte.

Ist das Hämatom Folge eines Schädelbruchs, so lassen sich Frakturlinien, bei offenen Schädelverletzungen unter Umständen auch Lufteinschlüsse nachweisen. Der raumfordernde Effekt des Hämatoms kann eine Mittellinienverlagerung (▶ Abb. 39.5) und eine Kompression der inneren und äußeren Liquorräume verursachen.

Die **MRT** spielt in der Notfalldiagnostik eines epiduralen Hämatoms keine Rolle.

Subdurales Hämatom

Einblutungen aus Brückenvenen, Pacchioni-Granulationen oder dem venösen Sinus in den Raum zwischen Dura mater und Arachnoidea verursachen ein subdurales Hämatom. In der akuten Phase geht das Hämatom klinisch mit Kopfschmerzen, Vigilanzstörung und Herdsymptomen einher. Bei verzögerter Diagnose, wiederholten Traumen oder Gerinnungsstörungen kann das Subduralhämatom chronifizieren. Es ist häufig temporoparietal oder hochparietal gelegen.

Radiologische Diagnostik

> In der CT stellt sich das akute Subduralhämatom als hyperdense, sichelförmige Raumforderung dar (▶ Abb. 39.6).

Dabei liegt die Sichel der Schädelkalotte konvex an. Es zeigt sich kein Blut in den Sulci, die durch die Arachnoidea vom Subduralraum getrennt sind.

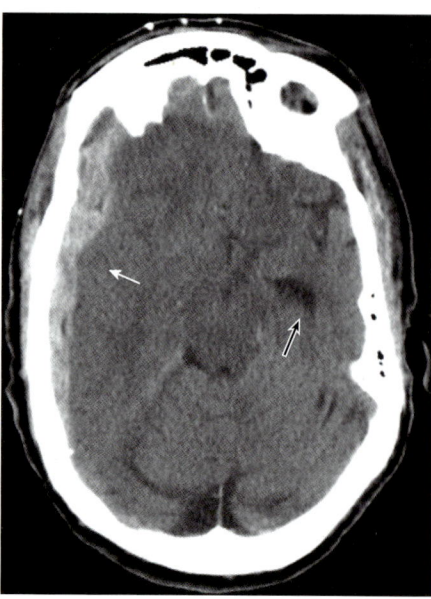

Abb. 39.6: Junger Patient nach Autounfall (Native CCT). Ein großes, hyperdenses Subduralhämatom schmiegt sich sichelförmig dem Hirnparenchym an (weißer →). Mittellinie und Ventrikelsystem (schwarzer →) sind komprimiert und zur Gegenseite verlagert. [E513]

Die subdurale Blutung kreuzt Schädelnähte, respektiert aber durale Umschlagsfalten wie die Falx.

Das Hämatom kann sich in den Interhemi-
sphärenspalt entlang der Falx oder auf dem
Tentorium ausdehnen. Oft finden sich weitere zerebrale Folgen des Traumas wie eine
Kontusion.

Im Verlauf verliert das Hämatom an Dichte,
sodass das subakute und chronische subdurale Hämatom iso- bis hypointens zum
Hirnparenchym ist (▶ Abb. 39.7 und ▶ Abb.
39.8). Rezidivierende Einblutungen geben
dem Hämatom im chronischen Stadium ein
inhomogenes Bild mit hyper-, iso- und hypodensen Dichtewerten, teils zeigt sich eine
Spiegelbildung. Es bildet sich eine Kapsel,
unter der das Hämatom organisiert wird. Es
bleibt eine bindegewebige, septierte, z. T.
verkalkte Schwiele zurück.

In der kontrastmittelverstärkten CT zeichnen sich isodense chronische Hämatome
durch KM-Anreicherung der Kapsel ab.
Die **MRT** bildet das subdurale Hämatom in
T_1 und T_2 als eine analog zum CT konfigurierte Raumforderung ab, ist aber bei V. a.
ein akutes subdurales Hämatom nicht Mit-

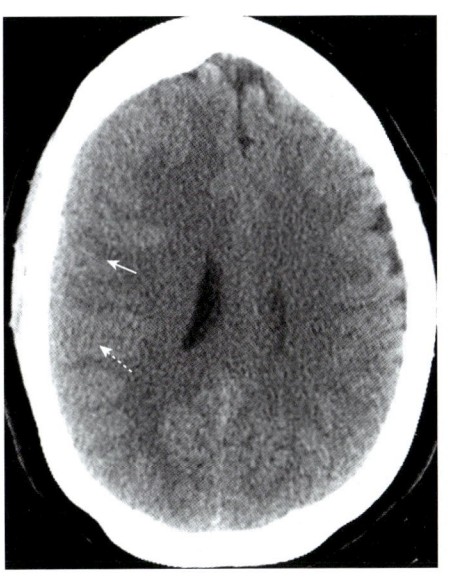

Abb. 39.7: Subakutes Stadium des subduralen Hämatoms. Die Läsion gleicht sich in ihrer Densität
dem gesunden Parenchym an (→). Die Sulci sind im
Vergleich zur gesunden Seite in Richtung der Mittellinie verschoben (Native CCT). [E513]

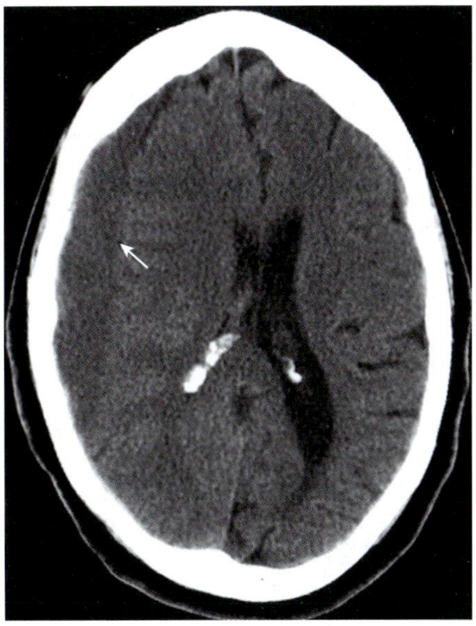

Abb. 39.8: Chronisches subdurales Hämatom (CCT
› 3 Wochen nach dem Trauma). Typisches, hypodenses Bild im Bereich der Blutung (→) in der rechten
Hemisphäre mit Mittellinienverschiebung und ver-
strichenen Sulci (Native CCT). [E513]

tel der Wahl. Im subakuten Stadium zeigt
sich eine hohe Signalintensität. Das chronische Hämatom hat auch in der MRT ein
inhomogenes Bild, Kapsel und Septen reichern deutlich Kontrastmittel an.

akute Subduralblutung: - konkave, sichelförmige Struktur, keine Begrenzung an Sulci/Suturen
- Blutung hyperdens (hell) überschreitet nicht Mittellinie
- man muss nicht sofort intervenieren, es sei denn Mittellinie ist verschoben

chron. Subduralblutung: - isodens, dann irgendwann hypodens (schwarz)
- Blutung beidseits
- langsame Verlauf
- nach Bagatelltrauma, im Rahmen von Gerinnungsstörung, iatrogene Duraverletzung
- hohe Rezidivrate

▶ Zum raschen Ausschluss einer lebensbedrohlichen Hirnverletzung ist nach der
klinischen Untersuchung die CT erste diagnostische Maßnahme.

▶ Bei Kalottenfrakturen ist zu klären, ob die Frakturlinie den Verlauf der A. meningea media kreuzt.

▶ Frakturen des Gesichtsschädels werden in Übersichtsaufnahmen leicht übersehen. Hier sind Spezialaufnahmen bzw. eine CT anzufertigen.

▶ Die Contusio cerebri ohne Einblutung erscheint in der CT als hypodense Läsion,
eine Einblutung zeigt sich hyperdens.

▶ Verfahren der Wahl zur Diagnose von akuten subduralen und epiduralen Hämatomen ist die CT. Blut ist zunächst hyperdens, verliert im weiteren Verlauf an Dichte.

▶ Konfiguration des epiduralen Hämatoms: bikonvex, glatt begrenzt, respektiert
Schädelnähte.

▶ Konfiguration des subduralen Hämatoms: sichelförmig, überschreitet die Schädelnähte, wird aber durch die Falx (Dura-Umschlagsfalten) begrenzt.

▶ Das epidurale und das akute subdurale Hämatom sind akute Notfälle, das subdurale Hämatom kann chronifizieren.

ZUSAMMENFASSUNG

Der „Schlaganfall" oder „Apoplex cerebri" ist ein klinischer Syndrombegriff, unter dem akute Folgen zerebrovaskulärer Erkrankungen zusammengefasst werden. Er wird definiert als ein akut einsetzendes neurologisches Defizit infolge einer Durchblutungsstörung des Gehirns. Dabei machen ischämische Insulte (85 %) als Ursache neben Hirnblutungen (15 %) den Großteil aus. In Europa sind Schlaganfälle die dritthäufigste Todesursache.

Zerebrale Ischämien

Verschluss oder Obstruktion einer intra- oder extrakraniellen Hirnarterie führt zu einer zerebralen Ischämie. Die Perfusionsstörungen entstehen meist aufgrund thrombembolischer Gefäßverschlüsse (z.B. kardiale Embolien bei Kammerflimmern) bzw. arteriosklerotischer Prozesse in den zerebralen Gefäßen (Makro- und Mikroangiopathie).

▶ In 70 % der Fälle ist das Versorgungsgebiet der A. cerebri media betroffen.

Die klinische Ausprägung ist von Lage und Ausmaß des infarzierten Areals abhängig: Großhirnhemisphäreninfarkte führen zu einer kontralateralen Hemiparese. Ist der Hirnstamm betroffen, findet sich eine gekreuzte Symptomatik. Bei ischämischen Insulten des Kleinhirns dominiert die Klinik eine homolaterale Hemiataxie. Bei ausgedehnten Infarkten kann ein zunehmendes Hirnödem Vigilanzstörungen verursachen.

Bildgebende Verfahren
CT

Erster und schneller diagnostischer Schritt ist die **CT,** auch wenn der Infarkt in den ersten Stunden in diesem Verfahren nur durch subtile Zeichen auffällig wird. Nach ca. 3 h demarkiert sich ein Infarkt deutlicher. Das Zeitfenster für eine Lyse beträgt ca. 3–6 h. Hierfür muss eine Hirnblutung ausgeschlossen werden. Das ist mit der weithin verfügbaren CT rasch und sicher möglich. Gegebenenfalls kann durch eine **Angio-CT** ein verschlossenes Gefäß dargestellt werden. Um die Therapieentscheidung zu unterstützen, kann mit einer **CT-Perfusionsuntersuchung** die Ischämie frühzeitiger detektiert und zwischen irreversibel und reversibel geschädigtem Gewebe unterschieden werden.

▶ Die zerebrale Bildgebung muss nach Symptombeginn sobald wie möglich erfolgen.

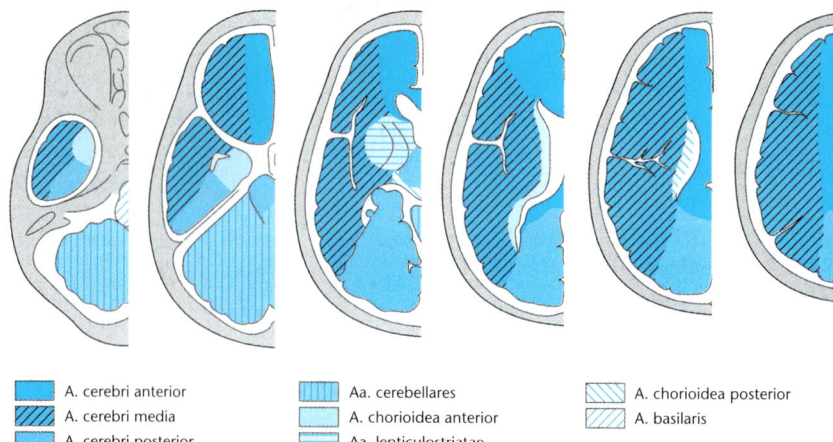

Abb. 40.1: Versorgungsgebiete der intrazerebralen Arterien. Beim Verschluss eines dieser Gefäße kommt es in der Regel zu einem Territorialinfarkt, der in der Bildgebung ein charakteristisches Läsionsmuster zeigt. [E600]

A. cerebri anterior
A. cerebri media
A. cerebri posterior

Aa. cerebellares
A. chorioidea anterior
Aa. lenticulostriatae

A. chorioidea posterior
A. basilaris

MRT

Prinzipiell kann auch die MRT zur Primärdiagnostik eingesetzt werden. Allerdings wird die CCT wegen der schnellen Verfügbarkeit mehr eingesetzt. Außerdem eignet sich die MRT nicht für unruhige Patienten. In der MRT lassen sich mittels diffusions- und perfusionsgewichteter Aufnahmen bereits wenige Minuten nach Symptombeginn Frühzeichen eines Infarkts nachweisen. Weiterer Vorteil der MRT ist die artefaktfreie Darstellung von Insulten in der hinteren Schädelgrube (in der CT Knochenartefakte).

Beurteilung

Folgende charakteristische Läsionsmuster werden unterschieden: **Territorialinfarkte** sind meist embolisch bedingt und können dem Versorgungsgebiet einer intrakraniellen Arterie zugeordnet werden (▶ Abb. 40.1). **Endstrom- und Grenzzoneninfarkte** entstehen meist hämodynamisch, z.B. bei Stenosen der A. carotis. Nach dem Prinzip der „letzten Wiese" sind die terminalen Versorgungsgebiete der langen perforierenden Markarterien bzw. die Grenzzonenbereiche der großen Hirnarterien betroffen (▶ Abb. 40.2).

▶ In der **Akutphase** ist mittels CT oder MRT ohne spezielle Perfusions- oder Diffusionsaufnahmen kein direkter Infarktnachweis möglich. Ist allerdings ein ausreichend großes Gefäß von dem Verschluss betroffen, zeichnet sich der zugrunde liegende Thrombus in der Nativ-CT hyperdens als „dense artery sign" ab. Auch eine örtlich verstrichene Mark-Rinden-Grenze oder ein lokales Verstreichen der Sulci sind Infarktfrühzeichen.

▶ **Ödemphase:** In den ersten Stunden nach Infarkt bildet sich ein zytotoxisches Ödem. Es zeigen sich nach 2–3 h verstrichene Sulci,

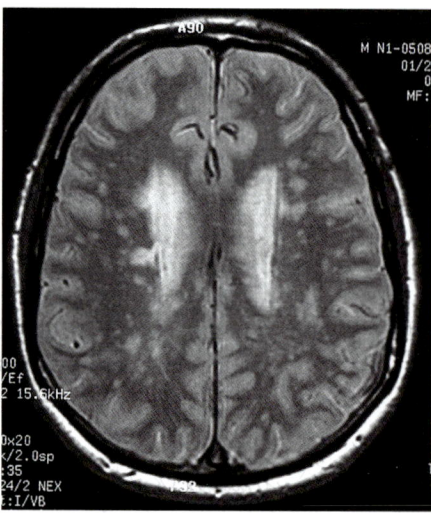

Abb. 40.2: Typisches Läsionsmuster infolge einer Mikroangiopathie. Bei dem multiplen Infarktgeschehen sind kleine, nicht kollateralisierende, intrazerebrale Arterien beteiligt. Das transversale, T_2-gewichtete MRT-Bild zeigt punktförmige, z.T. konfluierende Läsionen in beiden Hemisphären. [E595]

ein hypodenses Parenchym, verminderte Abgrenzbarkeit der Basalganglien und des Kortex. Nach 6–10 h stellt sich der ischämische Bereich flächenhaft hypodens dar, graue und weiße Substanz sind schlechter abgrenzbar. In der T_1-gewichteten MRT-Sequenz zeigt sich ein Signalabfall, in T_2 eine Signalanhebung. Das Ödem erreicht nach 3–5 Tagen seine maximale Größe, in der CT wird es zunehmend hypodens und scharf demarkiert. Der raumfordernde Effekt kann zur Ventrikelkompression führen (▶ Abb. 40.3).

*hypodense Mediazeichen (Frühzeichen des Apoplex)

intraaxial = im Gehirn (intrazerebrale Blutung)

extraaxial = Hirnhaut (Subarachnoidal-, Epidural-, Subdural(blutung))

=> Grenze ist Pia mater

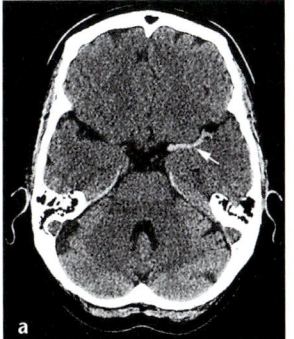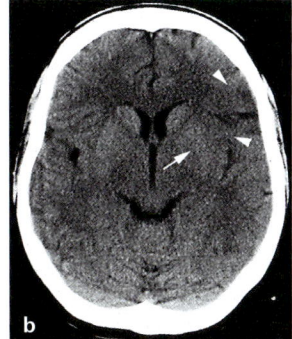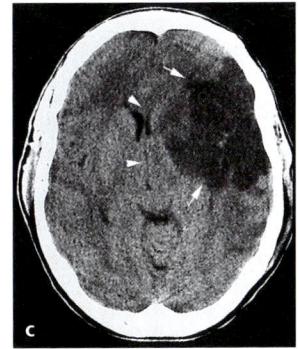

Abb. 40.3: Kraniale CT-Aufnahmen (transversal) ohne KM mit dem Bild eines Territorialinfarkts im Verlauf. [M443]

a) 6 h nach Symptombeginn: Entsprechend eines Gefäßverschlusses stellt sich die A. cerebri media im Verlauf hyperdens dar.

b) Zum selben Zeitpunkt finden sich als Frühzeichen des Infarkts Dichteminderungen der Inselrinde, des frontotemporalen Kortex (Pfeilspitzen) und des Ncl. lentiformis (→). Eine Differenzierung von grauer und weißer Substanz ist nicht möglich.

c) Nach 24 h lässt sich das Infarktareal als hypodense Zone abgrenzen (→). Zeichen der Raumforderung sind: Ventrikelengstellung und Mittellinienverlagerung (Pfeilspitzen).

Fall: Hemiparese rechts, Aphasie (Sprache ist links!)

Infarkt in   oder   Blutung in
A. cerebri media   Basalganglien
links   links

-> sowohl Ischämie als auch Blutung machen gleiche Symptome (für Unterscheidung CT)

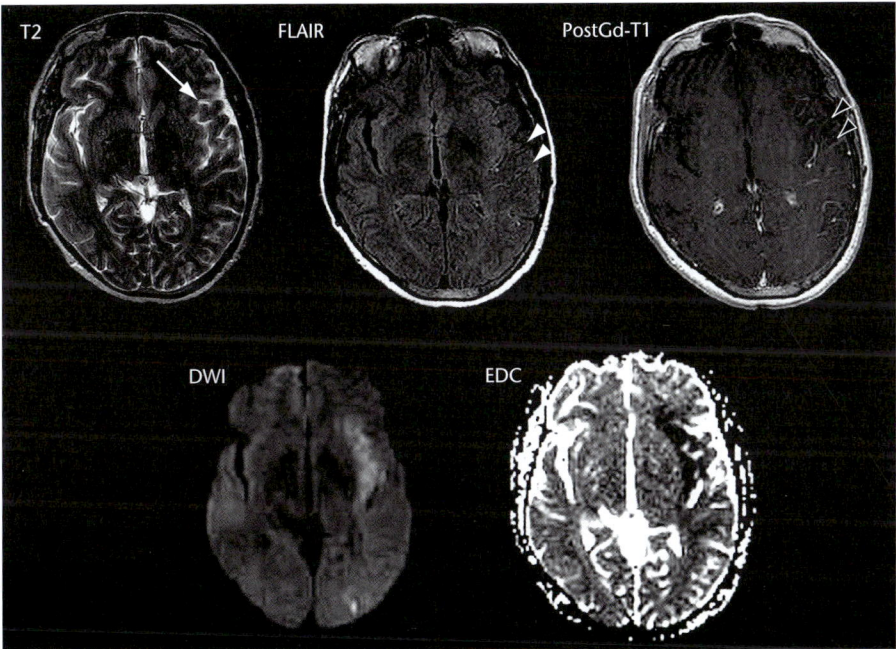

Abb. 40.4: MRT eines akuten Schlaganfalls. 53-jähriger Patient, vor etwa 1 h Symptombeginn mit rechtsseitiger Parese. In der T$_2$-gewichteten, in der FLAIR- und der KM-verstärkten Aufnahme (T2/FLAIR/postGD-T1) gelingt kein direkter Ischämienachweis, jedoch stellt sich die A. cerebri media in T$_2$ nicht regelrecht dar (→), in FLAIR und in der KM-verstärkten Aufnahme zeigt sich das Gefäß hyperintens, was einem abgeschwächten Fluss entspricht. Das Infarktgeschehen stellt sich in den beiden unteren, diffusionsgewichteten Aufnahmen (DWI/EDC) als hyper- bzw. hypodense Läsion dar. Der Schlaganfall betrifft die linke Insula und den angrenzenden Kortex und Temporallappen. [E595]

Hirnödem

vasogenes Ödem
Störung der B-H-Schranke mit Austritt von Flüssigkeit aus Kapillaren ins Interstitium durch Trauma, Entzündung, Tumor

zytotoxisches Ödem
v.a. Ischämie schwellen Zellen an ~6h

▶ **Resorptionsphase:** Nach einer Woche bildet sich das Ödem zurück, die entstandene Kolliquationsnekrose wird abgebaut. Dies führt zu einer zunehmenden Dichte des Infarktareals, sodass es sich temporär isodens zu dem umgebenden Hirnparenchym darstellt („Fogging-Effekt"). Infolge einer Störung der Blut-Hirn-Schranke demarkiert sich das Infarktgebiet nach KM-Gabe: Es findet sich ein fleckiger Dichte- und Signalanstieg in oder um den Infarkt (▶ Abb. 40.4). Gehäuft auftretende, petechiale Blutungen sind besonders in der MRT darstellbar.

▶ **Spätphase:** Nach 3–5 Wochen wird das Infarktareal zystisch umgebaut und bildet sich nun als scharf abgrenzbare hypodense Zone in der CT ab. In der MRT kommt es innerhalb des zystischen Defekts zu einer Signalangleichung an den Liquor.

Angiografie
Mittels Angiografie können bei ischämischen Schlaganfällen Gefäßstenosen bzw. -obstruktionen und Kollateralkreisläufe dargestellt werden. Die klassische Katheterangiografie ist weitgehend von der Schnittbild-Angiografie abgelöst worden. Neuroradiologische Interventionen unter angiografischer Kontrolle können z. B. eine lokale, intraarterielle Lysetherapie bei akuten Gefäßverschlüssen, die Implantation von Stents bei Gefäßstenosen oder das Coiling von Aneurysmen sein.

Sonografie
Die farbkodierte Duplexsonografie wird zur Darstellung von stenosierender Plaque und dadurch verursachten Störungen des Blutflusses in den extrakraniellen Gefäßen angewandt.

Intrazerebrale Blutungen

Hirnblutungen sind der zweite wichtige Auslöser eines Schlaganfalls, wenn auch wesentlich seltener als die zerebrale Ischämie. Sie entstehen in der Mehrzahl als hypertensive Massenblutung auf dem Boden eines arteriellen Bluthochdrucks. Infolge langjähriger Hypertonie entstehen Gefäßveränderungen wie Mikroaneurysmen der kleinen Gefäße, die schließlich einreißen können.

▎ Zwei Drittel der hypertensiven Massenblutungen betreffen die Stammganglien, man spricht auch von typischer Hirnblutung.

Weitere Blutungsursachen sind Gefäßmalformationen oder Sinus- bzw. Venenthrombosen (subkortikale Manifestation) und Gerinnungsstörungen z. B. unter Antikoagulation (petechiale Blutungen, multifokale Massenblutungen). Auch Hirninfarkte können sekundär einbluten, insbesondere nach Lysetherapie. Seltener werden intrazerebrale Blutungen durch zerebrale Neoplasien verursacht.

Verdrängt das Hämatom Hirngewebe, steigt der intrakranielle Druck (▶ Abb. 40.5). Ebenso kann die Blutung in den Subarachnoidalraum oder in Ventrikel einbrechen, die Liquorzirkulation behindern und einen Hydrozephalus verursachen.

Die **Symptomatik** ist abhängig von Lokalisation und Ausmaß der Läsion. Die Befundkonstellation von Blickdeviation beider Augen zur Herdseite, Hemiparese und Vigilanzstörung lässt auf eine Blutung in den Stammganglien schließen.

Radiologische Diagnostik

▎ Die CT ermöglicht die rasche und zuverlässige Diagnose einer frischen Blutung.

▶ **Akute Blutung (0.–28. Tag):** Im Akutstadium zeichnet sich die Blutung in der CT als hyperdense Raumforderung ab (▶ Abb. 40.5). Die größere Dichte gegenüber dem Hirnparenchym verursacht das eisenhaltige Hämoglobin. Bei starker Anämie können sich akute Blutungen auch iso- bis hypodens darstellen. Im weiteren Verlauf wird das Hämoglobin abgebaut, analog dazu nimmt die Dichte vom Randbereich ausgehend immer mehr ab. Der raumfordernde Effekt der Läsion wird dadurch nicht beeinflusst. Ferner findet sich ein Umgebungsödem, in dem sich nach i. v. KM-Gabe ein ringförmiges Enhancement zeigt (Störung der Blut-Hirn-Schranke). Bei einem Einbruch der Blutung in das Ventrikelsystem ist oft ein Blut-Liquor-Spiegel (Blut unten, Liquor oben) zu sehen (▶ Abb. 40.6).

▶ **Subakute Blutung (28.–42. Tag):** Die Blutung ist nun isodens zum Hirngewebe, die ringförmige KM-Anreicherung kann über Monate bestehen bleiben.

▶ **Alte Blutung (> 42. Tag):** Residuum der Blutung ist eine liquor-isodense Läsion, die durch narbige Retraktion im Randbereich kleiner als das ursprüngliche Blutungsvolumen ist.

Subarachnoidalblutung

Häufigste Ursache einer akuten Subarachnoidalblutung (SAB) ist die Ruptur eines zerebralen Aneurysmas, typischerweise am Circulus arteriosus Willisii. Andere mögliche Ursachen sind Traumen und arteriovenöse Angiome. Die Blutung kann in die Ventrikelräume oder in das Hirnparenchym einbrechen. Weitere Komplikationen sind:

▶ Hirnödem, bedingt durch den intrakraniellen Druckanstieg,
▶ Hydrozephalus infolge von Liquorzirkulations- und resorptionsstörungen sowie
▶ Hirninfarkte durch Gefäßspasmen.

▎ Nachblutungen sind wegen ihrer hohen Letalität eine gefürchtete Komplikation. In den ersten beiden Wochen treten sie in 20 % der Fälle auf.

Klinische Leitsymptome sind akut einsetzender Vernichtungskopfschmerz, gefolgt von meningitischen Zeichen und Vigilanzstörungen.

Radiologische Diagnostik

Wichtigstes bildgebendes Verfahren ist die **CT.**

▎ Die SAB stellt sich als hyperdenser Saum um das Hirnparenchym in den äußeren Liquorräumen dar.

So findet sich Blut in den Sulci, den basalen Zisternen sowie entlang des Interhemisphärenspalts (▶ Abb. 40.7 und ▶ Abb. 40.8).

Blutung: – ohne Trauma
– typische Lokalisation: Stammganglien, Thalamus, Stammhirn, Pons !
    ↳ meist rechtshemisphärisch
– Bluthochdruck
– > 65 J.   – bei atypischer Lokalisation : Angio-CT

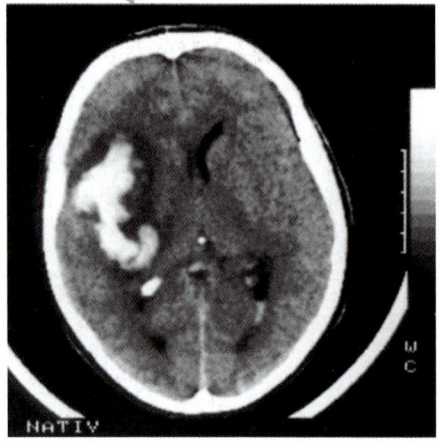

Abb. 40.5: Intrazerebrale Blutung rechts parietal. Zeichen des raumfordernden Effekts von Blutung (hyperdens) und perifokalem Ödem (hypodens) sind: Ventrikelkompression (re. Vorderhorn) und Mittellinienverlagerung nach links. [E513]

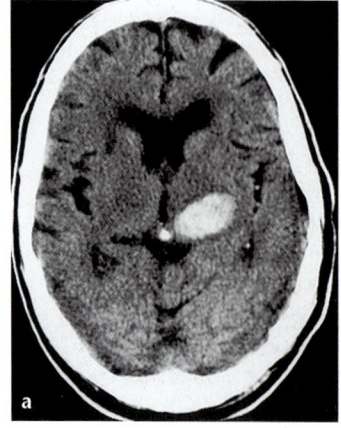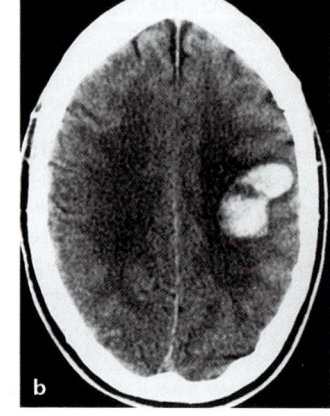

Abb. 40.6: Akute intrazerebrale Blutung (transversale, native CCT). Die hyperdensen Läsionen entsprechen einer frischen Einblutung. Nach etwa 3 Tagen beginnt der Abbau der Blutung und die Densität der Läsion gleicht sich innerhalb der nächsten Wochen der des gesunden Parenchyms an (siehe Ränder der Blutung in b). [F379]

arachuordalblutung: - Blutung (hyperdens) in den Furchen!
- nach schweren Traumen
- Verletzung von Arterien die Aneurysmen haben
    ↳ typisch für Aneurysmen: A. communicans anterior + posterior,
    ↳ dann CT-angio   A. cerebri media

ZNS   113

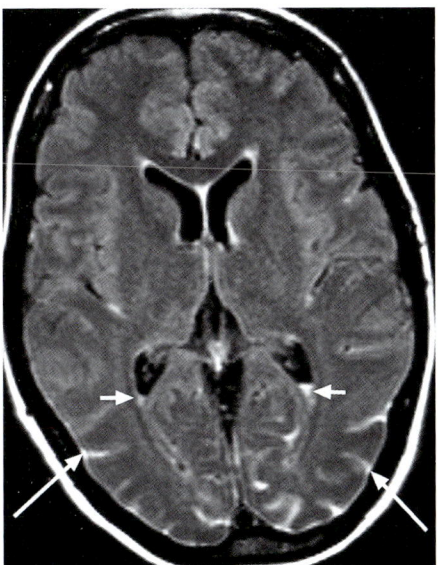

Abb. 40.7: Subarachnoidalblutung. Transversale FLAIR-Sequenz. In den Hinterhörnern der Seitenventrikel (kurze →) und in den occipitalen Sulci (lange →) zeigt sich eine feine Signalanreicherung, die einer subarachnoidalen Einblutung entspricht. [E393]

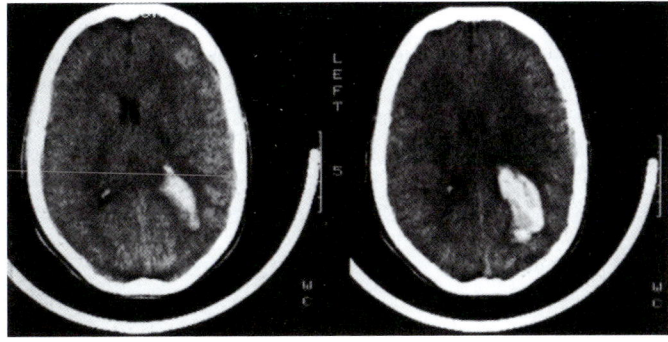

Abb. 40.8: Die frische Subarachnoidalblutung stellt sich in der CCT im linksseitigen Subarachnoidalraum als hyperdense Auflagerung dar. Die Blutung ist in das Ventrikelsystem eingebrochen: Das linke Hinterhorn ist mit Blut ausgekleidet. Man beachte die mäßige Mittellinienverlagerung nach rechts. [T407]

Die Blutverteilung kann auf die Lokalisation der Gefäßruptur hinweisen, ein sicherer Nachweis der Blutungsquelle gelingt aber oft nur angiografisch.

> Im weiteren Verlauf sinkt die Sensitivität des CT-Nachweises durch die Resorption der Blutbestandteile aus dem Liquor. Nach einer Woche sind nur noch rund die Hälfte aller SAB erfassbar.

Dennoch sind CT-Verlaufskontrollen zum Ausschluss der oben genannten Komplikationen unerlässlich.
Ergänzt wird die Basisdiagnostik durch eine **CT-, MR- oder Katheterangiografie.** Die intrazerebrale Gefäßdarstellung ermöglicht die weitere Differenzierung eines Aneurysmas und die Planung der Therapie. Einige zerebrale Aneurysmen können katheterinterventionell durch das Einbringen von Coils in den Aneurysmasack behandelt werden.
Nach einer Aneurysmablutung ist nach weiteren zerebralen Aneurysmen zu fahnden, da sie in 20 % der Fälle multipel vorkommen.

Sinus- und Hirnvenenthrombose

Hinsichtlich der Ätiologie wird zwischen aseptischen und septischen Thrombosen unterschieden. Septische Thrombosen sind Folge einer fortgeleiteten lokalen Infektion (Sinusitis, Otitis media) oder hämatogener Streuung einer systemischen Entzündung. Eine aseptische Thrombose wird durch Thrombophilie z. B. bei Schwangerschaft oder unter oraler Kontrazeption begünstigt. Der Verschluss verursacht eine Abflussstörung in den Venen. Typische klinische Symptome sind **Kopfschmerz, fokale neurologische Ausfälle oder Krampfanfälle.** Das klinische Bild ist sehr variabel und reicht von geringen Beschwerden bis zu schweren Verläufen mit letalem Ausgang.

> Als Komplikation können zerebrale Ischämien und Blutungen oder ein Hirnödem auf dem Boden der venösen Stauung entstehen.

Bildgebende Diagnostik

Im kontrastverstärkten **CT** kann eine Kontrastmittelaussparung im Lumen des Sinus zu sehen sein, die den umspülten Thrombus darstellt (▶ Abb. 40.9). Thrombosierte kortikale Venen imponieren als hyperdense, gewundene Streifen ("cord sign"). Man achte auf Zeichen einer Blutung oder zerebralen Ischämie!
Methode der Wahl zur Diagnostik der Sinusthrombose ist die **MRT.** Dabei eignen sich sowohl flusssensitive Sequenzen nach i. v. KM-Gabe sowie native Aufnahmen. Es zeigt sich der Thrombus bzw. ein fehlender

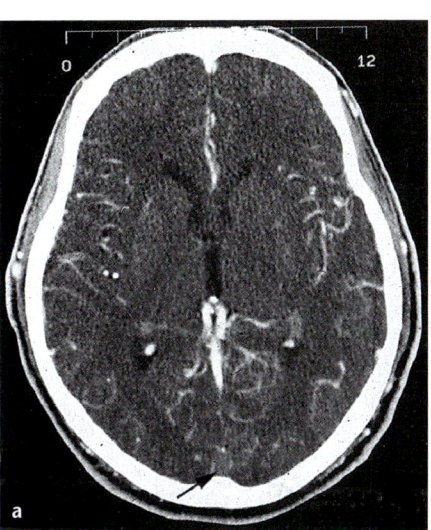

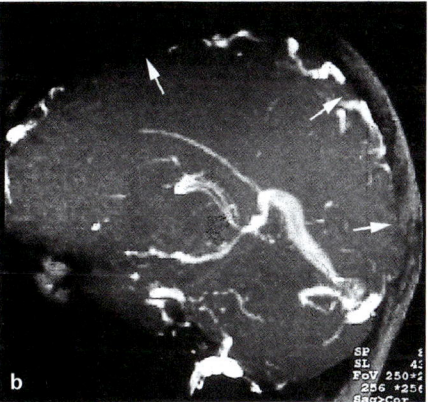

Abb. 40.9: Thrombose des Sinus sagittalis superior. [M443]
a) In der CT (mit KM) verursacht der Thrombus eine KM-Aussparung (→).
b) Das sagittale kontrastmittelverstärkte MRT-Bild lässt eine komplette Thrombosierung des Sinus sagittalis superior erkennen (→). Brückenvenen, Sinus rectus und sagittalis inferior sind dagegen gut kontrastiert.

Fluss im verschlossenen Venensinus. In der nativen MRT ist das Bild des Thrombus abhängig vom Grad des Hämoglobin-Abbaus.

Gefäßfehlbildungen

Zerebrale Aneurysmen

Aneurysmen sind meist beerenförmige, aber auch zylindrische oder fusiforme, lokal begrenzte Gefäßausweitungen. Da intrakranielle Aneurysmen mit polyzystischen Nierenerkrankungen oder dem Marfan-Syndrom vergesellschaftet sein können, scheint eine konnatale Gefäßwandanomalie hier plausibel. Hypertonie und Arteriosklerose stellen zusätzliche Risikofaktoren dar. Andere Ursachen wie septisch-embolische oder mykotische Aneurysmen machen nur einen kleinen Bruchteil aus. Zerebrale Aneurysmen gehen meist von den Gefäßabgängen des Circulus arteriosus Willisi aus, wobei die vorderen Gefäßbifurkationen häufiger betroffen sind (90 %). In der Regel sind sie asymptomatisch, haben allerdings eine kumulative Blutungshäufigkeit von 1–2 % pro Jahr.

> Rupturierte Aneurysmen führen zu einer Subarachnoidalblutung, die oft auch in das Hirnparenchym und das Ventrikelsystem einbricht. Es gilt: Je größer das Aneurysma, umso größer das Risiko einer Ruptur.

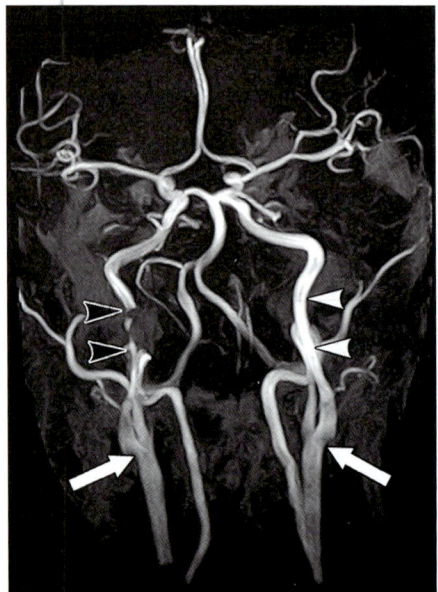

Abb. 40.10: MR-Angiografie des Schädels. Spezielle Sequenz zur selektiven Darstellung der Gefäße (TOF = Time of Flight). Es zeigt sich ein normales Fluss-Signal in der linken A. carotis interna (obere weiße Pfeilspitzen). In der rechten A. carotis interna hingegen ist das Signal unterbrochen (schwarze Pfeilspitzen). Hier liegt ein teilthrombosiertes Aneurysma vor. Die Aufzweigung der A. carotis communis ist mit den zwei unteren dicken weißen Pfeilen markiert. [E314]

Bildgebende Diagnostik

Die **Katheterangiografie** ist Methode der Wahl zur Diagnose zerebraler Aneurysmen. Sie imponieren als kontrastmittelgefüllte Gefäßaussackungen. Da bei einem Fünftel der Patienten multiple Aneurysmen vorliegen, ist es obligat, alle hirnversorgenden Arterien darzustellen.

In der **CT** bzw. **MRT** kann der Nachweis von größeren Aneurysmen direkt oder nach KM-Gabe gelingen (▶ Abb. 40.10). Für den Ausschluss kleinster Aneurysmen reicht die Ortsauflösung dieser Schnittbildverfahren meist jedoch nicht aus.

Arteriovenöse Malformation (AVM)

Die arteriovenöse Malformation (auch AV-Angiom) ist eine arteriovenöse Shuntverbindung ohne dazwischen liegendes Kapillarbett. Stattdessen liegt ein Netz abnormer Gefäße (Nidus) vor, das ein mitunter erhebliches Shuntvolumen führt. Infolge der hohen Drücke im Nidus neigt die AVM zu Blutungen in das Parenchym, das Ventrikelsystem und den Subarachnoidalraum. Nicht selten ist der Ausgang dieser Blutungen letal.

Bildgebende Diagnostik

Die Diagnose einer AVM wird in der Regel durch die **MRT** gestellt. Der Nidus bildet sich als eine signalfreie Zone („flow void") mit unregelmäßiger, teilweise verdickter Gefäßstruktur ab (▶ Abb. 40.11).

In der **CT** kann die AVM Verkalkungen zeigen. Kontrastmittelverstärkt erscheint der Nidus als hyperdense Struktur.

Eine **Angiografie** eignet sich zur Interventionsplanung im Hinblick auf Operation, Embolisation oder Radiotherapie (▶ Abb. 40.12).

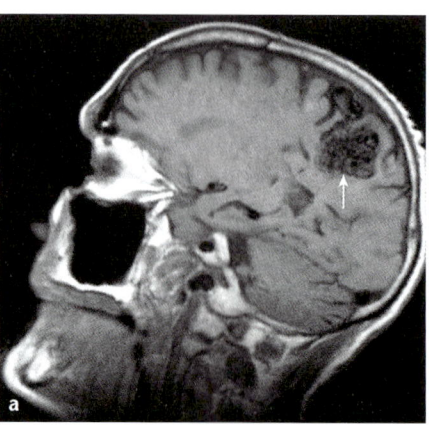

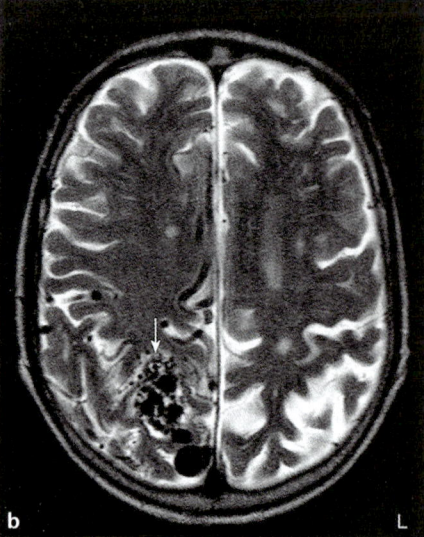

Abb. 40.11: Arteriovenöse Malformation. Der Nidus zeigt sich in der MRT als ein Konvolut großkalibriger Gefäßlumina mit typischer Signalauslöschung in der Postzentralregion (→). [E393]
a) T$_1$-gewichtete Sequenz, sagittal.
b) T$_2$-gewichtete Sequenz, axial.

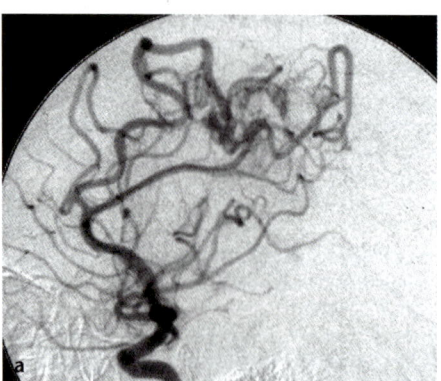

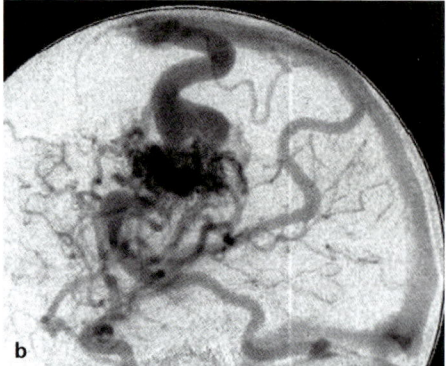

Abb. 40.12: Arteriovenöse Malformation der Zerebralgefäße in der Angiografie (DSA) in arterieller (a) und venöser Phase (b). [M510]

► Beim Patienten mit Schlaganfall muss die Bildgebung schnellstmöglich erfolgen. Dies geschieht aufgrund der schnellen Verfügbarkeit meist in der CT.

► In der Akutphase eines Infarkts finden sich in der CT allenfalls diskrete Frühzeichen einer Ischämie. Allerdings kann eine Blutung als wichtige klinische Differenzialdiagnose sofort ausgeschlossen werden.

► Methode der Wahl zur Diagnose einer akuten intrakraniellen Blutung ist die CT.

► Eingeblutete Areale stellen sich hyperdens dar.

► Intrazerebrale Blutungen sind klinisch von Hirninfarkten nicht zu unterscheiden.

► Leitsymptom der SAB ist ein plötzlicher Kopfschmerz vernichtender Qualität.

► Sinus- und Hirnvenenthrombosen: Methoden der Wahl sind CT und MRT. Das klinische Bild ist sehr variabel, eine wichtige Differenzialdiagnose ist die Enzephalitis.

► Zerebrale Aneurysmen werden mittels Katheterangiografie als KM-gefüllte Gefäßaussackung typischerweise an den Bifurkationen des Circulus Willisii dargestellt. Sie neigen in Abhängigkeit von ihrer Größe zur Ruptur mit konsekutiver Blutung.

► Zur Diagnose einer AVM eignet sich bevorzugt die MRT. Sichtbar wird die typische Signalauslöschung („flow void") des Gefäßkonvoluts im Hirnparenchym.

ZUSAMMENFASSUNG

Meningitis und Enzephalitis

Die Bildgebung spielt bei Entzündungen der Hirnhäute (Meningitis) oder des Hirnparenchyms (Enzephalitis) nur eine untergeordnete Rolle. Symptome hierfür sind Kopfschmerzen, Fieber, Meningismus, Herdzeichen und Bewusstseinsstörungen. Vor allem die Liquordiagnostik liefert entscheidende Hinweise auf Erreger (viral oder bakteriell) und Ausmaß der Erkrankung. Im Folgenden werden zwei Formen mit einem charakteristischen radiologischen Befund vorgestellt.

Tuberkulöse Meningitis

Tuberkulöse Meningitiden sind eine Sonderform der bakteriellen Hirnhautentzündungen. Die Aussaat der Mykobakterien erfolgt hämatogen. Im Gegensatz zu anderen Meningitiden sind v. a. die basalen Meningen befallen. Zusätzlich kommt es zu disseminierten Herden im Hirngewebe (tuberkulöse Meningoenzephalitis) (▶ Abb. 41.1).

Herpes-Enzephalitis

Beim Erwachsenen verursachen meist Herpes-simplex-Viren Typ I diese unbehandelt fulminant verlaufende Erkrankung. Sie entsteht durch Aktivierung latenter Viren im Ganglion trigeminale. In der Frühphase ist die **MRT** der **CT** deutlich überlegen. Zunächst lassen sich v. a. in den Anteilen des limbischen Systems (Temporallappen, Gyrus cinguli, Gyrus rectus) Signalanhebungen auf T_2-gewichteten Aufnahmen erkennen. Diese entsprechen einem Ödem. Später kommt es zur pathologischen KM-Aufnahme und feinen, nekrosebedingten Einblu-

tungen, die als erhöhte Signalintensität in T_1-Sequenzen imponieren (▶ Abb. 41.2).

Hirnabszess

Hirnabszesse entstehen als Komplikation offener Schädelverletzungen oder benachbarter Entzündungsherde (Otitis, Sinusitis). Außerdem treten sie hämatogen, z. B. nach Endokarditiden oder Pneumonien auf. Die eitrigen, meist bakteriell bedingten Prozesse können sich solitär oder multifokal ausbreiten. Häufig sind sie frontal oder parietal lokalisiert. Klinisch manifestiert sich die Erkrankung durch Kopfschmerzen, Fieber, Vigilanzänderung und Hirndruckzeichen.

Radiologische Diagnostik

Der Abszess stellt sich im kranialen **CT** als hypodense Zone dar. Nach 1–2 Wochen bildet sich eine Abszesskapsel, die nach Kontrastmittelgabe als KM-anreichernde Ringstruktur imponiert (▶ Abb. 41.3). Es besteht ein perifokales Ödem. Ferner lassen sich indirekte Zeichen einer Raumforderung finden.

> ▶ Beim Nachweis eines ringförmigen Enhancements muss differenzialdiagnostisch an eine Neoplasie gedacht werden. In unklaren Fällen hilft eine Biopsie.

Innerhalb einer KM-aufnehmenden Kapsel findet sich in der **MRT** für den zentralen Eiterherd eine veränderte Signalintensität (hypointens im T_1-, hyperintens im T_2-gewichteten Bild).

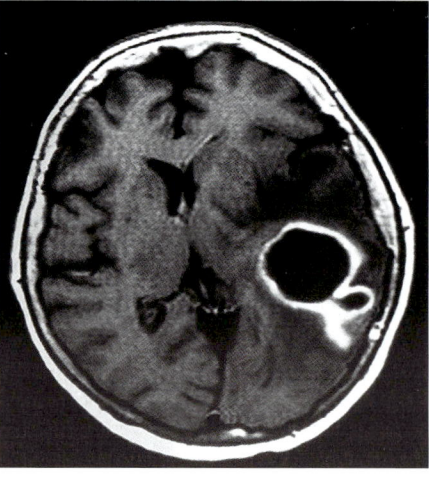

Abb. 41.3: Hirnabszess. Die KM-verstärkte, axiale, T_1-gewichtete MRT zeigt ein Ring-Enhancement mit zentraler signalarmer Zone in der linken Hirnhälfte, umgeben von einem Marklagerödem. Die Lokalisation an der Mark-Rinden-Grenze ist typisch für einen hämatogen gestreuten Abszess. Mikrobiologischer Nachweis von Nocardien. [E595]

Subdurales Empyem und epiduraler Abszess

> ▶ Das subdurale Empyem und der epidurale Abszess sind eitrige Prozesse und Folge benachbarter Entzündungsherde oder offener Hirnverletzungen und stellen neurochirurgische Notfälle dar.

CT und MRT zeigen nach i. v. KM-Gabe subdurale oder epidurale Eiterherde mit einer KM-Anreicherung im soliden Randbereich (▶ Abb. 41.3 und ▶ Abb. 41.4).

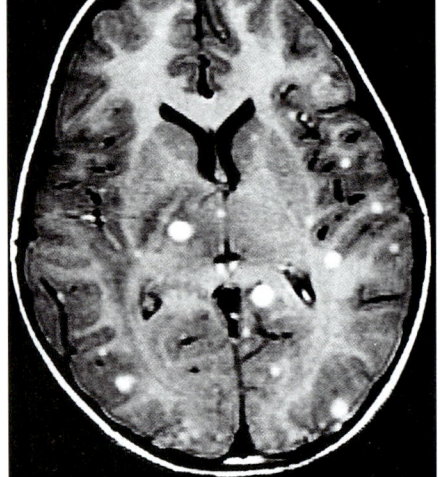

Abb. 41.1: Tuberkulöse Meningoenzephalitis, axiale, KM-verstärkte T_1-gewichtete MRT. In beiden Hemisphären zeigen sich multiple hyperintense, noduläre Foci, die Tuberkulomen entsprechen. [E595]

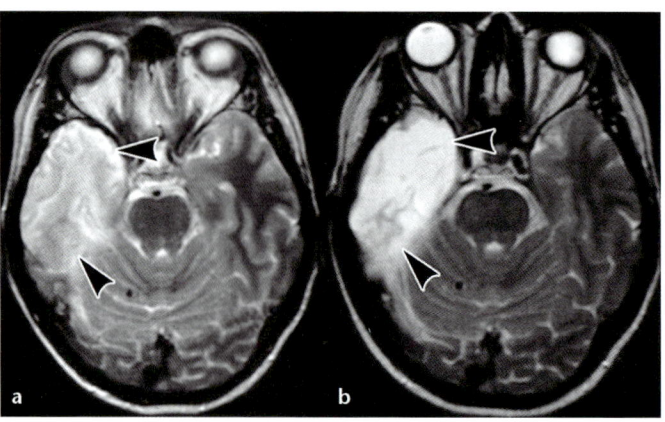

Abb. 41.2: a) Herpes-Enzephalitis mit typischer Signalanhebung im rechten Temporallappen (→) in der axialen MRT.
b) Das zweite Bild zeigt die MRT 6 Monate später. Die Signalanreicherung entspricht einer gliösen Vernarbung nach Zelluntergang. [E314]

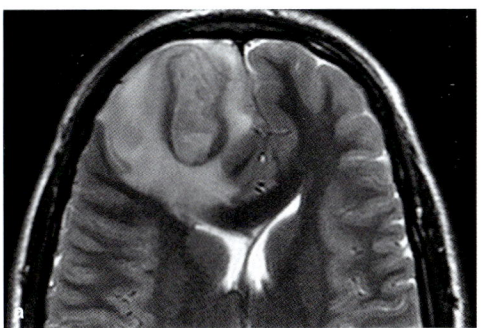 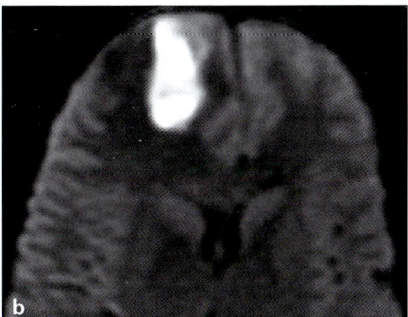 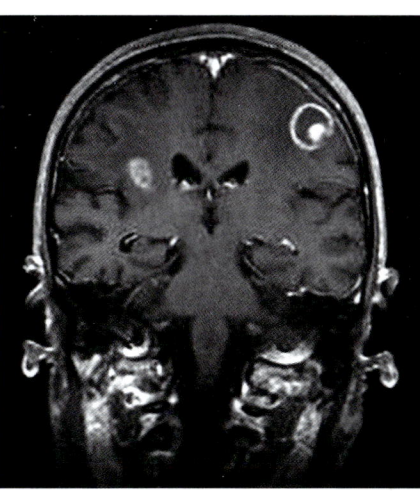

Abb. 41.4: Hirnabszess. [E393]
a) Die axiale T$_2$-gewichtete MRT zeigt einen Abszess mit perifokalem hyperintensem Ödem.
b) In der Diffusionswichtung zeigt sich eine Signalanreicherung im Abszess. Bei diesem Patienten war es nach penetrierender Schädelverletzung zu einer zerebralen Streptokokken-Absiedelung gekommen.

Toxoplasmose

Eine Infektion mit Toxoplasma gondii führt in der Regel nur bei immungeschwächten Patienten (Frühgeborene, Immundefekte) zu einer zerebralen Manifestation. So ist die Toxoplasmose die häufigste opportunistische ZNS-Infektion bei AIDS-Kranken (► Abb. 41.5). Klinisch kommt es zu einer enzephalitischen Symptomatik, bei der konnatalen Toxoplasmose zusätzlich zu postenzephalitischen Folgeschäden wie einem Hydrozephalus oder intrazerebralen Verkalkungen.

Radiologische Diagnostik

► **Konnatale Toxoplasmose:** Das **MRT**- und das **CT-Bild** zeichnen sich durch eine zystische Nekrose in den Großhirnhemisphären aus. Zusammen mit diesen stippchenhaft verkalkten Nekrosen ist eine Hirnatrophie kennzeichnend für die Erkrankung. Sekundär besteht häufig ein Hydrozephalus. Im ersten Lebensjahr kann die Diagnose auch sonografisch durch die offene Fontanelle gestellt werden.

► **Toxoplasmose des Erwachsenen:** In **CT** und **MRT** finden sich meist disseminierte, ringförmig KM-aufnehmende Läsionen mit perifokalen (signalarmen) Ödemen. Prädilektionsstellen sind die Basalganglien (vgl. Hirnabszess).

Abb. 41.5: Zerebrale Toxoplasmose-Manifestation bei einem Patienten mit AIDS. In der koronaren MRT (T$_1$-gewichtet) findet sich nach KM-Gabe ein rundlicher, KM aufnehmender ringförmiger Herd im linken Parietallappen, darum ein hypointenses Ödem. Die knopfförmige Auftreibung im Ring (etwa 5 Uhr) ist typisch für Toxoplasmose. Im rechten Temporallappen kleinere hyperintense Läsion. [E595]

> Die Abgrenzung zu einem ZNS-Lymphom, das auch vermehrt bei immuninkompetenten Patienten auftritt, fällt schwer. Allerdings liegt das Lymphom typischerweise periventrikulär.

► Bei der Diagnose unkomplizierter Meningitiden und Enzephalitiden haben MRT und CT im Vergleich zur Lumbalpunktion nur eine untergeordnete Bedeutung.
► Bildgebende Verfahren der Wahl zur Diagnose von Infektionen des ZNS: MRT und CT mit Kontrastmittel.
► Durch CT und MRT ist es nicht immer möglich, zerebrale Abszesse von Tumoren zu unterscheiden, da beide das führende Bild einer ringförmigen Kontrastmittelanreicherung zeigen. Häufig ermöglicht erst eine chirurgisch gewonnene Biopsie oder die Abszessausräumung eine endgültige Diagnose.
► Toxoplasmose ist die häufigste ZNS-Infektion bei Patienten mit AIDS.

ZUSAMMENFASSUNG

Multiple Sklerose (MS)

Multiple Sklerose (auch Enzephalomyelitis disseminata) ist die häufigste demyelinisierende Erkrankung. Die Ätiologie ist unklar. Die MS ist gekennzeichnet durch entzündliche, multiple Entmarkungsherde in der weißen Substanz von Gehirn und Rückenmark. Hauptmanifestationsalter ist das junge Erwachsenenalter.

Entsprechend der multifokalen Verteilung der Entmarkungsherde über das gesamte ZNS können Defizite aller Hirnfunktionen beobachtet werden. Typische initiale Symptome sind Sensibilitätsstörungen und/oder zentrale Paresen. Im chronisch progredienten oder schubweisen Verlauf finden sich zusätzlich Retrobulbärneuritis, Blasen-/Mastdarmstörungen, Kleinhirnsymptome und psychische Veränderungen.

Radiologische Diagnostik

Mittel der Wahl zur neuroradiologischen Diagnostik einer MS ist die **MRT.** Schon in der Frühphase vor klinischer Ausprägung können Entmarkungsherde detektiert werden. Die multiplen Entzündungsherde zeigen eine Signalanhebung in T_2-gewichteten Aufnahmen und einen schwachen Signalabfall in der T_1-Gewichtung ohne Kontrastmittel (▶ Abb. 42.1, ▶ Abb. 42.2 und ▶ Abb. 42.3).

> Floride Herde zeichnen sich durch eine Schrankenstörung aus, reichern also Kontrastmittel an. Die Ausprägung der KM-Aufnahme korreliert mit dem Grad der entzündlichen Veränderung.

Die meist rundlichen und relativ scharf begrenzten, herdförmigen Veränderungen sind asymmetrisch über die weiße Substanz verteilt. Bevorzugt sind sie periventrikulär entlang den Seitenventrikeln und im Bereich der Capsula interna und externa sowie in den Kleinhirnstielen zu finden. Auch das Myelon kann betroffen sein.

Ältere, chronische Plaques weisen dagegen in der T_2-Gewichtung einen weniger ausgeprägten Signalanstieg, in T_1-gewichteten Bildern einen stärkeren Signalverlust auf. Die sklerotischen Herde reichern kein Kontrastmittel an. Im weiteren Verlauf verursacht die Sklerose eine allgemeine Hirnatrophie mit Erweiterung der inneren und äußeren Liquorräume.

Progressive multifokale Leukenzephalopathie (PML)

Erreger der progressiven multifokalen Leukenzephalopathie ist das JC-Virus aus der Familie der Papovaviren, das die Oligodendrozyten zerstört. Fast ausschließlich immunsupprimierte Patienten sind von dieser – meist nach wenigen Monaten letal verlaufenden – Entmarkungserkrankung betroffen.

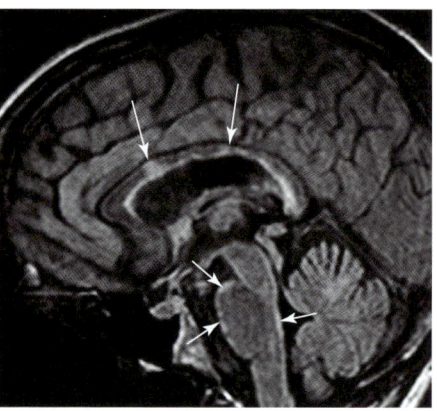

Abb. 42.2: Multiple Sklerose. Das sagittale MRT-Bild (FLAIR-Sequenz) zeigt eine signalreiche Läsion im Bereich des leicht atrophierten Corpus callosum (obere →). Kleine Läsionen finden sich auch an ventraler und dorsaler Pons (untere →). [E595]

In **CT** und **MRT** zeigen sich große hypodense bzw. hyperintense (T_2-Gewichtung) Entmarkungsherde, die bilateral und häufig symmetrisch ausschließlich das Mark befallen (▶ Abb. 42.4). Die Plaques nehmen kein KM auf.

Morbus Wilson

Bei dieser autosomal-rezessiv vererbten Speicherkrankheit lagert sich infolge verminderter biliärer Ausscheidung Kupfer in Leber, Augenlinsen und ZNS (synonym auch hepatolentikuläre Degeneration) ab. Neben der hepatischen Manifestation zeichnet sich der zerebrale Befall durch parkin-

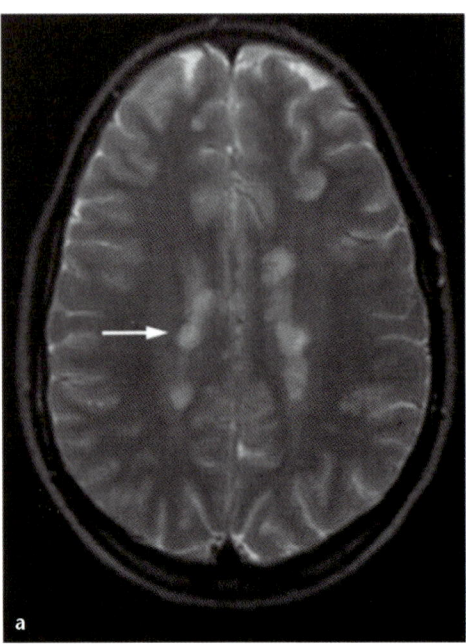

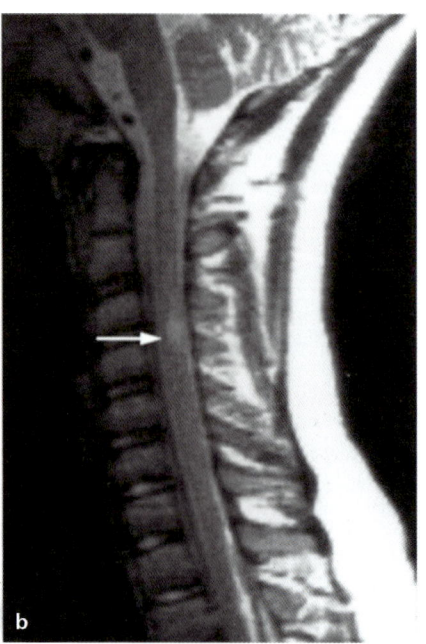

Abb. 42.1: Multiple Sklerose. [E503]
a) T_2-Wichtung mit hyperintensen Herden im zentralen periventrikulären Marklager.
b) T_1-Wichtung mit Kontrastmittel mit Nachweis eines floriden, KM-aufnehmenden Herdes im Halsmark.

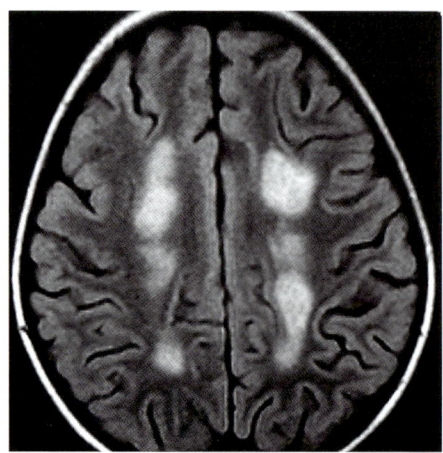

Abb. 42.3: MRT einer MS-Patientin. In dieser FLAIR-Sequenz zeigen sich multiple demyelinisierende Prozesse der Hemisphären. Auch die Basalganglien und der Thalamus sind betroffen. [E595]

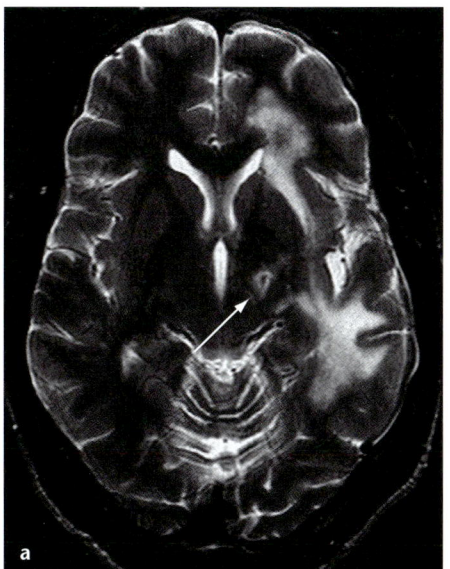 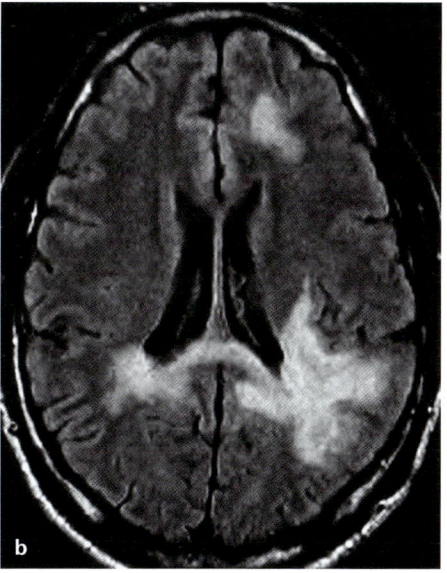

Abb. 42.4: Progressive multifokale Leukenzephalopathie. Das T₂-gewichtete, axiale MRT-Bild zeigt signalintensive Entmarkungsherde im linken Frontal- und Temporal- sowie in beiden Parietallappen. [E595]

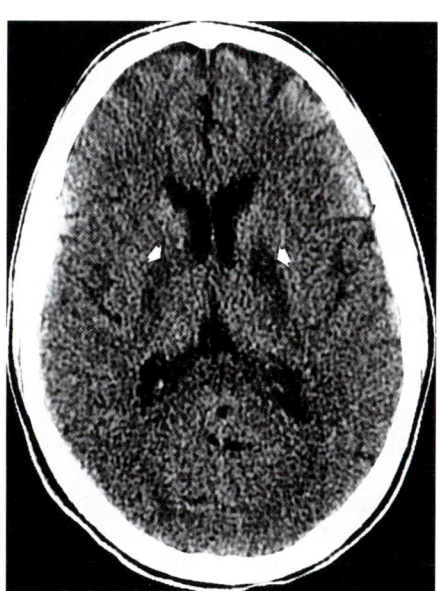

Abb. 42.5: Native, axiale CT bei Morbus Wilson. Hypodensität im Bereich des Globus pallidus auf beiden Seiten (→). [E595]

sonähnliche Symptome wie Rigor, Tremor und Dysarthrie aus.

Die Kupferspeicherung führt zu Gliosen und Nekrosen, die bilateral als symmetrische Hypodensitäten (CT) bevorzugt in Stammganglien, aber auch in Thalamus und Mesenzephalon imponieren (▶ Abb. 42.5). In der **MRT** finden sich in der T₂-Gewichtung Herde mit zentralem Signalverlust und peripherer Signalanhebung. Im fortgeschrittenen Stadium entwickelt sich eine generalisierte Hirnatrophie.

▶ Methode der Wahl zur Diagnose und Verlaufsdokumentation der **multiplen Sklerose** ist die MRT. Floride Herde reichern KM an, die Aufnahme entspricht dem Grad der entzündlichen Veränderung. Die Läsionen finden sich bevorzugt periventrikulär.

▶ Die **progressive multifokale Leukoenzephalopathie** tritt fast nur im Rahmen einer Immunsuppression auf. Die MRT zeigt große Entmarkungsherde, die ausschließlich die weiße Substanz befallen.

▶ Die Kupferablagerungen bei **Morbus Wilson** finden sich bevorzugt als symmetrische Läsionen in den Stammganglien.

ZUSAMMENFASSUNG

Hydrozephalus

Unter einem Hydrozephalus versteht man die Erweiterung innerer und/oder äußerer Liquorräume auf der Basis von pathologischer Liquorproduktion, Liquorzirkulationsstörungen oder verminderter Liquorresorption (▶ Tab. 43.1). Vom echten Hydrozephalus abzugrenzen sind Hirnatrophien, bei denen die Liquorräume infolge eines Parenchymverlusts erweitert sind (Hydrocephalus e vacuo). Je nachdem, ob innere oder äußere Liquorräume betroffen sind, spricht man von Hydrocephalus internus oder externus.

Hydrocephalus occlusus

Ein Verschlusshydrozephalus entsteht auf dem Boden einer partiellen oder totalen Obstruktion der Liquorwege. Engstellung oder Okklusion können Folge primärer Fehlbildungen sein. Darunter fallen die Aquäduktstenose, die Arnold-Chiari-Malformation und das Dandy-Walker-Syndrom (▶ Abb. 43.1). Tumoren, Blutungen und Entzündungen können sekundär einen Hydrocephalus occlusus verursachen. Klinisch finden sich Hirndruckzeichen mit Kopfschmerzen, Übelkeit und Erbrechen.

Den bildgebenden Nachweis eines Hydrozephalus können sowohl **CT, MRT** als auch beim Säugling eine **Sonografie** erbringen. Der Befund ist abhängig von der Region des Verschlusses (▶ Tab. 43.2). Häufig ist die Obstruktion auf Höhe des Aquädukts oder des IV. Ventrikels lokalisiert. Mit zunehmendem Ventrikelaufstau werden auch die äußeren Liquorräume eingeengt oder verstrichen (▶ Abb. 43.2). Die Gyri erscheinen abgeflacht und die Sulci sind nicht mehr abgrenzbar.

Zusätzlich verursacht der erhöhte intraventrikuläre Druck eine transependymale Liquordiapedese: In T_2-gewichteten MRT-Aufnahmen oder der CT zeigt sich dies an kappenförmigen, hyperintensen bzw. hypodensen Veränderungen im Marklager an den Vorderhörnern der Seitenventrikel.

Hydrocephalus malresorptivus

Der Hydrocephalus malresorptivus entsteht durch eine Liquorresorptionsstörung der

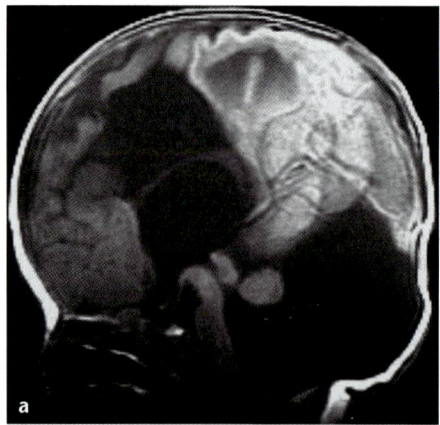

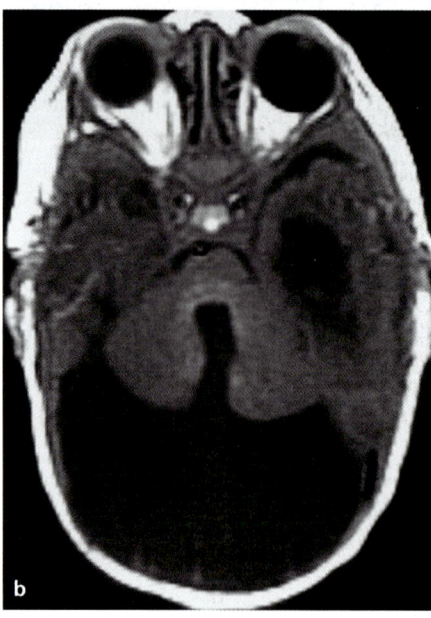

Abb. 43.1: Das Dandy-Walker-Syndrom gehört zu den Dysrhaphien und geht mit einer Aplasie des Kleinhirnwurms sowie einer meist mit dem IV. Ventrikel kommunizierenden, zystischen Raumforderung in der hinteren Schädelgrube (Auftreibung des IV. Ventrikels) einher. Die beiden MRT-Bilder (a: T_1-Wichtung, sagittal, b: T_1-Wichtung, axial) zeigen eine große Zyste in der hinteren Schädelgrube und ein hypoplastisches Kleinhirn. Die supratentoriellen Ventrikelabschnitte sind erweitert. [E595]

Pacchioni-Granulationen, deren Ursachen idiopathisch, Meningitiden, Subarachnoidalblutungen und Traumen sein können. Häufig manifestiert sich der Hydrocephalus malresorptivus als Normaldruckhydrozephalus, der im Tagesverlauf keine kontinuierliche, sondern eine spitzenförmige Druckerhöhung zeigt. Betroffen sind meist ältere Patienten, die klinisch eine progrediente Demenz, Blasenentleerungs- und Gangstörungen angeben.

Es findet sich eine Dilatation der Ventrikel und der äußeren Liquorräume, wobei die inneren gegenüber den äußeren betont sind. Typisches Bild in der **MRT** ist eine Signalauslöschung („flow void") durch pulsatilen Liquorfluss im Aquädukt.

Hirnatrophie

Der Substanzverlust des Hirnparenchyms kann in Abhängigkeit von der Ätiologie zu einer fokalen, regional-symmetrischen oder generalisierten Atrophie führen.

Erkennbar ist eine Hirnatrophie an der Erweiterung der Liquorräume (▶ Abb. 43.3). Eine Erweiterung der inneren Liquorräume ist meist mit einem subkortikalen Parenchymverlust assoziiert, während eine Erweiterung der äußeren Liquorräume für einen kortikalen Substanzverlust spricht.

Hirnatrophien können neben physiologischen Alterungsprozessen eine Vielzahl von traumatischen, entzündlichen und toxisch-metabolischen Ursachen haben. Relativ häufig sind dabei demenzielle Erkrankungen.

▶ **Alterung:** Durch praktisch fehlende Regeneration der Nervenzellen kommt es im Laufe des Lebens zu einer physiologischen Volumen- und Gewichtsabnahme der Matrix. Es besteht eine große Variationsbreite der generalisierten Involution. Die **CT** zeigt eine symmetrische Ventrikelaufweitung sowie eine Erweiterung der basalen Zisternen und der kortikalen Sulci.

Tab. 43.1: Deskriptive Einteilung des Hydrozephalus nach betroffenem Liquorraum.

Hydrocephalus internus	Ventrikelerweiterung
Hydrocephalus externus	Erweiterung des Subarachnoidalraums
Hydrocephalus communicans	Erweiterung innerer und äußerer Liquorräume

Tab. 43.2: Ventrikelerweiterung in Abhängigkeit von der Verschlusshöhe.

Verschlusshöhe	Seitenventrikel	III. Ventrikel	IV. Ventrikel
Foramina Monroi	Erweitert	Normal	Normal
Aquädukt	Erweitert	Erweitert	Normal
Foramina Luschkae und Magendii	Erweitert	Erweitert	Erweitert
Äußere Liquorwege	Erweitert	Erweitert	Erweitert

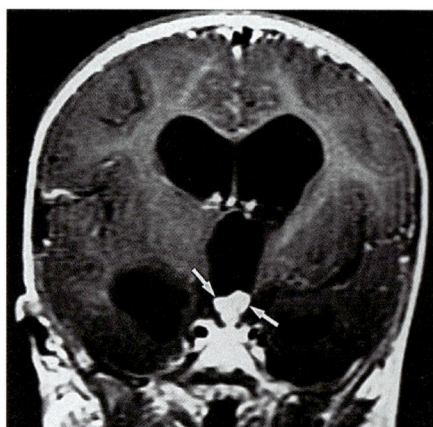

Abb. 43.2: Koronare, T_1-gewichtete KM-verstärkte MRT einer pädiatrischen Patientin mit Hydrocephalus occlusus. Die beiden Seitenventrikel zeigen eine deutliche Aufweitung, die äußeren Liquorräume über den Großhirnhemisphären sind verstrichen. Zur Stauung hat ein Retinoblastom (suprasellarer, hyperintenser Tumor →) geführt. [E595]

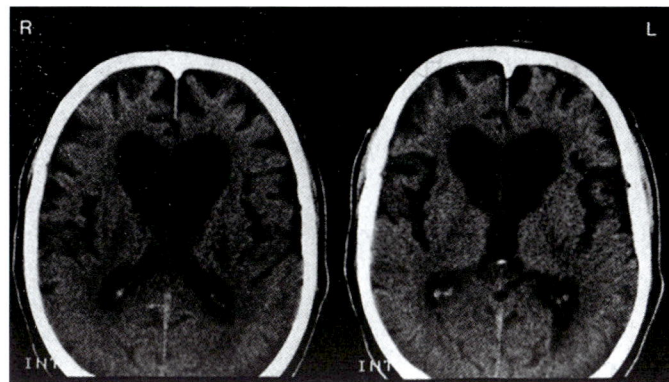

Abb. 43.3: Die CT zeigt eine Hirnatrophie mit deutlicher Erweiterung der Seitenventrikel und mäßiggradiger Erweiterung der äußeren Liquorräume. [T407]

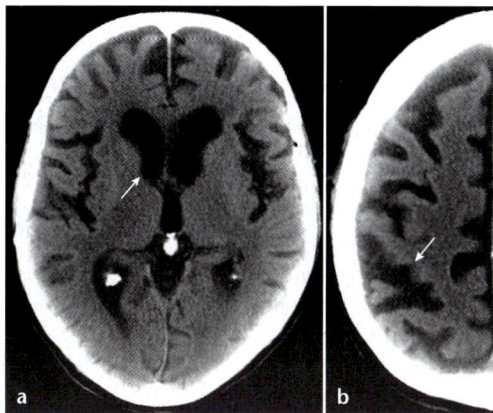

Abb. 43.4: Native CT eines Patienten mit Alzheimer-Demenz (axialer Schnitt). Beide Schnitte zeigen die diffuse kortikale Atrophie mit Vergröberung der Sulci und Weitung der inneren und äußeren Liquorräume. [E513]

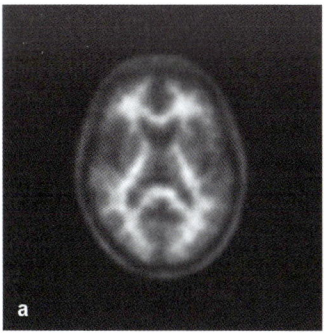 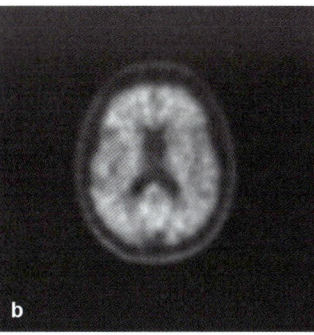

Abb. 43.5: Morbus Alzheimer: Florbetaben-18-F zum Nachweis von Amyloid-Ablagerungen im Gehirn, Amyloid-negatives Bild (a) und Amyloid-positives Bild (b). [V628]

▸ **Multiinfarktdemenz:** CT und MRT zeigen eine generalisiert diffuse Hirnatrophie. Typisch sind kleine hypodense Mikroinfarkte, die v. a. im Stromgebiet der A. cerebri media lokalisiert sind.

▸ **Morbus Alzheimer:** Die häufigste degenerative Hirnerkrankung ist kortikal betont. In **MRT** und **CT** findet sich ein fokaler Substanzverlust des Kortex bevorzugt im Temporal- und Parietallappen, später auch frontal. **Nuklearmedizinisch** lässt sich ein global verminderter Glukosestoffwechsel nachweisen, der mit der Schwere der Erkrankung korreliert. Da die morphologischen Veränderungen unspezifisch sind, zielt die Bildgebung v. a. auf den Ausschluss anderer Ursachen einer demenziellen Erkrankung ab (▸ Abb. 43.4, ▸ Abb. 43.5).

▸ **Morbus Pick:** Charakteristisches Merkmal dieser seltenen kortikalen Demenz ist eine regional-symmetrische, frontotemporale Atrophie mit Erweiterung der Frontalhörner.

▸ Verfahren der Wahl zur Darstellung eines **Hydrozephalus** sind CT/MRT, bei Säuglingen auch die Sonografie durch die offene Fontanelle.
▸ Ein Hydrozephalus resultiert aus einer gestörten Liquorzirkulation, -absorption oder -produktion und führt zu einer Erweiterung der Liquorräume.
▸ Die **Hirnatrophie** kann mit beiden Schnittbildverfahren dargestellt werden. Die Ätiologie der Hirnatrophie ist heterogen. Der Parenchymverlust kann mit einer Demenz einhergehen oder aber Ausdruck einer physiologischen Altersinvolution sein.

ZUSAMMENFASSUNG

Bildgebende Verfahren

MRT

> Zur Diagnose einer Läsion des Rücken-
> marks ist die MRT bildgebendes Ver-
> fahren der Wahl.

Vorteil der MRT gegenüber der CT ist der
hohe Weichteilkontrast. Dies ermöglicht
eine genaue Darstellung von intraspinalen
Tumoren, Fehlbildungen und Läsionen.

CT

Knöcherne Veränderungen der WS, z.B.
Ausmaß und genauer Verlauf von Frakturen,
lassen sich bevorzugt in der CT abbilden.

Konventionelles Röntgen

Röntgenaufnahmen der WS ermöglichen
die Diagnose von Frakturen, Degeneratio-
nen oder knochendestruktiven Prozessen
sowie den Nachweis von Instabilitäten
durch Funktionsaufnahmen.

Myelografie

Die Myelografie wird v.a. zur Darstellung
von Spinalkanalstenosen, beispielsweise infolge von Bandscheibenvorfällen, verwendet. Statt einer konventionellen Myelografie
wird häufig nach intrathekaler Gabe des
Kontrastmittels eine CT oder MRT durchgeführt (CT-/MRT-Myelografie).

Angiografie

Indikation für eine Angiografie der Spinal-
gefäße ist vor allem der Verdacht auf spinale
Gefäßmalformationen.

Raumforderungen des Spinal-
kanals

Schlüssel zur Diagnose einer spinalen
Raumforderung ist die genaue Lokalisa-
tions- und Beziehungsbestimmung zu Dura
und Myelon. Dabei wird zwischen extraduralen, intraduralen-extramedullären und
intramedullären Prozessen differenziert
(▶ Abb. 44.1). All diese Raumforderungen
können zu einer Einengung des Spinalkanals
oder der Neuroforamina führen und so eine
neurologische Symptomatik verursachen.

Extradurale Raumforderungen

> Die häufigste extradurale Raumforde-
> rung sind metastatische Absiedelun-
> gen der knöchernen Wirbelsäule.

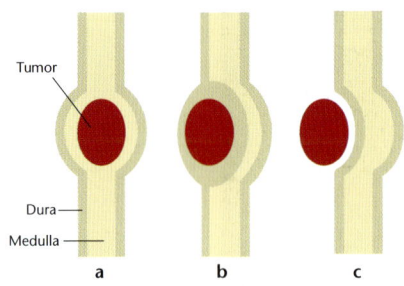

Abb. 44.1: Lage von intramedullären (a), intraduralen-extramedullären (b) sowie extraduralen (c)
Raumforderungen. [L231]

Außerdem finden sich entzündliche Verän-
derungen der Wirbelsäule wie Abszesse,
Wirbelfrakturen und Bandscheibenvorfälle
(▶ Kap. 37)

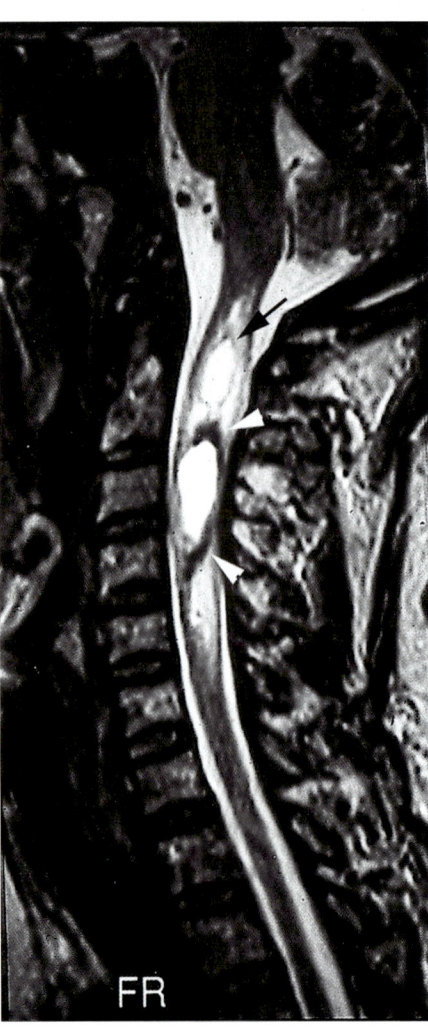

Abb. 44.2: Sagittale, T_2-gewichtete, native MRT-
Aufnahme des Zervikalmarks. Es findet sich eine
intramedulläre Auftreibung durch ein Ependymom.
Der Tumor (hyperintens) ist von einem signalarmen
Ring umgeben, der Blutabbauprodukten nach einer
stattgefundenen Blutung entspricht (Pfeilspitzen).
Weiter kranial liegt eine Begleitzyste (→). Man be-
achte das perifokale Ödem. [M443]

Intradurale-extramedulläre Raum-
forderungen

Die häufigsten diesem Kompartiment zuzu-
ordnenden Raumforderungen sind Neurinome und Meningeome. Ihr Verhalten in
der Bildgebung entspricht weitgehend dem
einer intrakraniellen Manifestation.

Intramedulläre Raumforderungen

Die beiden wichtigsten intramedullären
Raumforderungen sind Astrozytome (bei
Kindern und Erwachsenen) und Ependymome bei erwachsenen Patienten. In der
Bildgebung sind die beiden Tumoren nicht
sicher zu unterscheiden.
Ependymome finden sich meist im Thora-
kalmark, Conus medullaris oder Filum terminale. Sie sind auf T_1-gewichteten MRT-
Sequenzen meist isointens und in T_2 hyperintens zum Rückenmark (▶ Abb. 44.2). Da
die Tumoren häufig zystische Degeneratio-
nen zeigen, kommt es nach i.v. KM-Gabe
zu einem intensiven, inhomogenen Enhancement, sodass zystische Anteile von
soliden differenziert werden können. Einblutungen und Nekrosen sind eher selten.

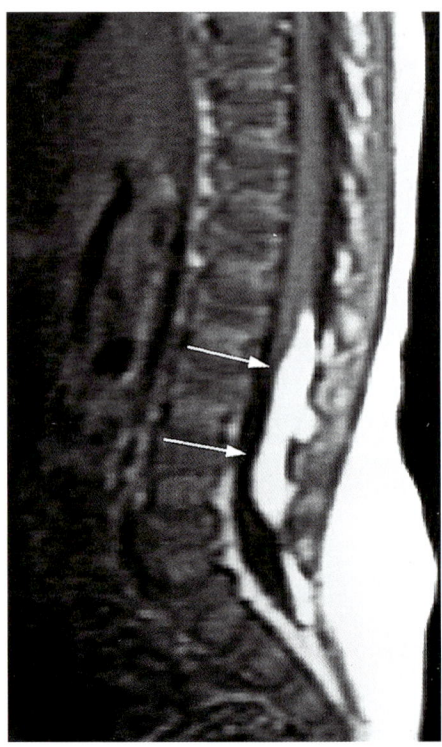

Abb. 44.3: Intradurales Lipom. Sagittale, T_1-gewich-
tete, native MRT-Aufnahme des Zervikalmarks. Der
Tumor (→) liegt dem Conus medullaris dorsal an.
Der Conus liegt auf Höhe des zweiten Lendenwirbel-
körpers. Im oberen Os sacrum ist eine Dysraphie zu
erkennen. [E595]

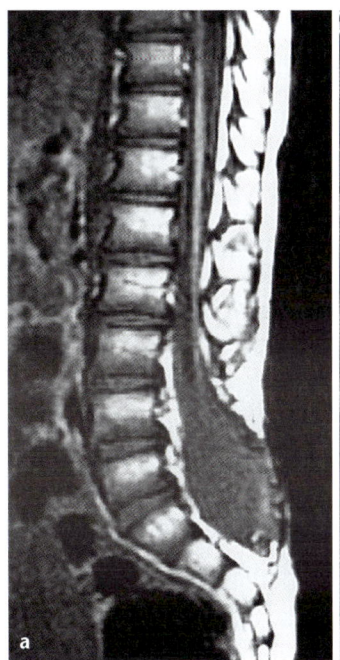 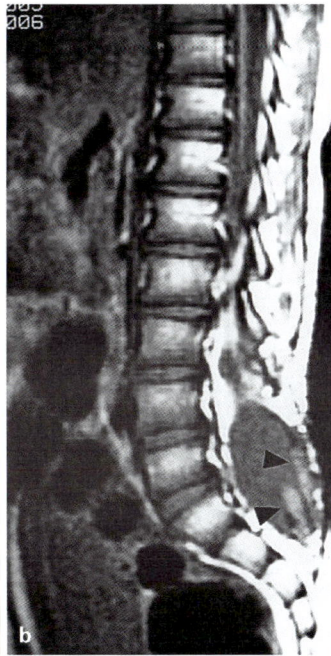

Abb. 44.4: a) T$_1$-gewichtete MRT-Aufnahme mit dem Bild einer Meningomyelozele. b) Trotz operativen Verschlusses zeigt sich im Lumbosakralbereich ein dysraphisches Segment. Die Wirbelkörper umschließen das Spinalmark nicht. [E595]

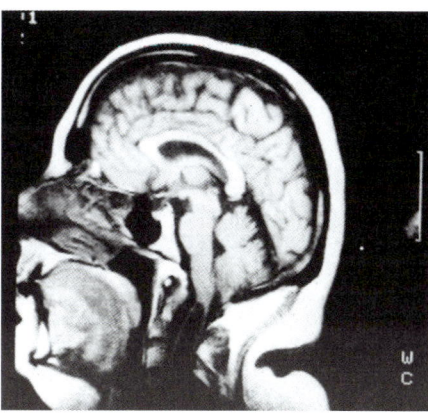

Abb. 44.5: Sagittale, T$_1$-gewichtete, native MRT-Aufnahme von Schädel und kraniozervikalem Übergang. Eine Kleinhirnhernie wölbt sich entsprechend einer Arnold-Chiari-Malformation in das Foramen magnum vor. [T407]

Astrozytome finden sich bevorzugt im Halsmark, ihr Signalverhalten in der MRT ist ähnlich dem des Ependymoms.

In der **Myelografie** kommt es zu einer symmetrischen Auftreibung des Myelons oder KM-Aussparung am Filum terminale. Auch Lipome können intramedullär auftreten (▶ Abb. 44.3).

Spinale Fehlbildungen

Störungen der Entwicklung des Neuralrohrs führen zu Dysrhaphien. Sie finden sich in der Medianlinie und können unterschiedlich ausgeprägt sein:

▶ **Spina bifida:** Bei einer Spina bifida occulta liegt ein Defekt des Wirbelbogens vor, der im Röntgenbild als Wirbelspaltbogen sichtbar wird. Wölben sich zusätzlich Rückenmarkshäute oder Myelon durch den Spalt, spricht man von einer **Meningozele** bzw. **Myelomeningozele** (▶ Abb. 44.4). Zur Darstellung eignen sich **MRT** oder **Sonografie.**

▶ **Syringomyelie:** Zentrale röhrenförmige Höhlenbildung im Rückenmark, die sich über mehrere Segmente erstrecken kann. Die Syringomyelie kann primär auf eine embryonale Fehlbildung oder sekundär auf entzündliche Prozesse, Traumen und Tumoren zurückgehen. Methode der Wahl ist die **MRT,** welche die Höhle als intramedulläre, liquor-isointense Struktur darstellt. Die **Myelografie** zeigt indirekt eine Aufweitung des Myelons.

▶ **Arnold-Chiari-Malformation:** Hier sind Zerebellum, Medulla oblongata und das obere Zervikalmark fehlgebildet und nach kaudal verlagert (▶ Abb. 44.5). Sie kann infolge der beeinträchtigten Liquorpassage zu einem Hydrozephalus führen.

▶ Verfahren der Wahl zur Darstellung von Myelopathien ist die MRT.
▶ Häufig werden Myelopathien durch extradural liegende Prozesse, insbesondere degenerative Erkrankungen der WS wie Bandscheibenvorfälle, hervorgerufen.

ZUSAMMENFASSUNG

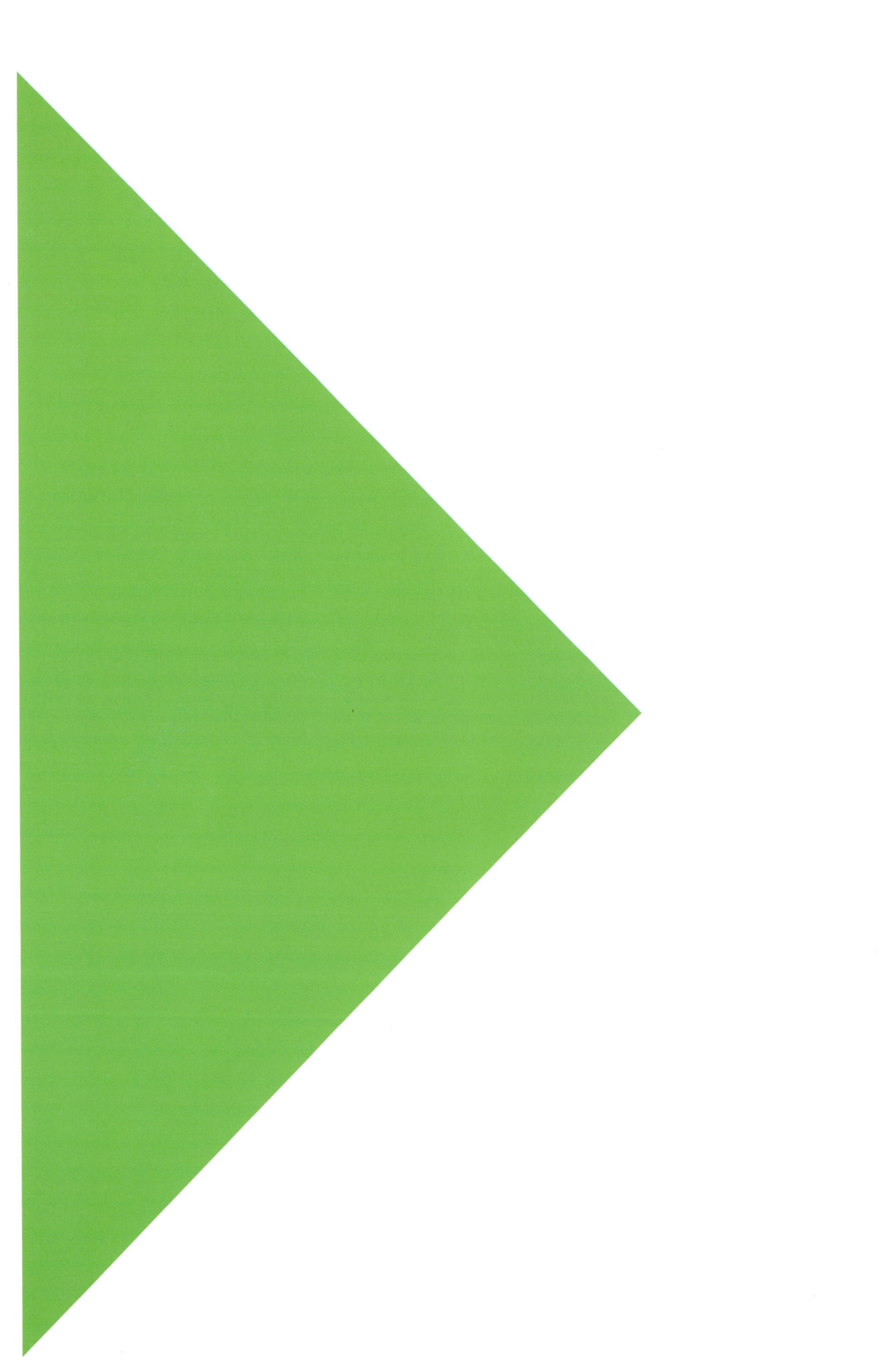

Fallbeispiele

Fallbeispiele

FALLBESCHREIBUNG

Sie haben Dienst in der Notaufnahme. Eine aufgeregte Mutter kommt mit ihrem kleinen Sohn herein. Sie berichtet, dass ihr ein-einhalbjähriges Kind nun schon seit 1 Woche unaufhörlich hustet und hoch fiebert. Bei der Untersuchung ist das Kind schlapp und tachypnoeisch. Auskultatorisch hören Sie ubiquitär grobe Rasselgeräusche, können aber bei wehrigem Patienten fokale Auffälligkeiten nicht ausschließen. Ihr Kollege rät Ihnen zu röntgen. Nach einer halben Stunde sehen Sie sich das Bild an.

Beschreiben Sie den Befund (▶ Abb. 45.1). Äußern Sie eine Verdachtsdiagnose. Was wäre Ihre therapeutische Maßnahme?

In der Thoraxaufnahme ist im rechten Hemithorax unschwer eine Verschattung mit rundlicher Kontur zu erkennen. Herzschatten, das breite Mediastinum und sonstige Thoraxkonfiguration sind altersentsprechend normal. Insgesamt bestätigt das Bild Ihren klinischen Verdacht einer Pneumonie, genauer: Hier liegt eine Lobärpneumonie vor. Bei Kindern sind typische Erreger zum Beispiel Streptokokken (Pneumokokken), Staphylokokken und Hämophilus.

Die Therapie der Lungenentzündung besteht in der Gabe von Antibiotika und – bei schlechtem Allgemeinzustand und Gefahr der respiratorischen Erschöpfung – der stationären Aufnahme. Sehr gut! Gleich zum nächsten Fall.

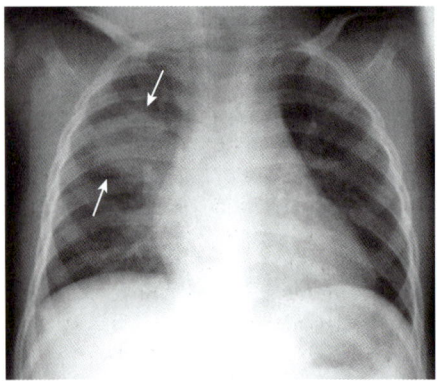

Abb. 45.1: Röntgen-Thorax (p.-a.). [E513]

FALLBESCHREIBUNG

Kurze Zeit später wird in Ihre Notaufnahme ein Polytrauma eingeliefert. Der 21-jährige Patient ist Opfer eines Autounfalls und wurde noch am Unfallort intubiert. Ein Röntgenthorax liegt auch schon vor. Die Sauerstoffsättigung des Patienten liegt trotz maximaler O_2-Zufuhr nur bei 90%, der Blutdruck ist stabil.

Beurteilen Sie die Thoraxaufnahme: Was sehen Sie (▶ Abb. 45.2a)? Was ist Ihre Verdachtsdiagnose?

Als Erstes fällt in dieser a.-p.-Thoraxaufnahme die Totalverschattung der linken Lunge auf. Auch das rechte Oberfeld ist transparenzgemindert. Vor der zervikalen Wirbelsäule liegt eine längliche Struktur, die ins Mittelfeld der rechten Lunge verläuft. Diese kann als Tubus identifiziert werden. Die Trachea ist nach links verlagert. Der knöcherne Thorax zeigt keine Auffälligkeiten. Zwei EKG-Elektroden mit Ableitungsdrähten sind in der vorderen Axillarlinie rechts bzw. Mammillarlinie links zu erkennen. Ihr Patient ist zu tief intubiert! Der Tubus liegt im rechten Hauptbronchus, die linke Lunge ist nicht ventiliert. Differenzialdiagnostisch kann es sich bei einer Totalverschattung auch um einen großen Pleuraerguss handeln. Dann wäre die Trachea aber nach kontralateral verlagert und nicht wie bei der Atelektase nach ipsilateral.

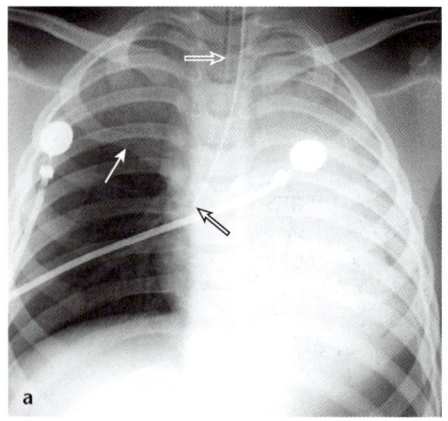

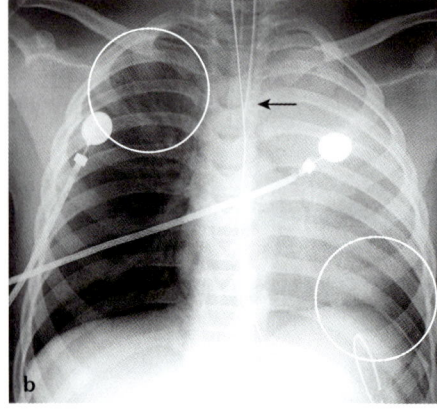

Abb. 45.2: a) und b) Röntgen-Thorax-Aufnahmen (a.-p.). [E513]

Was ist Ihre erste Maßnahme? Veranlassen Sie danach eine erneute Bildgebung?

Der Tubus muss unverzüglich ein Stück gezogen werden. Sie können anhand der Röntgenaufnahme die Länge abschätzen, die Sie den Tubus zurückziehen müssen.

Nach Ihrer Lagekorrektur vereinfacht sich die Beatmung rapide, der Patient zeigt weniger Sauerstoffbedarf und sättigt pulsoxymetrisch 100 %. Natürlich veranlassen Sie trotzdem sofort eine zweite Aufnahme. Sie müssen nach Lagekorrektur den Tubus und die Lungenbelüftung unverzüglich durch eine Thoraxaufnahme kontrollieren!

Beurteilen Sie die zweite Thoraxaufnahme: Was sehen Sie nun (▶ Abb. 45.2b)?

Auf der Aufnahme nach Lagekorrektur projiziert sich die Tubusspitze mehrere Zentimeter über die Karina. Damit können beide Lungenflügel ventiliert werden. Dies sehen Sie im Röntgenbild an der – im Vergleich zum Vorbild – höheren Transparenz im rechten Oberfeld und linken Unterfeld. Im Verlauf wird sich die Transparenz der linken Lunge der der rechten anpassen. Parallel zum Tubus verläuft nun eine schmale Struktur ins Epigastrium und taucht unter dem linken Zwerchfell wieder auf. Dies ist eine Magensonde.

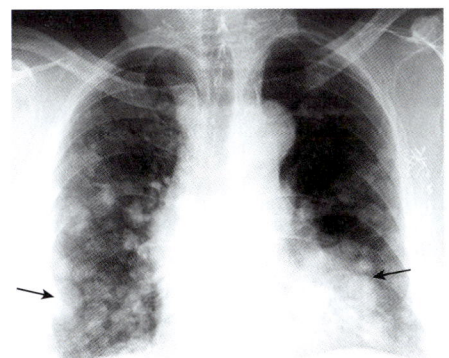

Abb. 45.3: Röntgen-Thorax (p.-a.). [E513]

FALLBESCHREIBUNG

Kurz vor Dienstschluss stellt sich eine 70-jährige Frau in Begleitung ihrer Tochter bei Ihnen vor. Sie leidet an einem Mamma-CA-Rezidiv, die Situation ist palliativ. Die Patientin klagt über vermehrte Kurzatmigkeit und fühlt sich insgesamt sehr schlapp. Die Nahrungsaufnahme habe in den letzten Tagen praktisch gar nicht mehr geklappt, auch das Trinken falle ihr nun schwerer. Sie halten eine stationäre Aufnahme für indiziert und veranlassen die Aufnahme eines Röntgen-Thorax.

Wie beurteilen Sie das Bild (▶ Abb. 45.3)? Was ist Ihre Diagnose?

Das Röntgenbild zeigt multiple noduläre Verschattungen in beiden Lungenhälften. Die Größe der Läsionen variiert, sie betreffen vor allem die Mittel- und Unterfelder beider Lungen. Im Vordergrund der klinischen Symptomatik stehen Zeichen einer Allgemeinzustandsverschlechterung bei einer Krebserkrankung im Endstadium. Die Situation wurde als palliativ beschrieben. Bei hämatogener Metastasierung lassen sich typische solitäre oder multiple, homogene, kugelförmig und scharf begrenzt wachsende Herde unterschiedlicher Größe nachweisen.

In Zusammenschau mit dem radiologischen Befund kann man hier sicher von Lungenmetastasen ausgehen. Weitere Diagnostik in Form von Schnittbildgebung oder Biopsie wurde nicht durchgeführt.

Welche Differenzialdiagnosen kommen bei Rundherden in der Lunge am ehesten infrage?

Es gilt: Ein Rundherd bei Patienten über dem 40. Lebensjahr wird – bis zum Beweis des Gegenteils – als Karzinom gedeutet. Das vom Bronchialepithel ausgehende Bronchialkarzinom ist der zweithäufigste Tumor in Deutschland und macht 95 % aller Lungenmalignome aus. Dabei stellt sich das periphere Bronchialkarzinom als Rundschatten mit unscharfer Begrenzung dar.

Hämatogene Lungenmetastasen, wie im oben beschriebenen Fall, finden sich z. B. bei Primärtumoren von Niere, Mamma, Prostata, Knochen und Schilddrüse. Tuberkulome im Rahmen einer Tbc-Infektion treten als pulmonale Rundherde praktisch überall im Lungenparenchym auf. Andere Erkrankungen, die zu Lungenrundherden führen können, sind z. B. Aspergillose, Lungenbefall bei Morbus Wegener oder Sarkoidose Stadium II (kleinere Rundherde als bei Metastasen).

Der Anfänger mag in Einzelfällen dazu verleitet werden, die Mamillen als beidseitig symmetrische Lungenrundherde zu deuten.

FALLBESCHREIBUNG
Sie arbeiten auf Station, als ein 68-jähriger Patient mit akut aufge-
tretenen starken linksseitigen, anhaltenden Unterbauchschmerzen
aufgenommen wird. Er gibt Übelkeit, Erbrechen und Tenesmen an.
Bei der körperlichen Untersuchung des fiebrigen Patienten tasten
Sie eine schmerzhafte Walze im linken unteren Quadranten mit lo-
kaler Abwehrspannung. Das Notfalllabor zeigte eine Leukozytose.

*Welche bildgebenden Verfahren wenden Sie zur weiteren Diagnostik
an? Welche möglichen wegweisenden Aussagen erwarten Sie?*

Der beschriebene Symptomenkomplex entspricht einem akuten
Abdomen. Erste bildgebende diagnostische Maßnahmen beim akuten Abdomen sind die Abdomensonografie sowie die Abdomenübersichtsaufnahme.

Mit dem Ultraschall können die parenchymatösen Oberbauchorga-
ne und der Unterbauch beurteilt werden. Domäne der Sonografie
sind Gallenwegserkrankungen wie eine Cholezystolithiasis oder
Cholezystitis. Auch die Nephrolithiasis ist eine häufige Diagnose.
Außerdem zeigt die Sonografie manchmal indirekte Krankheitszeichen wie freie Flüssigkeit oder auch dilatierte Darmschlingen bei
einem Ileus.

Die Abdomenleeraufnahme erfolgt nativ im Stehen oder, wenn es
der klinische Zustand des Patienten nicht zulässt, in Linksseitenlage. Hier kann man bei Perforation eines Hohlorgans freie Luft, bei
einem Ileus Spiegel erkennen. Manchmal lassen sich auch schattengebende Konkremente wie Gallen- und Nierensteine erkennen.

*Während bei dem Patienten die von Ihnen angeforderten Untersu-
chungen laufen, kommt seine Krankenakte aus dem Archiv. Hier finden Sie das Bild eines Barium-Kontrastmitteleinlaufs, das vor 5 Monaten bei einem stationären Aufenthalt des Patienten angefertigt
wurde (▶ Abb. 46.1). Was können Sie sehen? Wäre eine wiederholte
Untersuchung des Kolons mittels Barium-Kontrasteinlauf indiziert?*

Die Zielaufnahme des Sigmoids zeigt in dieser Doppelkontrastaufnahme zahlreiche kontrastmittelgefüllte Ausstülpungen mit einem
schmalen Hals zum Darmlumen. Dies sind multiple Divertikel (Divertikulose). Die Darmwand selbst weist ein regelrechtes Lumen
und eine regelrechte Haustrierung auf.

Zwar können mit einem Kontrastmitteleinlauf Stenosen, eine Divertikulose oder eine Perforation des Kolons dargestellt werden. Allerdings ist ein Kontrastmitteleinlauf mit bariumhaltigen Kontrastmitteln bei dem klinischen Bild eines akuten Abdomens kontraindiziert. Da Barium eine nicht wasserlösliche, nicht resorbierbare
und nicht verstoffwechselbare Substanz ist, kann bei einer möglichen Hohlorganperforation – und das ist eine wichtige Differenzialdiagnose des akuten Abdomens – das Kontrastmittel in die
Bauchhöhle austreten. Hier ruft Barium schwerste entzündliche

Reaktionen hervor (Barium-Peritonitis), die lebensgefährlich sein
können. Der Kolonkontrasteinlauf darf allenfalls mit wasserlöslichem, jodhaltigem Kontrastmittel ohne Luftinsufflation (Doppelkontrast!) erfolgen.

*Nun bekommen Sie die Befunde Ihrer angeforderten Untersu-
chungen auf den Tisch. Die Sonografie zeigt unauffällige parenchymatöse Bauchorgane und ein wandverdicktes Sigma mit multiplen
innerhalb der Darmwand liegenden Luftreflexen. Beschreiben Sie
die Abdomenübersichtsaufnahme (▶ Abb. 46.2)! Kommen Sie zu
einer Verdachtsdiagnose?*

Die native Abdomenübersichtsaufnahme zeigt mehrere Flüssig-
keits-/Luftspiegel vorwiegend des Kolons. Gleichzeitig zeigt das distale Kolon eine Luftleere. Der linke Unterbauch ist flächig verschat-
tet. Dies ist mit einer Obstruktion des distalen Kolons vereinbar.
Aufgrund dieses und des sonografischen Befunds sowie der bekannten Divertikulose kann die Verdachtsdiagnose Divertikulitis
gestellt werden.

*Nun schließen Sie noch eine CT des Abdomens an. Welchen Infor-
mationszugewinn versprechen Sie sich von dieser Untersuchung?
Beschreiben Sie den Befund (▶ Abb. 46.3)!*

Die CT dient weniger dem direkten Nachweis einer Divertikulitis
als der Beurteilung von Komplikationen wie Abszessen oder Fisteln.

Der transversale Schnitt zeigt eine verdickte Wand des Colons mit
weit aufgeblähtem Darmlumen. Deutlich zu erkennen sind die
multiplen Divertikel (Pfeilspitze). Im kleinen Becken findet sich ein
großer Abszess mit Luft/Flüssigkeitsspiegeln, der wahrscheinlich
Folge eines rupturierten, entzündeten Divertikels ist.

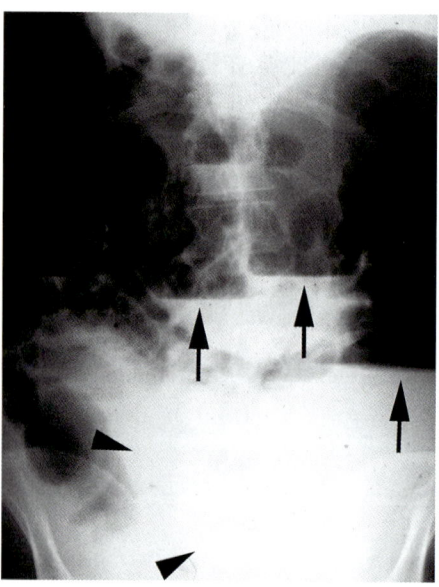

Abb. 46.2: Abdomen-
übersichtsaufnahme.
[M500]

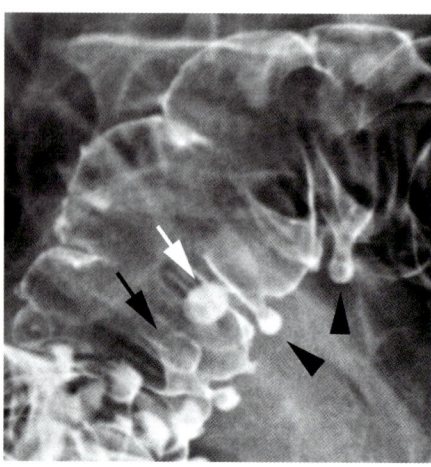

Abb. 46.1: Bild des Ba-
rium-Kontrastmittelein-
laufs. [M500]

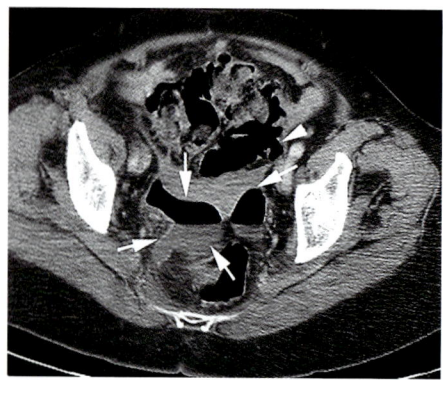

Abb. 46.3: CT des Ab-
domens. [E393]

FALLBESCHREIBUNG

Eine 48-jährige Frau kommt nach der Erstdiagnose eines Mammakarzinoms zu Ihnen zum Staging. In der Abdomensonografie finden Sie eine Läsion (▶ Abb. 46.4).

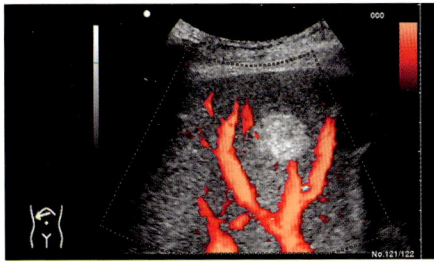
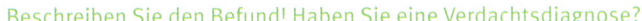

Abb. 46.4: Abdomen-
sonografie eines Häm-
angioms der Leber.
[M512]

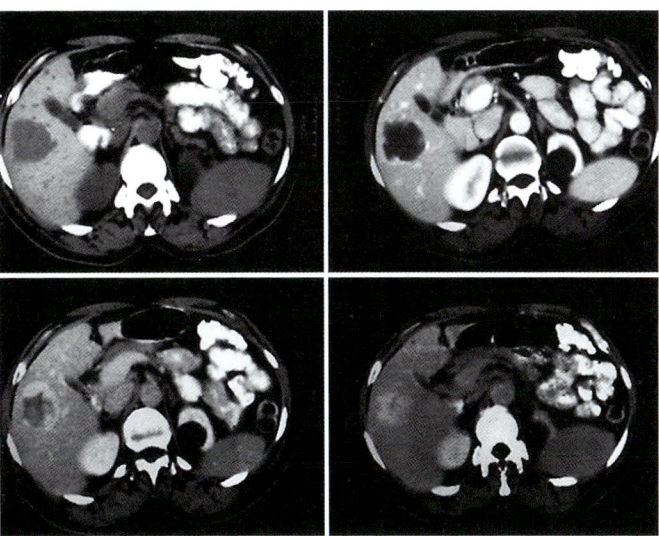

Abb. 46.5: Kontrastverstärkte CT-Aufnahmen. [E393]

Beschreiben Sie den Befund! Haben Sie eine Verdachtsdiagnose?

Es zeigt sich eine scharf begrenzte Läsion mit einer homogenen,
echoreichen Binnenstruktur in der Leber. Dies entspricht dem typischen Bild von Hämangiomen.

Reicht Ihnen der sonografische Befund aus? Welches bildgebende Verfahren könnte Unsicherheiten ausräumen?

Bei einem typischen Echomuster, unauffälliger Anamnese und fehlender Symptomatik ist eine sonografische Verlaufskontrolle eines
Hämangioms ausreichend. Da die Patientin ein Mammakarzinom
in der Vorgeschichte hat, bieten sich eine KM-gestützte triphasische CT oder eine MRT als diagnosesichernde Verfahren an. Die
triphasische CT ist eine Untersuchung in Mehrphasentechnik. Dabei werden getrennte Darstellungen in der arteriellen und venösen
KM-Anflutungsphase sowie eine dritte nach einigen Minuten angefertigt.

Beschreiben Sie den Befund der nachfolgenden Untersuchung (▶ Abb. 46.5)! Bestätigt er Ihre Verdachtsdiagnose?

Im Eingangsbild (Frühphase) der kontrastverstärkten CT-Aufnahme des Oberbauchs findet sich ein hypodenses Areal im dorsalen
Anteil der Leber. Im Zuge der weiteren Untersuchung kontrastiert
sich die Läsion von außen nach innen. Nach 2 min zeigt sich ein
peripheres Enhancement, das nach 5 min deutlich zugenommen
hat. Nach 15 min ist die Läsion fast mit KM „aufgefüllt". Dieses
Kontrastmittelverhalten wird „Irisblendenphänomen" genannt und
gilt als beweisend für ein Hämangiom.

FALLBESCHREIBUNG

Es ist Wochenende und Sie haben Dienst in der Notaufnahme. Eine 33-jährige Patientin mit bekannter HIV-Infektion stellt sich vor, da sie seit mehreren Wochen zunehmend unter Kopfschmerzen leidet. Trotz antiretroviraler Therapie hatte sich über die letzten Monate eine fallende Zahl an CD4-positiven Lymphozyten gezeigt (aktuelle Zellzahl 80/μl). Die Patientin gibt an, dass sie immer vergesslicher werde, so habe sie ihre Schlüssel heute bereits dreimal verlegt und erst nach längerem Suchen wiedergefunden. Der Partner der Patientin beschreibt eine Wesensveränderung seiner Freundin. Beide machen sich große Sorgen und sind deshalb vorbeigekommen.

Welche Differenzialdiagnose muss der diensthabende Arzt bedenken? Welches bildgebende Verfahren sollte veranlasst werden?
Bei der beschriebenen Klink kann der Verdacht auf eine HIV-assoziierte Enzephalopathie geäußert werden. Diese manifestiert sich in Konzentrations- und Gedächtnisstörungen, psychischen Veränderungen und schließlich dem Vollbild einer Demenz und beruht auf einer frontotemporalen Hirnatrophie. Eine opportunistische Infektion des ZNS könnte ebenfalls Grund für die Symptomatik sein. Neben Pilzen, Mykobakterien und Viren kommen hier vor allem Toxoplasmen als Erreger infrage. Hier treten häufig Kopfschmerzen auf. Es kann zu neurologischen Symptomen fokaler und generalisierter Art sowie zu begleitenden psychiatrischen Auffälligkeiten kommen. Auch könnten die beschriebenen Symptome auf ein Lymphom des ZNS hindeuten. All diese Erkrankungen treten typischerweise erst bei fortgeschrittenem Immundefekt mit CD4-Zahlen < 100/μl auf, sie sind AIDS-definierende Erkrankungen. Der Dienstarzt veranlasst eine Schnittbildgebung.

Bitte beschreiben Sie das Bild (▶ Abb. 47.1). Wie lautet Ihre Diagnose?

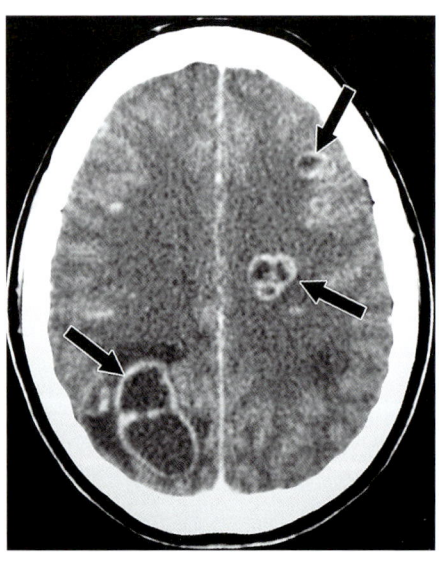

Abb. 47.1: CT. [E314]

Die axiale, KM-verstärkte CCT zeigt multiple hypodense Läsionen in beiden Großhirnhälften. Die Randzonen der Herde reichern intensiv Kontrastmittel an. Perifokal zeigen sich hypodense Ödeme. Das Bild ist typisch für eine zerebrale Toxoplasmose. Dies ist die häufigste opportunistische ZNS-Infektion bei Patienten mit AIDS.

FALLBESCHREIBUNG

Ein 70-jährige Patient wird vom Notarzt in Ihre Notaufnahme gebracht. Seit 60 min bestehe eine blitzartig aufgetretene linksseitige Parese. Aufgrund der Klinik eines Schlaganfalls veranlassen Sie sofort eine CT – sehr gut! Hiermit können Sie eine Blutung ausschließen. Sofort schließen Sie eine MRT an.

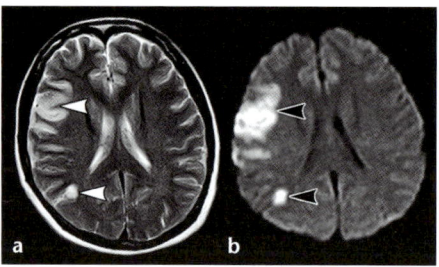

Abb. 47.2: MRT, T2-Wichtung. [E314]

Welche MRT-Sequenzen interessieren Sie besonders? Welchen Befund erwarten Sie? Ist die Ischämie oder die Blutung bei Patienten mit Schlaganfall häufiger?

Bitte beschreiben Sie den Befund (▶ Abb. 47.2).
Die diffusionsgewichteten Sequenzen werden Sie am meisten interessieren, denn hier kann man Frühzeichen des Infarkts schon in der ersten Stunde erkennen. Beim klinischen Bild eines akuten Schlaganfalls muss primär zwischen zwei Differenzialdiagnosen unterschieden werden: dem hämorrhagischen und ischämischen Schlaganfall. Erster diagnostischer Schritt ist eine kranielle CT, denn mit ihr kann eine intrakranielle Blutung und damit die wichtigste Kontraindikation zur Lyse sicher ausgeschlossen werden. Ein rein ischämischer Apoplex ist in der Frühphase computertomografisch meist nicht nachweisbar. Erste Ischämiefrühzeichen lassen sich häufig mittels CT nach 6 h nachweisen. Der direkte Nachweis eines frischen Infarkts dagegen gelingt in der MRT schon in der ersten Stunde nach klinischem Onset der Symptomatik.
Die T_2-gewichtete axiale MRT zeigt im Infarktareal eine Zunahme der Signalintensität im rechten Frontal- und Temporallappen (→). Zeichen einer raumfordernden Wirkung dieses zytotoxischen Ödems sind (noch) nicht nachzuweisen, was für die Akuität des Ereignisses spricht.
Die zerebrale Ischämie mit rund 85 % aller Fälle von Apoplexien ist viel häufiger als die Blutung.

Ihr Famulant fragt Sie nach den Kontraindikationen für die MRT. Was sagen Sie ihm?
Kontraindikationen für eine MRT sind Innenohrimplantate und Herzschrittmacher, die im starken Magnetfeld außer Funktion gesetzt werden können. Auch bei Patienten mit dislozierbaren und sich im Magnetfeld erhitzenden Metallteilen im Körper ist eine Untersuchung mittels MRT kontraindiziert. Gelenkersätze wie z. B. eine Hüft-Totalendoprothese sollten MR-kompatibel sein, sofern sie nicht älter als etwa 25 Jahre sind, Gleiches gilt für die modernen mechanischen Herzklappenprothesen. Relative Kontraindikation ist die Frühschwangerschaft, auch wenn bisher keine schädigenden Effekte für das ungeborene Kind bekannt sind. Kontraindikation bei Gadoliniumgaben ist eine höhergradige Niereninsuffizienz, da es hier selten zur Gadolinium-induzierten nephrogenen systemischen Fibrose kommen kann (▶ Kap. 5). Nicht zu vergessen ist die erforderliche Compliance des Patienten.

FALLBESCHREIBUNG

Ein 19-jähriger Patient war während eines wichtigen Eishockey-spiels bei einem waghalsigen Manöver – Kopf voran – kräftig mit der Spielfeldbegrenzung kollidiert. Nach kurzer Bewusstlosigkeit sah er sich den Rest des Spiels von der Tribüne aus an. Nach etwa 1 h zeigte sich eine deutliche Vigilanzminderung, sodass der Trainer beschloss, den Notarzt zu rufen. Bei Ankunft im Kran-kenhaus ist das Bewusstsein des Patienten stark eingetrübt. Auf Ansprache reagiert er nicht mehr, auf Schmerzreize nur einge-schränkt.

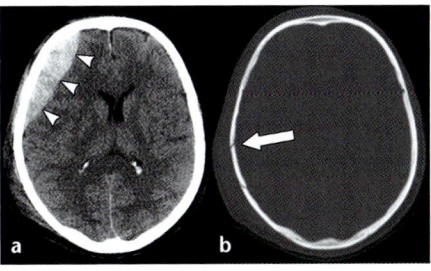

Abb. 47.3: CCT. [E314]

Was ist Ihre Verdachtsdiagnose? Welches bildgebende Verfahren veranlassen Sie? Beschreiben Sie den Befund (▶ Abb. 47.3).

Die Anamnese beschreibt eindeutig ein Schädel-Hirn-Trauma. Un-ter diesem Begriff sind Verletzungen von Kopfschwarte, knöcher-nem Schädel, des Gehirns und intrakranielle Blutungen zusam-mengefasst. Die zweizeitige Bewusstlosigkeit mit freiem Intervall spricht für eine intrazerebrale Blutung. Erste bildgebende diagnos-tische Maßnahme ist eine native CT des Schädels, und zwar umge-hend. Ein Röntgen des Schädels hat in der Notfalldiagnostik eines SHT nichts zu suchen!

In der CCT (▶ Abb. 47.3) zeigt sich im Weichteilfenster in der rech-ten Temporalregion zwischen Kalotte und Hirnoberfläche eine si-chelförmige, bikonvexe Struktur mit hyperdensem Signal. Die Sulci unter der Struktur sind verstrichen, die Mittellinie ist zur Gegen-seite verschoben. Der Befund spricht für ein epidurales Hämatom. Im Knochenfenster zeigt sich eine Fraktur des rechten Os parietale. In beiden Fenstern ist eine deutliche Weichteilschwellung zu erken-nen.

Nennen Sie die typischen Befunde des epiduralen und subduralen Hämatoms in der Schnittbildgebung.

Das epidurale Hämatom ist Folge eine Blutung zwischen Kalotte und äußerem Durablatt. Durch die Abhebung der Dura mater von der Schädelkalotte stellt sich das epidurale Hämatom als bikonvexe Struktur mit glatter Begrenzung zum Hirnparenchym dar. Es ist durch den Verlauf der Schädelnähte begrenzt. In der CT ist das fri-sche epidurale Hämatom hyperdens. Meist wird es durch einen traumatischen Riss der A. meningea media verursacht. Es ist ein neurochirurgischer Notfall.

Das subdurale Hämatom entsteht aus einer Blutung im Subdural-raum zwischen innerem Durablatt und Arachnoidea. Ursache ist eine Einblutung aus Brückenvenen, venösen Sinus oder Pacchioni-Granulationen. Das subdurale Hämatom breitet sich sichelförmig zwischen Kalotte und Hirnoberfläche aus und ist in der CCT hy-perdens. Im Gegensatz zum epiduralen Hämatom kreuzt es die Schädelnähte, respektiert jedoch durale Umschlagsfalten wie die Falx cerebri.

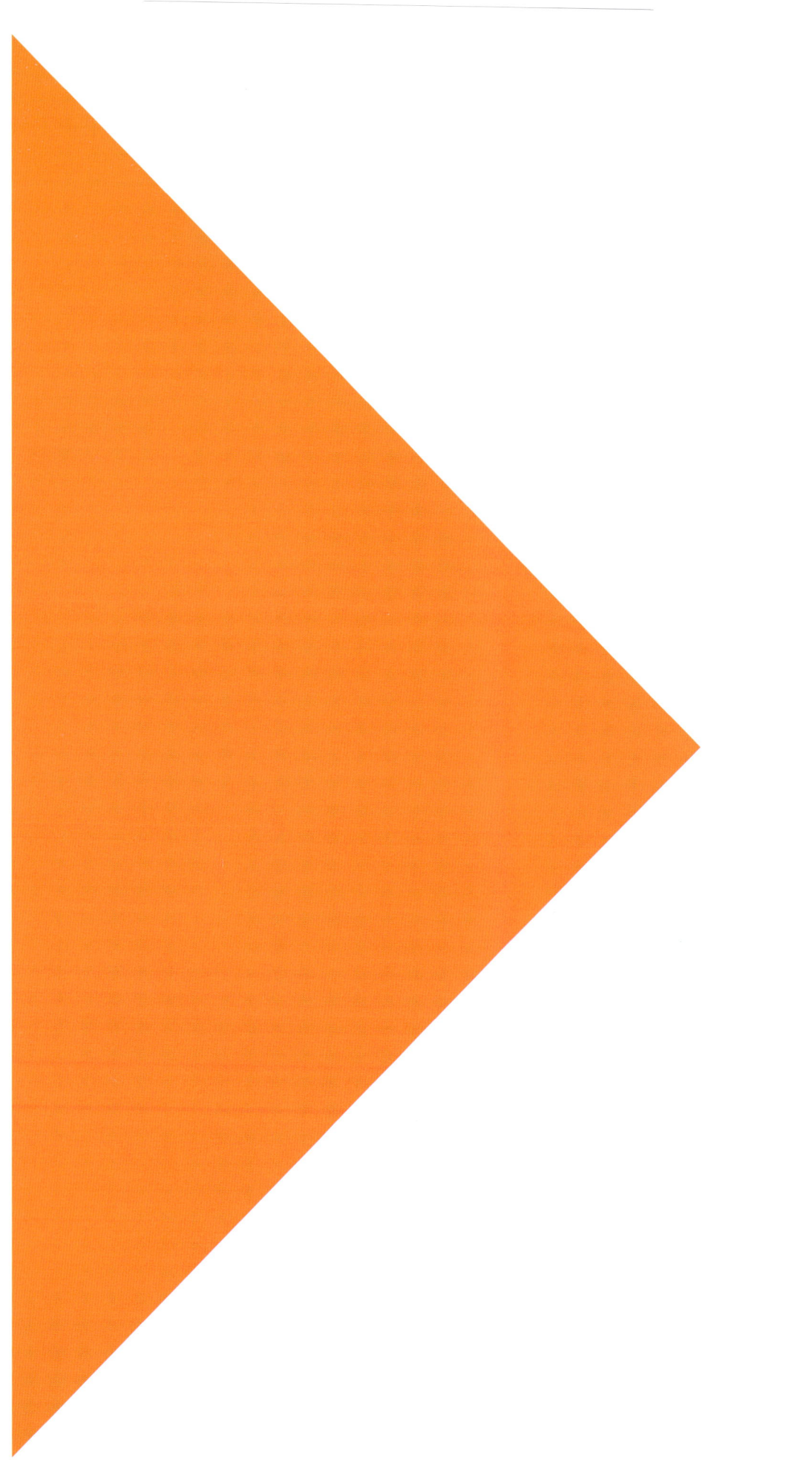

Anhang

[E283] Mettler, F.: Essentials of Radiology. Elsevier/Saunders, 2. Aufl. 2004.

[E314] Jackson, S. A./Thomas, R. M.: Cross-sectional Imaging Made Easy. Elsevier/Churchill Livingstone 2005.

[E325] Kumar, P./Clark, M.: Kumar and Clark's clinical medicine. Elsevier/Saunders, 7. Aufl. 2009.

[E348] Eisenberg, R. L./Johnson, N. M.: Comprehensive Radiographic Pathology. Elsevier, 4. Aufl. 2007.

[E349] ter Meulen, D. et al.: Crash Course Imaging. Elsevier/Mosby. 2008.

[E355] Goldman, L./Ausiello, D./Arend, W.: Cecil MEDICINE. Elsevier/Saunders, 23. Aufl. 2007.

[E359] Perry, A./Brat, D. J.: Practical Surgical Neuropathology. Elsevier/Churchill Livingstone 2010.

[E379] Dalrymple, N. C./Leyendecker, J. R./Oliphant, M.: Problem solving in abdominal imaging. Elsevier/Mosby 2009.

[E387] Zitelli, B. J./Davis, H. W.: Atlas of Pediatric Physical Diagnosis. Elsevier/Mosby, 5. Aufl. 2007.

[E393] Adam, A. N. et al.: Grainger & Allison's Diagnostic Radiology. Elsevier/Churchill Livinstone, 5. Aufl. 2008.

[E399] Noble, J. et al.: Textbook of Primary Care Medicine. Elsevier/Mosby, 3. Aufl. 2000.

[E400] Haaga, J. R. et al.: CT and MRI of the Whole Body. Elsevier/Mosby, 5. Aufl. 2008.

[E413] Young, N. S./Gerson, S. L./High, K. A.: Clinical Hematology. Elsevier/Mosby. 2006.

[E458] Kelley, L./Peterson, C.: Sectional Anatomy for Imaging Professionals. Elsevier/Mosby, 2. Aufl. 2007.

[E463] Canale, S. T./Beaty, J. H.: Campbell's Operative Orthopaedics. Elsevier/Mosby, 11. Aufl. 2008.

[E467] Marchiori, D.: Clinical Imaging. With Skeletal, Chest and Abdomen Pattern Differentials. Elsevier/Mosby, 2. Aufl. 2004.

[E477] Kowalczyk, N./Mace, J. D.: Radiographic Pathology for Technologists. Elsevier/Mosby, 5. Aufl. 2008.

[E503] Kliegman, R.: Nelson Textbook of Pediatrics. Elsevier/Saunders, 18. Aufl. 2007.

[E507] Bontrager, K. L./Lampignano, J. P.: Textbook of radiographic positioning and related anatomy. Elsevier/Mosby, 6. Aufl. 2005.

[E509] Bontrager, K. L./Lampignano, J. P.: Textbook of Radiographic Positioning and Related Anatomy. Elsevier/Oxford, 6. Aufl. 2005.

[E510] Slovis, Th. L.: Caffey's Pediatric Diagnostic Imaging. Elsevier/Mosby, 11. Aufl. 2008.

[E513] Herring, W.: Learning Radiology. Elsevier/Mosby 2001.

[E514] Kowalczyk, N./Mace, J. D.: Radiographic Pathology for Technologists. Elsevier/Mosby, 5. Aufl. 2007.

[E530] Frank, E. D./Long, B. W./Smith, B. J.: Merrill's Atlas of Radiographic Positioning & Procedures. Elsevier/Mosby, 11. Aufl. 2007.

[E531] Bates, J. A.: Abdominal Ultrasound. Elsevier/Churchill Livingstone, 2. Aufl. 2004.

[E533] Ryan, S./McNicholas, M./Eustace, St. J.: Anatomy for Diagnostic Imaging. Elsevier/Saunders, 2. Aufl. 2004.

[E536] Colledge, N. R./Walker, B. R./Ralston, St. H.: Davidson's Principles and Practice of Medicine. Elsevier/Churchill Livingstone, 21. Aufl. 2010.

[E592] Kaufmann, G. W./Moser, E./Sauer, R.: Radiologie. Elsevier/Urban & Fischer, 3. Aufl. 2006.

[E595] Edelmann, R. R./Hesselink, J./Zlatkin, M.: Clinical Magnetic Resonance Imaging. Elsevier/Saunders, 3. Aufl. 2005.

[E596] Begg, J. D.: Accident And Emergency X-rays Made Easy. Elsevier/Churchill Livingstone 2005.

[E597] Pope, Th. et al.: Imaging of the musculoskeletal system. Elsevier/Saunders. 2008.

[E599] Raby, N./Berman, L./de Lacey, G.: Notfallradiologie. Elsevier 2006.

[E600] Poeck/Hacke: Neurologie. Springer, 9. Aufl. 1994.

[E601] Knollmann, F. D.: Mehrzeilen CT. Elsevier/Urban & Fischer 2006.

[E634] Frommer, H. H./Stabulas-Savage, J. J.: Radiology for the dental professional. Elsevier/Mosby, 9. Aufl. 2011.

[E635] John Hopkins Hospital, Arcara, K./Tschudy, M.: The Harriet Lane Handbook. Elsevier/Mosby, 18. Aufl. 2009.

[E636] van Rhee, J.: Physician assistant board review. Elsevier/Saunders, 2. Aufl. 2010.

[E637] Canale, S. T.: Campbell's orthopedic operations. Elsevier/Mosby, 10. Aufl. 2003.

[E638] Hallett, J. W. et al.: Comprehensive Vascular and Endovascular Surgery. Elsevier/Mosby, 2. Aufl. 2009

[E639] Zaret, B. L./Beller, G. A.: Clinical Nuclear Cardiology. Elsevier/Mosby, 4. Aufl. 2010.

[E640] Orkin, S. H. et al.: Oncology of Infancy and Childhood. Elsevier/Saunders 2009.

[E642] Dziedzic, K./Hammond, A.: Rheumatology. Elsevier/Churchill Livingston 2010.

[E683] Blumgart, L. H.: Surgery of the Liver, Biliary Tract and Pancreas. Elsevier/Saunders, 4. Aufl. 2007.

[F302] Vivek, S. T./Nicks, B. A./Norton, H. J.: Emergency ultrasound evaluation of symptomatic nontraumatic pleural effusions. The American Journal of Emergency Medicine. Volume 24, Issue 79, S. 782–786. Elsevier 2012.

[F303] O'Neill, W. C.: Sonographic evaluation of renal failure. American Journal of Kidney Diseases. Volume 35, Issue 6, S. 1,021–1,038. Elsevier 2000.

[F304] Moonen, A. F. C. M. et al.: Obturator dislocation of the hip with associated open book fracture of the pelvis. Injury extra, Volume 37, Issue 9, S. 319–321. Elsevier 2006.

[F305] Swischuk, L. E.: Emergency Pediatric Imaging: Curent status and update. Seminars in Ultrasound, CT and MRI. Volume 28, Issue 2, S. 158–168. Elsevier 2007.

[F306]   Wenaden, A. E. et al.: Imaging of periosteal reactions associated with focal lesions of bone. Clinical radiology. Volume 60, Issue 4, S. 439–456. Elsevier 2005.

[F307]   James, S. L. J./Davies, A. M.: Imaging of infectious spinal disorders in children and adults. European Journal of Radiology. Volume 58, Issue 1, S. 27–40. Elsevier 2006.

[F308]   Lee, E./Worsley, D. F.: Role of radionuclide Imaging in the orthopedic patient. Orhopedic clinics of North America. Volume 37, Issue 3, S. 485–501. Elsevier 2006.

[F309]   Kocher, M. S./Tucker, R. Pediatric Athlete Hip Disorders. Sports Medicine clinics. Volume 25, Issue 2, S. 241–253. Elsevier 2006.

[F310]   Lauder, A. J. et al.: Unsuspected non-Hodgkin's lymphoma discovered with routine histopathology after elective total hip arthroplasty. The journal of arthroplasty. Volume 19, Issue 8, S. 1,055–1,060. Elsevier 2004.

[F311]   Salleh, R. et al.: Disorders of hallucal interphalangeal joint. Foot and ankle clinics. Volume 10, Issue 1, S. 129–140. Elsevier 2005.

[F316]   Horton, K. M./Fishman, E. K.: The current status of multidetector row CT and three-dimensional imaging of the small bowel. Radiologic Clinics of North America. Volume 2, Issue 14, S. 199–212. Elsevier 2003.

[F317]   Carucci, L. R./Levine, M. S.: Radiographic imaging of inflammatory bowel disease. Gastroenterology Clinics of North America. Volume 31, Issue 1, S. 25–93. Elsevier 2002.

[F377]   Hintze, R. E. et al: Gastrointestinal Endoscopy. Volume 53, Issue 1, S. 40–46. Elsevier 2001.

[F378]   Cambell, S. E.: Seminars in Roentgenology, Part 1. Review of Musculoskeletal Radiology. Radiography of the Hip: Lines, Signs, and Patterns of Disease. Seminars in Roentgenology. Volume 40, Issue 3, S. 290–319. Campbell/Elsevier 2005.

[F379]   Panagos, P. D. et al.: Intracerebral hemorrhage. Emergency Medicine Clinics of North America. Volume 20, Issue 3, S. 631–655. Elsevier 2002.

[L106]   Henriette Rintelen, Velbert.

[L141]   Stefan Elsberger, Planegg.

[L143]   Heike Hübner, Berlin.

[L190]   Gerda Raichle, Ulm.

[L217]   Esther Schenk-Panic, München.

[L231]   Stefan Dangl, München.

[M419]   Univ.-Prof. Dr. Lothar Wicke, Wien.

[M443]   Prof. Dr. med. O. Jansen, Kiel.

[M478]   Prof. W. A. Weber, Freiburg.

[M497]   Dr. med. Martin Wetzke, Hannover Medical School.

[M500]   Prof. Dr. med. G. W. Kaufmann, Heidelberg.

[M504]   Prof. Dr. med. Peter Hallscheidt, Heidelberg.

[M505]   Prof. Dr. med. Philippe L. Pereira. SLK-Kliniken Heilbronn GmbH – Klinik für Radiologie.

[M506]   PD Dr. med. S. Tuengerthal, Heidelberg.

[M507]   PD Dr. med. B. Radeleff, MD, EBIR, Heidelberg.

[M508]   Prof. Dr. W. Domschke, Münster.

[M509]   PD Dr. med. U. Kramer, Tübingen.

[M510]   Dr. Andreas Leppien, Neuroradiologie Asklepios Klinik Altona, Hamburg.

[M511]   Prof. Dr. M. Reincke, München.

[M512]   Dr. P. Banholzer, München.

[M513]   Prof. Dr. J. Schölmerich, Frankfurt.

[M906]   PD Dr. med. Christian Zechmann, Rinecker Proton Therapy Center, München.

[M907]   Prof. (apl.) Dr. med. Frederik Giesel, Radiologische Klinik, Abtlg. Nuklearmedizin, Universitätsklinikum Heidelberg.

[M908]   Prof. Dr. Thomas Lauenstein, Abtlg. Radiologie, Universitätsklinikum Essen.

[T407]   Institut für medizinische und pharmazeutische Prüfungsfragen (IMPP), Mainz.

[T463]   Prof. Dr. med. J. R. Izbicki, Hamburg-Eppendorf.

[T761]   Radiologie Weinheim.

[V628]   Piramal Imaging Ltd.